潘肖珏◎著

NOT WELL, WHAT TO DO?

我们该把自己
交给谁?

（限量珍藏版）

复旦大学出版社
www.fudanpress.com.cn

序

看潘肖珏的书，我看到了一位女性在面对自己诸多人生变故时的一种心境：淡定，思考；不畏惧，不乱方寸，每每都行走在正确的路径上。这是一种智慧，更是一种境界。

读潘肖珏的文字，我体味到一种生命的活跃和灵魂的饱满：无论在悬崖边，还是在风雨中，抑或在阳光下……人，天生是软弱的，唯其软弱而犹能承担起苦难，才显现她争取成功和体验幸福的能力。

我们已经进入了大健康的管理时代。21世纪的健康管理包括身体的、心理的、环境的管理，这是一项系统工程。启动这一系统工程可以先从培育心灵土壤做起，而潘肖珏的《我们该把自己交给谁》，也许是您培育心灵土壤的水和养料。

开卷有益！

汪黎

2011年9月30日

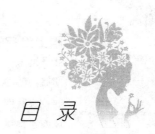

目 录

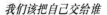

第一章
生死线上的折返跑

◎ 我终于决定:坚决不放、化疗了！我的生命我做主！走免疫疗法的路,走中药治疗的路,走我自己制定的"快乐疗法"的路。

◎ 医患关系中病人是处于弱势的一方,但聪明的病人可以改变自己的弱者地位。

◎ 认认真真学习、明明白白治病、开开心心生活。好好体味"日日是好日"的真谛深意。病出个意义,很有意义。

在病房里

病房里的女人心思

当人得知自己患上了某些疾病，比如癌症，那他往往会本能地在瞬间默语："我的生命进入倒计时了？是读年？读月？还是读分？读秒？"

医院的外科女病房。

上午，医生刚查完病房。护工小陈，从外面奔进来，气喘吁吁地发布一条新闻：昨天半夜，18床又跳楼了，未遂。现在护士长正教训她的护工，看紧点！

18床，只隔开我两个病房。她40岁左右，患的是宫颈癌晚期。一年前动的手术，现在复发。医生说她已进入生命倒计时的"读日"阶段。一到深夜，她的叫声撕心裂肺。最近几天，这种撕心裂肺的叫声，频率越来越高，可音高却越来越低。

"为啥要选择跳楼呢？"11床提着术后的引流管，慢慢地走到我床前低声对我说。

11床，她和我同病：乳腺癌。自从我们相识后，我总是找机会和她聊天，因为她的职业背景是医生。患了病的医生，对这疾病的指导可能更接近"真理"。比如我请教过她，得了乳腺癌，今后生活该注意点什么。她说，从今以后，你对任何事，都要睁一只眼闭一只眼，"不以物喜，不以己悲"。你要学会"难得糊涂"，过一天是一天，过一天开心一天。平时多吃点抗癌食品，像胡萝卜、卷心菜、西红柿、西兰花之类的。适当活动活动身体，特别是多散散步。她的病理报告早就出来了，但她坚持不去问结果。我真佩服她的心态。

现在从她对我说话的表情中看出来，她又有"高招"了。

"如果我到那一天，我就选择吃安眠药！"她说。

"吃安眠药？"我心想，这算什么高招？不过，我得问问所服的剂量。

"吃多少？"

"吃100片。"她很认真地说。

"哎，你平时吃安眠药吗？"她突然发问。

"吃。"

"那要200片。"她说完，又提着那根引流管，慢慢地回到自己的病床上。

我躺在病床上，望着天花板，此时的我，多么希望自己是"荷兰人"。我在报上看到，这个国家已经通过了《安乐死法案》。

我希望自己的一生善始善终："活要活得快乐，死要死得美丽。"

有位医生告诉过我一个"死得很美丽"的故事。

一位毕业于清华大学的女建筑工程师，入院时已确诊为乳腺癌晚期，全身转移，放、化疗已无力回天。医生能做的只是一些对症处理：止痛。然而，作为一位躯体上日渐衰弱的知识女性，她居然悲欣交集闯黄泉。一开始，她还有阅读（后来只是听人叙述），最后是锁眉的沉思。临死的前一天，月经来了。此时，她已无力再说什么，只是以眉头的舒展来庆幸女性的自得。然后让家人为她系上卫生垫，她要最后一次完成做女人的仪式，不容半点马虎，自始至终地守护着女人的美丽，即使死神马上来临。

我很欣赏这位女工程师，她很美，她向活着的人传递着一份生命的感动。

我边听故事，边思考：如果我有那一天……

其实，死得美丽是第二位，死得不痛苦，才是第一位的，特别是对癌症患者来说。*安详而去，是福！*

午休后，护工小陈给我讲了她曾经护理过的两位乳腺癌病人。

一位是70多岁的老太，满头白发，脸上有很多老年斑，双手的皮很皱很皱，整个人看上去比实际年龄大。她当时的诊断结果是乳腺癌晚期。她老伴恳求所有的人对病人保密这一信息。而他告诉妻子，她患的是良性肿块，不要紧的，为了不让它变坏，咱们就同意全部切除吧！老太很听话地点点头。

老太有4个子女，但手术后，她老伴从来不让子女陪夜，硬是自个儿担当着。他说，不在妻子身边，心放不下。妻子刀口拆线要14天，整整两个星期，每晚他都是趴在妻子的病床边睡的。睡的时候，他的右手一直握着老伴开刀的那只手。病房里的人都说他是"模范丈夫"，他只是笑笑，不多说话。那老太术后恢复得很好，小护士戏说，这是爱情的力量！

一年后，老太又住院了——肺部多处转移，胸腔已经积水，情况很不好。她老伴依旧陪夜，直到送她归去。

听完这个凄美的故事，我想，那老太这一生，值了！

有人说，爱情只有转化为亲情才能持久。转化为亲情的爱情，犹如化入杯中的糖块，它还是糖块吗？是甜蜜的糖水，喝在嘴里虽不如糖块那么甜得浓烈，但那甜甜的滋味却令人百般回味。我很羡慕那老太！

另一位是40岁左右，人长得高高的，身材很有曲线，特别是一对乳房，很丰满，看上去非常性感。她坚持不穿医院的病人服，而穿自己很时髦的衣裳和高跟鞋，走来走去，像少妇一样，引来不少目光。

她对自己的病不很在意，只是一再要求医生，不管她乳房中的肿瘤恶性到什么程度，千万不要全切除！

她丈夫好像是干大事的，特别忙，每次来病房都是来去匆匆。有时刚坐下，手机就响了，然后去走廊接电话，时间都在一刻钟以上。只有在这时候，才看到那女人焦虑不安的神态，眼睛老盯着门口……

术后，她的右侧乳房还是被全切除，医生根据病情，已不能为她保乳。她知道后，哭了很久。全病房的人都劝她：想开点，保命要紧；去胸罩店定做一个假乳房，同样会很对称的，不会影响你的好身材的；有个台湾女歌星，也生了乳腺癌，现在她照样上台唱歌，台下没有人知道她的一只乳房是假的。

一天，她丈夫来了，手里拿着鲜艳的11朵玫瑰花。那女人脸上写满了"幸福"，因为这11朵玫瑰花意味着丈夫对她的"一心一意"。后来才知道，他们是再婚的。

以后，她每月都住院一次，接受化疗，但没有人陪她。她化疗反应很厉害，呕吐、头晕，不吃、不喝，很可怜。看她这样子，大家也不忍心再问她什么了。化疗6个疗程结束后，我们就再也没有见到过她。

这是一份爱情的"体检"报告：伟大的爱情必须在疾病面前过招。不知怎么的，听完这个故事，我的心一抽一抽的，老在对照自己。

记得手术前，医生问我，如果开出来是恶性的，你希望保乳吗？我一个劲地摇头，"不要，不要！没有乳房，照样活，留下隐患，没得活！"

当知道自己是癌症时，我没有哭，因为我脑子里没有"哭"的指令，只有一个个问号，我怎么会？我怎么会呢？

接下来，就是想：我不晓得还能活多久？夜深人静时，想得特别多。我为自己惋惜过。

我自认为，我在所研究的专业领域中，不说"炉火纯青"，也可说"信手拈来"。本来还打算再写几本专业新视点的书，再带几拨研究生。这下生了这病，完了，没可能了。

我当了一辈子教师，但儿子的教育背景，不尽如我意，这是我的心病。原本等退休后，正赶上小孙子学龄时，好好再当回"老师"。现在缠上这病，我恐怕连这最起码的愿望都泡汤了。这个病为什么不晚来10年啊？

……

脑子里老想这些，坏了自己治病的心情，这对我的康复很不利。这时最好的"良药"是让自己"阿Q"。于是我想，我如果赶上2003年的那趟SARS病，像我有那么多基础病的人，在当时是必死无疑的，这不赚了3年嘛；又比如，1996年那次去温州讲课的飞机降落时的起落架，如果真的一直放不下来，那也可能机毁人亡的，这样算又赚了9年。

我开始自言自语——你这一辈子够丰富多彩了：鲜花、掌声，还有不少"粉丝"；现在，孙子也出生了，你的生命已二度延续；结婚离婚、"城里""城外"的走进走出，做了两回人了……你知足吧！

人生好比是"打牌"，有时顺着打，不行，那就逆着打吧。也许，这样可以让自己的心——知足。

当然，我知道自己有很理性的一面，比如我会思考"为什么会得这个病？"我原本以为，我这个人可能会得这病那病的，但我不会得癌症。我的心脏不好，血压也高。有一篇文章说，患心血管病的人不大容易得癌症。再说没有家族史，而且平时也很注意保健的。怎么我现在竟然成了例外呢？我哪方面出问题了？我要答案！

我的病床上放满了防癌抗癌的书，我的本子里记录着自己各种检查的结果，我努力在打听医治乳腺癌的专家，我用心在收集病友的成功案例……我所有的工作都强烈地显现出一种心理：我不甘心就这么仓促地死去！

啥事都要搞得明明白白，这就是我。是优点，还是缺点？可能都是吧！

说真的，这个病，让我与"死亡"的命题"狭路相逢"，根本无法避及。它让我起码提早20多年直面死亡！

德国著名思想家海德格尔说，人的存在是"向死而生"。以前，我读这句话，觉得很远、很哲学。可此时此刻的我，却体会出就在当下，并且是实实在在的。

这天晚上，我开始很认真地想：如果生命倒计时……

如果生命倒计时进入"读年"，我扳着手指，按轻重缓急合计着……

第一件要做的事：转换自己学术研究的坐标，"生命至上"，弄明白"乳腺癌"——搞清楚我的Her-2强阳性的乳腺癌——当下最优化的治疗方案。我深知：自己正处在一条长长的深深的隧道里，必须尽快地找到隧道口。

第二件要做的事：去红十字会，办理捐献眼角膜的手续。早在10年前，我就对家人说过这个愿望。人死后，如能留两道光明在人间，多好呀！

第三件要做的事：整理我的书房。我的书房除了向南的是窗户外，其他三面墙都不同程度地被书占据着。我要把自己写的书整理出来，专门放在第一个书橱那个平视的方位——这就是我的"遗产"。

第四件要做的事：为18个月的小孙子圆圆制作一本《写真集》，并写下圆圆成长照片的文字，"图文并茂"地留给慢慢长大的圆圆。让他记住，在这个世界上曾经有一个人对他说的话。

第五件要做的事：还是想写书，记下自己一路走来的脚印。我一生读书、写书、教书，"书"是我的灵魂，"书"是我的生命。

如果上苍还让我继续"读年"，那我就想干点有关女性健康方面的事，让天下的女人们少生病，不生病，特别是不生我这种病。

如果生命倒计时进入"读分"、"读秒"，我——

不希望通知任何人，死亡是自然现象，我们都平静地接受这一"现象"的自然吧。

不希望让我的亲人、我的朋友围在我的床前，因为此时的他们很伤心。这种伤心，对他们身心的杀伤力太大，我不忍心！我生前已经够连累他们了，此时的我，唯一能对他们的回馈是：希望他们在屋外、在家里、在工作岗位上。

希望床前有鲜花，耳边有音乐，周围有医生、有护士，走得很职业，走得很诗化，就像诗人徐志摩说的"轻轻地我走了，正如我轻轻地来"。

"后生命阶段"中所有的仪式、惯例都简约了，直接送达该送的地方，什么都不保留，任其处置，回归自然。

一种物质转化为另一种物质：她，可能融化在大地的泥土里；可能融入江海的河床中；可能渗透于高山的峰谷内；可能就是透着油墨香味的铅字。

我对"后生命阶段"的安排，可真不是作秀。我年轻时，就是这么想的。因为我从小就害怕见死人，害怕去殡仪馆。长大后，对此问题，常有越越我年龄的思考——"厚养薄葬"。

今天，轮到自己，我当然坚决身体力行——根本不需要"葬"。

我人微言轻，但从自己做起还是应该做得到的。

法国作家蒙田曾经说过，谁教会人死亡，就是教会人生活。"未知死，何知生"，我如果学会了死亡，那我就学会了生活。我想着，想着，感到心非常的平静，慢慢地进入了梦乡……

……窗外东方发亮，新的一天又开始了！

有一篇谈论死亡的文章，其中一段文字引起了我的共鸣：

"面对死亡，我们才会自问：生命是什么？在我看来，生命的过程是一道减法。一旦出生，我们就步步逼近死亡。难怪古希腊哲学家会说，最好是不出生。可惜在很多时候，我们尽做加法和乘法，以为在有生之年，只要累积财富就会积攒幸福。殊不知，生命尽头的最后一道算式是除数为死亡的除法，结局归零。

视死如归，我们才能深切体会为何生命是一件礼物，它是上苍的恩惠，我们每一个人都是无功受禄，从虚无有幸来到这个世界，因而此生无论有怎样的遭遇，我们都理当充满感恩之情。

是的，生是偶然的，死是必然的。人一生下来就站在通向死亡的传送带上，但通常"人"却很不愿意，也很忌讳讨论这个话题。我们的主流教育对孩子只有"人生观"教育，而没有"人死观"教育。仿佛死亡不是生命的必然归程，而是一种命运的意外事件。当然，我们不能怪罪于因为这种教育的缺失，而当"它"突然来临时，就恐惧，就投降，就任其宰割，哪怕是生命倒计时读分、读秒。

我反常规地把刚写好的这篇文章转发给3个人：儿子和两个妹妹。因为它包含了传统意义上"遗书"的内容，它交代了对自己后事的处置，希望这3位亲人到时"按图施工"。

我也发给了我很喜欢的两位医生朋友，不知他们是否有可能送我？尽管这种"预约"有点唐突，甚至有点悲壮。

我就是这么一个人，典型的A型性格，什么事都计划得好好的，连"死亡"也不例外。可这"计划"总赶不上"变化"。这不，得癌症了吧，这个"变化"可大得快吓死人了！

我希望自己：有惊无险！

"零乳房"女人的追思

我醒了。

好像睡了很沉很沉的一觉，浑身感觉怎么也动弹不得，似乎很累很累。

我的意识是：我这是在哪里？

但很快，我又睡过去了。

我又醒了。

我将脸稍稍往左边侧了点，朦朦胧胧地看见：这是一间很大的房间，一排一排的手推车上躺着一个一个笔直直的人，他们身上都盖着白被单，一动都不动。

"啊！全是死人？"第一个意识。

"这里是太平间?!"紧接着的意识。

"我还活着，你们送错地方了！我是活人！"我想喊。但很快，又睡过去了。

我再次醒了。

我努力地在唤醒自己的意识。

我将脸稍稍往右边侧了点，清晰地看见房间的右面墙上的那只钟，它告诉我现在是10点50分。我终于明白了，我是在进行第二次乳房手术。"10点50分"，太好了！这个时间告诉我，我的左侧乳房肿瘤肯定是良性的！因为我第一次右侧乳腺癌的手术时间是五个多小时，要到下午1点半才苏醒的。能有这样的逻辑推理，说明我已经比刚才清醒多了。

"这是什么地方？我为什么会在这里？这里有没有医生护士？"我看见有一位穿白大褂的正往我这边走来，也许她看见了我的脸在动。

"林医生。"我认出来了，她就是我两个月前做右乳手术时的麻醉师。

"你怎么又来了？"她也认出我了。

"我左侧乳房又不好了。"我说着嘴里就感觉有异物，想吐，她赶紧用毛巾垫在我的右腮边，我边吐边又无意识了……

确认这是躺在自己的病床上时，我终于彻底清醒了。

刚才那一幕，太恐怖了！我之所以没有被吓死，是当时的身体不具备"害怕"的能力。

护士小姐来帮我量血压，她告诉我，我刚才是在苏醒室，而我做右乳手术时并没享有此待遇，因为那天该手术室只安排我一个手术，所以我是在手术室内苏醒的。

这是我在短短的5个月内的第三次全身麻醉，挨的第三大刀。这次手术前，担心的是自己患了双侧乳腺癌。而现在的结果是良性肿瘤，但这个好消息却让我高兴不起来。因为医生根据我左乳的乳腺质量和导管内的乳头状瘤的程度，最后还是采取了全乳切除。

我终于成了一个"零乳房"的女人！按理说，术前我有"全乳切除"的思想准备，但当自己真的面对活生生的事实时，心里却又"理性"不了了。

一个没有乳房的女人是什么女人?

就一个字: 惨!

第二天早上,医生来检查伤口,换纱布。

解开胸前的绑带,撕开伤口的纱布,医生小心翼翼地用酒精棉球擦拭着近20厘米长的伤口。此时,我用眼睛证实了一下现实,"乳房没有了,永远没有了!"

"伤口很好,安心休养。"医生干完他的事,嘱咐一句,离开了病房。

病房恢复了安静。安静的病房让我安静地思和想……

一个男人的身边,如果躺着一个没有乳房的女人,而且是一个胸前卧着两条"铁轨"的无乳房的女人,这个男人会怎么想? 我不知道,因为我不是男人。

患了癌症而其配偶或恋人提出分手的,为什么是乳腺癌患者居榜首? 理由还需要说明吗?

不要这样狭隘地去评判男人,或许男人有更充分的理由! 给点理解吧,特别是当自己已经走在人生边缘的时候。

其实,在我的信息库中储存着两个非常感人的版本。

一个是美国青年版本:

这是两个美国人,男的叫肯·威尔伯,女的叫崔雅。我记得崔雅是在她36岁时相识了肯·威尔伯,双方一见钟情,2周后求婚,4个月后结婚。但就在婚礼前夕,崔雅却患了乳腺癌。

崔雅问肯对她失去一个乳房的想法,肯非常坦诚地告诉她:这当然不是一件舒服的事,我会怀念你失去的那个乳房。但没什么关系,我爱的是你,不是你身体的某个部位。没有一件事会因此而改变的。

此时的崔雅对完全可以马上转身的丈夫的诚挚之语,内心还是充满了担忧:残缺不全、瘢痕累累、左右不均的我,对他还有吸引力吗?

也就在此时,肯突然调整刚才那种信誓旦旦的风格,说:我真的不介意,亲爱的,我看这件事的方式是,每个男人在一生中都被配给了享受固定的乳房尺寸,可以任他摸。过去的日子我有幸与你那超丰满、超性感的乳房共处,我想我已经用尽我的配额了。

崔雅笑了。

肯继续说，你难道不知道吗，我是属于那种对臀部比较有兴趣的男人，只要他们还没有发明臀部切除术，一切都好办。

这时的崔雅，像条蚕一样蜷在丈夫的怀里，肯热烈地用双臂柔情地抱着崔雅，两人对视得甜甜蜜蜜，而后笑得眼泪直流。

接下来的日子是完全出乎两个人的意料的。

5年里，崔雅由右乳肿瘤，逐步扩散至左乳，最后是脑部和肺部也都转移、恶化，终而不治。那天，肯是让崔雅躺在自己的怀里走的。

在这些煎熬的日子里，肯践行对爱的许诺，自始至终陪伴着妻子走过那漫长的苦厄。崔雅的身体虽受尽折磨，而心却能自在、愉悦，因为有肯的滋润和磁场在。他俩谱写了这个时代已少有的爱情诗篇。

送走了崔雅，肯·威尔伯干了一件事：将妻子的婚后日记，更确切地说是妻子病后的日记，加上自己的心路历程，写就了一本名为《Grace and Grit》（恩宠与勇气）的书。书一面市，就被译成多国文字，成为20世纪90年代的一本畅销书。

第二个是龙的传人版本：

这是一个老华侨和大陆妹的故事。几代人旅居新加坡的华人许先生，花甲之年成了单身。于是，他在网上"海选"伴侣。当鼠标点击在中国杭州的一位女士的照片时，许先生定格了：就是她，很"东方"啊！

她叫莉莉，一位中学英语教师。2001年患了乳腺癌，再婚的丈夫在她术后的8个月不告而别，回他原来的家了。莉莉擦干了眼泪，埋葬好旧情，回到了三尺讲台。5年后她退休了。找个伴侣，是她当时的功课。许先生的照片，她看了看，觉得不仅顺眼，还有点儒雅；工程师的阅历，也合她心意；再接下来就是年龄，长8岁嘛，符合再婚的年龄差。

走完网上相亲的硬件程序，他俩开始"E-mail"。

键盘敲过几个来回后，莉莉突然发现，许先生更适合她的一位女朋友琴琴。因为莉莉一心想找个母语为英语的伴侣，那她的满腹英文就有用武之地了。

而琴琴小莉莉5岁，她单身不久，长得也"东方"，机械设计专业的大学教师。

但英语是她的"短板",所以,只会用英语沟通的男士,自然不在她的视线内。而同专业会中文的许先生,她认为,不错。

在网上,许先生和琴琴谈了10天朋友,最后,以许先生的一句"还是让我回到莉莉身边吧!",宣告恋爱终止。

莉莉对许先生说,琴琴比我年轻,大学教师比中学教师知识渊博,同专业的人共同语言多,特别是她双乳齐全、身材好等等,讲了一大箩筐琴琴的优势,可许先生仍旧"我自岿然不动"!甚至许先生正面回应了莉莉的乳房爱情学说,明确表示:"一只够了!"

许先生飞到杭州,在莉莉家对面的宾馆里住下了。

莉莉有点感动。

他放弃在99个正常人中作选择,而独独咬定她1个"非常人"不放松。

她被彻底感动了,缘分啊!

婚后,莉莉随丈夫回新加坡定居。许先生和莉莉成了华人圈内的模范伉俪。

当然,过日子哪会天天是晴天,有阴天,也有雨天。但雨过天晴,彩虹却更美了。

这两个版本,各有各的情节:

肯·威尔伯和崔雅,相识4个月就完了婚,这样的"闪婚"照样能让人爱得荡气回肠,爱得毫无功利。

许先生和莉莉,是传统的"看照片"+现代的"E-mail"而后进了"城",这种在虚拟世界里的网恋照样能让人爱得实实在在,爱得真真切切。

版本虽有不同,真理却只有一个:

爱情不仅超越乳房,超越时间和空间,更超越死亡!

肯·威尔伯们和许先生们,在人间。

"潘老师,这是黑鱼汤,医院食堂的清汤不要吃了,长不好伤口的。"中午开饭时,11床的丈夫又给我送汤了。

"谢谢,太不好意思了。"我歉意地说。

11床和我一样,右侧乳腺癌。可13年后的今天,她的左侧乳房居然还会Copy不走样,无奈啊,上周也做了全乳切除,和我一样成了"零乳房"女人。她丈夫每天认真地变换着花样给她送汤,她却嘱咐丈夫给我也送一份。同病相怜啊!

午休的病房静悄悄。静悄悄的病房我却毫无睡意。

因为我想她了——我的那对乳房。

她是我永远失去了的东西,追思是免不了的。

她,陪伴了我整整55年。

她,给了我快乐,也给了我痛苦。

让我真正感觉到她的存在是我14岁那年,小学6年级。我发现自己平整的胸部开始突起,越来越突起,像两只生煎馒头。那年夏天,也被妈妈发现了。她说,"你应该穿件贴身的汗衫马甲,要不然太难看了"。随后,我听见妈妈轻轻地说了一句"小姑娘,开始发育了"。

60年代的14岁其实只有现在10岁的智商,什么是发育?不知道。而妈妈的话,让我明白:我需要遮丑。穿什么样布料的衣服能遮丑呢?

那年代有两种布料很受欢迎:的确良和人造棉。的确良很薄,却很挺括,不易皱,但我不喜欢。因为它很透明。里面是戴胸罩还是穿马甲,抑或什么都不穿,外人都会一目了然。再说的确良价格特贵,妈妈也不会给我买的。

而人造棉虽然比的确良价格便宜得多,而且也不那么透。但穿在身上太贴身,减不了我那两只"生煎馒头"的高度,就是遮不了丑。相比较不太贴身的布料就是棉布。穿棉布衣服不太透明,又不太贴身,还可以免去穿汗衫马甲。夏天,少穿一件总比多穿一件好吧!

让我又一次感觉到她的存在是我19岁那年,刚进工厂接受再教育。我发现自己那两只"生煎馒头"已经悄悄长成了"高庄馒头"了。有趣的是,我不再认为是丑,而认为我比胸部平平的小姑娘要好看。特别在夏天,我戴着自己做的布胸罩,穿上连衣裙,再着一双白的塑料凉鞋,头上戴着一顶别着一朵小红花的草帽,上下班进出厂门口时,蛮得意的。

后来,同厂的一位小姐妹与厂里的男青年谈朋友,她告诉我,那些男青年背地里称我为"挺挺",说我走路很挺的。我想,恐怕不是因为我的腿吧,实乃是因为我的胸吧!精确地说,是我胸部的乳房挺吧!我觉得这些人真无聊,思想很

"下流"。这就是当时文革时代的评判标准。

让我刻骨铭心地感觉到她的存在是我23岁那年,乳房患了小疾,并动了个小手术。那时,我学徒满师已经一年多了。一同进厂的许多女孩都有男朋友了。我那位8级车工的师傅开始为我物色男朋友。

师傅说,钳工组的小张人不错,长得也端正。你俩谈谈看?

师命难违,我答应了。

我和小张谈得一路顺风顺水,我家人也很欢迎他。

正准备去他家"亮相"时,突然,有人叫我到弄堂口电话房去接一个传呼电话,是小张妈打来的。她大声地明确告诉我,她坚决不同意我与她儿子谈朋友,还说了很多话,我都记不得了,只记得这一句。

回到家,小张已经坐在我屋里了。

"我刚在家与妈妈大吵一顿,她不同意我俩好。还说她要立即亲口对你讲,我就赶来了。"他紧赶慢赶,还是没赶上他妈,让我先于一步听到这恐怖的结论。

"为什么?"我不解地问他。

"因为你乳房开过刀,以后会生癌的!"

"我是良性的,乳房纤维瘤。不信,可以去问医生!"我忍不住地大哭起来。

"你妈怎么知道我乳房开过刀?"

"车间里的小王告诉她的。"原来,他妈妈向厂里其他人打听我的情况时,顺便了解到的。

"我妈还说……否则……与我一刀两断!"他吞吞吐吐地说出了这最后通牒。但小张坚决表示不会因此变心,大不了不回家了。

我经过几天苦苦的思索,实在不愿意让他选了老婆扔了娘,娘是不应该不选择的。

唯一的办法:我忍痛割爱!

这都是乳房惹的祸!

现在想来,如果我当初,能从此将张妈妈的话当"最高指示"来遵守,天天呵护好自己的乳房,也许今天就不会"中彩"了。

在25岁时，我开始进入女人的又一大程序：恋爱、结婚、生子。在这些程序中，我的那对乳房，除了让我体会到在"性"福时对男人的蛊惑作用外，更让我体会到初为人母的无比自豪。当儿子在我的怀中，闭着眼睛，本能地张开小小的嘴巴，第一口吸吮我的乳汁时，一股痛的愉悦让两个生命爱成一体。其实，这才是乳房最原始，也是最崇高的功能。

在45岁至55岁的这10年里，我的一对乳房真是给我"撑足"了面子。

这个年龄段的女人，体型往往会任着性子变化：腰，争着和上下腹部连成一体，有时臀部也要挤进来，于是大家实实在在地成一"桶"了。最讨厌的是乳房，偏偏在此时也"怠工"了，懒懒的，提不起精神，渐渐下垂。

而这时的我，仍旧该突的突，该凹的凹：胸是胸，腰是腰；臀部照样恪守其职；特别是乳房，在她的岗位上精神焕发，坚挺依旧。

我，太不合群了！遭到了周围许多女朋友的忌妒："美死你了，什么衣服都能穿！"

最有趣的是我到胸罩店买胸罩，那些营业员小姐边帮我量尺寸边尖叫："70C罩，不得了，模特儿身材！"

70是胸围的尺寸；C是罩面的大小。这是我25岁时的尺寸，55岁时依旧30年一贯制。当然，我不能贪天功为己有，这不是我努力的结果，而是老爸遗传基因的功劳，我奶奶活到79岁，照样是老年模特身材。

有一位男人，白纸黑字，很文学地描绘过我的乳房。享有这一权利的，当然非我丈夫莫属。一次，他兴致勃勃地朗读给我听，我听得肉麻肉麻的。此时，可能无声的视觉阅读要强于有声的听觉语言。

别了，我那可爱的乳房！

别了，我那恐怖的乳房！

有了，我那让我永远坚挺的义乳！

生活中没有绝对的好事，也没有绝对的坏事。

中国哲人老子曰：祸兮福之所倚，福兮祸之所伏。

中国女人潘肖珏说：得意，不要忘形；失意，不要气馁；否极，还会泰来。

病房里嘈杂起来了。

到了护士开始量体温、问病人两便情况的时候了。

我的乳房追思会暂告结束。

我和医生的对话

每个人或多或少、或早或晚都会进入一个预设的多彩语境：她是"红色"的，"红十字"的标志，全地球人都认知；她是"白色"的，"白衣天使"每每翱翔其中；她是"绿色"的，生命之树常绿；她是"蓝色"的，"焦虑"时输入"安宁"，"恐惧"中敷上"恬静"；她是"灰色"的，有时会刮"忽悠"风，让你感到云里雾里；她也有"黑色"时，让一本一本大写的"书"画上句号。

人们置身在这个多彩的语境中，往往是被迫的、无奈的，但可能又是必须的。

2005年，我与这个多彩的语境"亲密接触"183天，我当时的社会身份是："住院病人"。我在这个语境中，有很多值得回忆的对话。

痛，是想出来的？

晚上9点半，医院骨科急诊室。

"你左腿股骨颈骨折，还好没错位。住院。手术。打钢钉内固定。绝对卧床120天。"

一位30多岁的女医生，边看我的片子边说，一口气说了5个句子。然后拿起笔，在准备开住院单时，才想起把脸转向我。

"医生，不开刀，行吗？"我的声音有些颤抖，近乎哀求地问。

"不行！"

"我保证绝对卧床120天。"

"那你签字，股骨头坏死，自己负责！"她严肃地命令着。

"股骨头"是什么？为什么它会坏死？我显然没有这方面的知识，但那个"死"字让我太恐怖了。于是，我很听话地住了院。

第二天早上8点半，医生开始查房了。

"这就是刚才那张片子的病人。"站在最前面的一位眉清目秀的中年男医生，对着我的病床，向他背后的一群医生们说话。我判断，他肯定是主任医生。看来，他们已经讨论过我的病情了。

"你要手术，你是'头下型股骨颈骨折'，预后差。我看你还是换个人工关节吧，这样14天后，就能下床活动了。"

14天就可完事，太好了。没等他说完，我就微笑着一个劲地说"谢谢，谢谢！"

"给她做个牵引。"他在对旁边的医生下医嘱，"她的手术安排在下周二。"他边说边把脚步移向了下一个床位，一群医生们跟着他。

"下周二再做手术，那我还要再等4天"，我嘀咕着。

"你赶快找找熟人？要不，送点红包？"家人着急给我出主意。

我否定了，一切顺其自然吧。

做了一天的"住院病人"，心里感到很不爽。自身骨科医学的"零知识"状态，让我无法与医生对话。"开刀"不是"吃药"，可以在吃药前，仔细研究该药的说明书，最后你自己决定这药该不该吃。今天主任医生与昨晚急诊医生说的，显然是两种完全不同的手术方案，这两种方案在我身上的利弊，我茫然无知，所以我就丧失了话语权，更免谈选择了。

我把护工叫来，请她在病区里找找与我同病的，但不是换关节的，而现在正好在住院拔钉子的（打钢钉内固定，一般术后1年半，就可以住院拔钉子了）病人，我"就地取材"地收集这一方案的利弊信息。来了3个病人，同病相怜，他们跟我配合得很好。交谈后，我基本过了此方案知识点的扫盲关，还知道了"人工关节"的有效期是15年，那意味着我到了70岁，还要再换一次。

从患同种病的病人处了解此病的治疗情况，获得一些间接经验，让自己快速掌握一些治疗情况，这也是一种"扫盲"方法。

我又把护士叫来，请她帮我找一下医生，随便找哪位都行。之后来了一位年轻的进修医生，我请他告诉我，这两种方案在我身上的利弊。他支支吾吾的，说得很不清晰，不知道这个问题正是他的知识盲点呢，还是他不想在"主任"与"急诊医生"之间作选择。我不能太为难他。"谢谢"之后，他走了。不过，对我来说，收获还是有的，他让我知道了"换人工关节"自己负担的费用是3万元左右，"打钉"自己负担的费用是5 000元左右。

多听听其他医生的意见，哪怕观点相左。但有一点千万注意，不要在此时与医生争辩。记住，我们是在向医生讨教。求教者，必须谦卑，这是我们不得不遵守的"纪律"。这样，我们病人也有可能从中获得自己分析的基本资料。

毕竟，隔行如隔山，尤其是专业性特强的医学，我们不懂。

最让我兴奋的是，我找到了一位同病的医生朋友，她长我9岁。她当时的病情是，股骨颈断端错位360度，出事后2小时就做手术了，方案是"复位，打钢钉内固定"。现术后5年多，基本无后遗症。在与她一个小时的通话后，我已经可以对两种方案做出选择了。于是，我盼望早点与主任对话。因为这次对话很关键，我几易腹稿，争取成功。

病房里的病友，看我忙了一整天，都笑话我：躺在床上，还要"调兵遣将"。

隔一天的下午，主任来到了我的病床边。

"主任，您好辛苦啊，星期六还上班。"我连忙先打招呼，情感沟通，拉近医患距离。

然后，我先礼后兵地说：

"不好意思，我想请教您一个问题。"

"什么问题？"

"您认为，我有没有打钢钉内固定的手术指征？"我很礼仪地用选择问句，并稍稍卖弄一下刚学的医学术语。

小心我们的语言表达方式，不要让医生听了不高兴。

"有。"他回答的结论是意料之中，但说话语气之干脆却是意料之外。

我小心地在诱导他自我否定，想实现"临门一脚"。

"主任，我想选打钢钉内固定，您认为可以吗？"继续用选择问句，把最后的决策权还是交到他手里。

"这方案，预后很差，即使骨折愈合，也可能发生股骨头坏死，不发生坏死的可能只有30%。如果你要坚持，那可以。"我看着他的脸，似乎有点不悦。

"我知道了，主任，我会努力的。"我说得很平静。

我们的对话结束了，他离开了病房。

手术后的1周内，情况很好。但第8天开始，感到刀口周围痛。医生检查伤口，未见红肿。以后，又断断续续的痛，而且好像是从伤口里面痛出来的。

查房时，医生说，验个血常规、拍个片子。

检查结果，没有问题。

而我继续痛着，有时还痛得很认真。

医生说，没关系，过几天会好的。

伤口拆线了，但我痛依旧。这是什么道理？我又与医生对话了。

"医生，我这样痛，是不是在长骨头？"

"别人也长骨头，人家为啥不痛？"我语塞了。

这问题怎么问我？

"那是不是出现了股骨头坏死的先兆？"我继续问。

"没那么快。"

"那是不是钉子与我的内环境不吻合？"

"不可能。"

医生们有点不耐烦了，接着说，

"知识分子就是喜欢多想，你可以出院了，换个环境就好了。"

"啊？痛是想出来的？"我心里在说。

我仔细检讨自己与医生沟通的全过程，好像没犯错误啊！

那段时间，我痛并苦闷着。

隔行如隔山，对许多医学知识我可能不太懂，但是隔行不隔理啊！

医生们开始躲我，他们心里肯定在想：怎么碰上这样一个病人——如此地刨根问底。

我也觉得，不应该老就这个问题去追问医生，还是自己做一些案头的工作，记录每天痛的时间、方位、程度、频率等内容，看看有否规律性可循。然后作为一个病例，交给医生。

医生把这张我叫家人誊得工工整整的"病例"看都没看，就往白大褂口袋里一塞，淡淡地说了句："还写下来？说说就可以了嘛。"

我碰了软钉子。没想好怎么说，还是不说为妙。

我笑笑，没有回话。

病人能有机会与医生好好"说说"吗？很难的。

医生每天的查房，有时像一阵风，特别是对老病人。这也不能怪医生，因为手术室里已经有手术病人在等着他，他不用这个速度查房，行吗？据说，每天晚上的值班医生，也应该到本病区的各个病房走一走，但能做到这一点的医生，几乎是凤毛麟角。

其他的时间，你好不容易见到你所需要见的医生了，但他说话很吝啬，说无主语的单句见多，而他的表情、他的肢体语言又都会不停地暗示你：我很忙。于是，你只能欲言又止。

而医生办公室里，大多数是进修医生和医学生，或刚毕业的住院医生，病人找这些医生，又总觉得心里不踏实。

病人心里的这些所思所想，医生，您了解吗？

我试着琢磨医生的临床思维：

如果病人说"痛"，第一，察看伤口、观察体温、研究血象，排除术后感染；第二，拍片子，观看体内情况，排除手术问题。这两步基本上可以排除医学上的问题了。如果病人还是那样的主述，医生就认为是心理问题。于是，他们就不予理睬。

几天后，我只得出院了。

骨科病人漫长的康复期，基本在家度过。其间，病人不方便门诊，一旦出现一些症状。我们该咨询谁？医院哪个部门会接待我们的电话？……

我们很无助啊！

我和几位病友通话，得知她们中也有和我一样"痛"的，解决的办法是，每天两次用热毛巾捂在伤口处。我也试了几次，症状的确改善不少。

还是病友能互相帮助。

我继续卧床，继续着我那"120天"的倒计时。

十万分之一，为什么不是我？

这是另一个语境。

医院的乳房肿瘤科病房。

我的床头卡上显示的身份是：右乳Ca病人。

3周前，我在一家医院做了右侧乳腺癌改良根治术，现在到这家医院来做放疗的。

这是入院的第一天晚上，我的床位医生正好值班，他到我病房，与我聊天。

"你为什么不肯静脉化疗？"他很和气地询问我。

"静脉化疗药对心脏的毒副作用太大了，我心脏不好，受不了。不过，我吃口服化疗药'希罗达'，另外坚持吃中药。"

"单一的'希罗达'是不够的，而中药是调理性的，不能直接杀死癌细胞。"他说得很肯定。

我不想就"中药"的抗癌作用问题来和他理论。第一，我没有这个底气；第二，刚入院，就和医生针尖对麦芒，太不礼仪；第三，他也是好心，他想挽救我。所以，我恳切地说：

"那请您推荐一种毒副作用小一点的静脉化疗药。"

"紫杉醇。"

然后，他滔滔不绝地讲了许多有关紫杉醇的故事。它是一种植物，怎么被日本人发现它的抗癌作用的，而后又如何被用于临床的，现在国内外医学界对它的评价如何如何等等。我听着听着，心想，这样不厌其烦地与病人沟通的医生，太少了。

"好的，医生，让我考虑考虑。"我心存感激地说。

那医生在我病房足足与我谈了近1个小时。我很感动，我碰到好医生了。

第二天,我请家人从网上下载了所有关于紫杉醇的材料,希望它能是我这种乳腺癌的克星。同时,又找了许多有关化疗药与股骨头坏死的材料。我躺在病床上仔细阅读,不希望在自己身上发生"歼敌八百、自伤一千"的赔本战争。

记得那天刚吃完中饭,床位医生来了,笑呵呵地问我,考虑得怎么样?

"医生,我想请教一下,紫杉醇使用前,是不是先要用地塞米松?"我向他证实这个对我来说蛮重要的问题。

"对,是为了防止过敏。"

"医生,不好意思,我因为股骨颈骨折,还未痊愈,用地塞米松这类激素药,行吗?"我深知,自己是在向医生请教,即便此问题我已经很有把握了,也不能用判断句说话。

"小剂量,40毫升,没问题的。"医生说话是善于用判断句的。我心想,6个疗程的话,那就是240毫升。再加上紫杉醇这类化疗药,对骨髓都有抑制作用。那我这股骨头坏死的可能性就大大提升了。最重要的是,紫杉醇也并不是百分之百地能治愈我的乳腺癌。但这些话,我不能说出来。

"医生,我还想请教,临床上有没有碰到过,使用紫杉醇而发生并发症的病例?"我壮着胆子问。

"有。"

"什么并发症?"

"呼吸窘迫综合征。"

"那怎么处理呢?"我紧追不舍。

"轻的,吸氧;重的,切开气管。"真是很谢谢他,能沟通得如此充分。这时,他可能看到我的脸上有惧怕表情了,忙说:

"不要害怕,这种概率很小。不信,明天主任查房,你可以问问他。"

"好的,谢谢您,您赶快去吃饭吧,已经12点了。"

我们结束了对话。此次对话,真是得益匪浅。医生在无意中告诉了我所有的实情。一般医生是不会这么坦率的。

抗癌战争,也要用《孙子兵法》,就是"知己知彼者,百战不殆"。

午休时，我在思考，明天如何与主任对话。

主任查房了。

这位主任看上去60岁左右，但人很精神，很有外科医生的气质。据说，他是这里开乳腺癌的"一把刀"。

"你是大学老师？"

"是的，主任。"

"你知道自己的病情吗？"

"知道，浸润性导管癌。激素受体都是阴性，腋下淋巴结阳性，Her-2强阳性。"

我说完，所有的医生都笑了，包括那位主任。可能是因为我回答得像小学生背书一样。

"听说，你不愿意静脉化疗？"看来这个主任对我已经很了解了。

"主任，我因为骨折，躺在床上3个多月了，又经受了两次大手术，如果再静脉化疗，我真的吃不消了。我经常要犯心脏病，这些天，血压也往上蹿，所以……"还没等我说完，主任就抢着说：

"你这种乳腺癌已经比人家少了一种内分泌治疗的手段，再不用静脉化疗，非常危险！"他停顿了一下，又说：

"我告诉你，乳腺癌是一种全身性疾病。两到三年后，远处转移的可能性很大，或到脑，或到肺，或到肝，或到骨头，到那时就麻烦了。"全病房的人都屏住呼吸了，太可怕了！

这些话听上去是很恐怖，但他可能是实话实说，他想击醒我这个"顽固分子"。我当时一边听一边暗暗地在给自己鼓劲"不要怕，不要怕，咱们有办法！"

记得有张报纸曾经说过，"三分之一的癌症病人是被吓死的，另有三分之一的癌症病人是被过度治疗而死的，还有三分之一的癌症病人是无法治疗而死的。"看来情况是这样。

"那我靠意志！"我不知道哪来的勇气，当然是微笑着说的。

"靠意志？成功的只有十万分之一，但轮不到你。"主任会这么说，我实在没想到。我无言以对。

医生们走了。

我的研究生小张，跑到我床边，蹲着握着我的手，我看见她眼圈有点红，刚才的对话她都听见了。她紧紧握住我的手。

"没事的，相信老师。"我用另一只手，抚摸着她的头，说得很轻，但语气很重。

她点点头。

我开始按计划放疗了。

放射科医生告诉我，根据我的病情，两处需要放疗：右胸壁和右锁骨。共放疗25次。我进行到第4次，就在放射科的那架机器上犯心脏病了。医生说，休息几天，等心脏好了，再继续放疗。但我不想再继续了，癌症是一种慢性的消耗性疾病，而心脏的变化是瞬间的、致命性的。

口服化疗药"希罗达"，我也只服了一个多疗程，肝功能就出问题了，GPT指标上升到近100 U，肌酐指标也不正常。医生又说，停一下吧，等肝功能、肾功能都恢复后再服用。我也没有遵医嘱。

有人说，你是不是怕放、化疗要脱发，影响自己的形象？答案当然是否定的。"生命至上"，没有一个人会这样"舍本求末"的。问题是放、化疗让我的主要脏器都亮"红灯"了，我必须停止！

为什么我们要"生命不息，放、化疗不止"呢？我们不能只注意这个"病"，而不注意生这个"病"的"人"！如果"人"都被弄得"千疮百孔"，那么治这个"病"的本钱在哪里呢？

"癌症"这个顽敌，人类在与之战斗的时候并没有交"白卷"，但始终也没有得"高分"。这之间，除了人类对它本质的认知程度的因素外，人类自身作战的思维方式不能说没有问题。

遗憾的是，我的这些思想很难与医生沟通，我怎么找不到"知音"呢？不过，想想也是，医生的风险，谁来承担呢？

我终于决定：坚决不放、化疗了！我的生命我做主！走免疫疗法的路，走中药治疗的路，走我自己制定的"快乐疗法"的路。

我准备出院。

出院前，我做了全身检查，发现左侧乳房有钙化点。我赶紧电话咨询了3位资历很深、经验丰富的医生，他们都不约而同地说："开刀！"

天哪，为什么不给我点时间？！

我又被推进手术室。左乳全切除。这样，我的"两房"都扫平了。

病理报告：良性乳头状瘤。

谢天谢地。

医患关系中病人是处于弱势的一方，但聪明的病人可以改变自己的弱者地位。

有一个叫讴歌的医生在《医事》中给聪明的病人画了一张像：

他能意识到自己的愿望和需要，是积极、主动提问题的病人，想知道每项检查和手续背后的原因。他是为自己的健康着想并时时刻刻要求求证下一步是否正确的人。他拒绝被操纵，不因为别的病人都对医生唯唯诺诺就会全盘接受，但他同时又在沟通中表现了对医生足够的尊敬、坦率和真诚。

而医患关系中处于强势一方的医生，他们也有话要说：

"如果说医学是门并不完美的科学，那么从事医学的医生，就是选择了一份背着人道主义的重担、过程却冷暖自知的职业。医生承担着来自病人类似上帝的期待，却脱不了一个凡人的身份。医生作为职业的意义，已经超越职业之外。"

说实在的，我们的医院确实无力全面根治目前不尽如人意的医疗环境，但培育和唤起医生对患者的亲和力，可能是现在医院院长改善医患关系的最好抓手。

据说，在法国，医学院毕业的一定是最优秀的人才。因为医学生第一年学习后的淘汰率是50%，以后每年都有较高的淘汰率。而淘汰的标准是两条：一是"亲和力"；二是"协作力"。他们培养一名耳鼻喉科的医生需要15年，而中国是5年。他们说，中国的医生是速成的。看来中间缺的就是"人文医学"的教育。中国的医学生是从理科学生中选拔出来的，其"人文性"的缺失度就更大。

人们总觉得，我们的医生是"手术刀"气质太甚。其实，一个医生如果能具备"冷静、深刻"的"手术刀"气质，这也是"职业"的一种要求。但千万不能同时还渗透出种种的"漠然"，缺乏"同理心"的医生永远无法与病人真诚对话。

今天的医患危机与人文医学的缺失就始于真诚对话。

中国有一位医生到美国一家医院进修,回来后在报纸上发表了自己在美国医院的见闻:

在医院的实习生活中,有一件最触动我的事。一位丙型肝炎患者对自己的预后很担心,情绪非常低落。医生是这样开导她的:"虽然药物治疗的成功率只有50%,但请你相信自己,你是属于那50%的人群,这需要你的坚持与配合。一年用药,有的人主观退缩了,有的人因为副作用而停药了,而那些坚持的人,他们成功了。请相信我们,你有任何困难我们都会给你帮助。也请你相信自己,一年以后的今天,你的治疗将会起作用的,好吗? 来,我们拥抱一下吧!"

在他们拥抱的一刹那,患者先前充满疑惑的眼中满是泪水,我们则情不自禁鼓起掌来。这样的真诚,这样的理解,几乎每天都在进行,它们不断震撼着我、感染着我。

看了这段报道,我很羡慕美国的病人,也琢磨着我们的医生怎么跟美国医生是反着说话呢? 我们的医生为什么习惯将自己眼前的病人搁在治愈率的失败比例中? 有人说,答案只有一个:不想承担任何一点风险。但我却不忍心这样说。

我认为中国医生出现这种情况的原因有二:一是中国医生的医学理念有问题,往往"征服疾病"有余,"敬畏生命"不足;二是中国医生对如何调动病人的精神意志来加速对细胞的修复自愈这一点,理论上认可,临床上却疏忽。

从上述报道的字里行间,我们可以体会出美国医生与病人沟通时那关爱的眼神、亲切的语气、随和的表情,还有那个"拥抱",这些对中国病人来说都是很难享受到的。我们的医生如果能主动与病人"握握手",那对病人来说,实在是他治病中不可多得的一味良药。病人真的很希望医生能多给一点点"呵护",生了病的人,常常会感到焦虑和无助。正如著名医师特鲁多(Trudeau)所说,医生应该:"有时,去治愈;常常,去帮助;总是,去安慰。"

现在这个时代,"医生无所不知"的状态已经过时。各种渠道,使原先存在于病人与医生之间的信息,由"绝对不对称"向"相对不对称"转换。于是,病人在与医生的沟通中,也从"全失语"向"半失语",甚至"不失语"转换。

我们在思考:病了,把身体交给谁?

最好的医生其实是和病人一起作战的。

研究乳腺癌

我的三把治疗利器

癌症患者在被确诊初期，他们的家属都会本能地向病人启动一项将病情避重就轻的告知程序。同样，我也享用亲人给予的这份善意的谎言。

"我的病理报告出来吗？"乳腺癌术后已经10天了，我试图问问家人。

"早呢，还没出来。"或许他们还没有想好怎么跟我说，就用此话来敷衍我。

第二天，我心平气和地对妹妹说，不要瞒我，要真情相告，今后抗癌的路是要靠我自己来走的。

"那好，我告诉你。"

我突然感到心跳加快，手心有点出汗，到底还是紧张的。

"我的病是第几级？腋下淋巴有没有转移？"我抓了两个关键问题提问。

"是二到三级。"

"总共分几级？"

"医生说，总共分三级。"

"那好，还没到晚期！"我居然如此冷静而又快速地为自己下个定性的判断。

事后，我才知道：这是细胞分化的分级。一级是高分化，二级是中分化，三级是低分化。分级越是高，恶性程度就越大。那我就是中低分化，恶性程度不低。

"腋下淋巴有转移了。"妹妹看我并没有被吓倒，就大胆地输出另一个坏信息。

"转移多少？"我急切地问。

"十三分之一。"妹妹压低声音回答。

"还好，还好，还好。"我下意识地连说了3次。妹妹对我的表现，感到很不安，我没有哭，她倒眼圈红了。

不是我坚强，而是不想让妹妹伤心。

那天夜里，我做了个梦。

梦见我和一群人站在一块很高很高的悬崖上，这个地方很恐怖，环境很糟糕，空气稀薄，所有的人都在大喘气。于是，纷纷在一个明示的出口处争先恐后地往下找逃路，但下去的人并非都有好的结果：或缺胳膊断腿的，或不断呻吟的，而且丧命的更多。这一状况，让我决定重新寻找更好的出口下去。找啊，找啊，找到了！我努力着爬下去，慢慢地、慢慢地，一脚深一脚浅地，很艰难，但我咬紧牙，坚持着。最后我安然无恙地到达了地面。于是，我在下面指导着其他人从这一出口下来……也许是太高兴了，梦突然醒了，醒来一身汗。

我一看时间，凌晨4点多，窗外一片漆黑。这是黎明前的黑暗，但离东方白不远了。

这个梦绝对是个好梦，冥冥之中她预示着我生命的走向，我将走一条与众不同的有效的抗癌之路，而且我一定会成功！

我躺在床上，不断地思考着这个梦的续集，尽管都是白日梦。

我想着自己成功后，在写书，在演讲，在指导许许多多的病友；我想着自己的书被翻译成多国文字，在很多国家畅销，挽救更多更多的人；我想着自己办了一个"女性健康大学堂"，让天下的女人不生病，少生病，特别是不要生我这种病。万一生了病，我指导她们慢慢地恢复健康……

梦是什么？

平时人们习惯把不可能做到的事，说成是"做梦去吧！"

而美国、荷兰等国科学家在经过一系列惊人的试验后宣称，他们相信人的大脑真的拥有"预见未来"的能力。这种"预见未来"的能力一旦被人感觉了，这就是人们常说的"预感"。而"预感"有时是在人的梦中让你体验到的。

中医专家李卫东认为，每一个梦都是藏象生命参与人类生命的一则公告，其中包含了指导我们化险为夷、摆脱困境、趋利避害、超凡脱俗的各种信息，只要善加利用，我们每个人都可以成就辉煌的生命。

这些大师们对"梦境"的权威诠释，太棒了！

我追认这些"高见"是产生我这个梦的理论依据。

人们对梦的记忆，绝大多数是稍纵即逝的。然而，对有些经典的"主题梦"，时间却丝毫磨不去人们对它的回忆。

20世纪80年代中期，我在中国改革开放的前沿广州读"现代汉语"研究生课程，正当我苦苦思索毕业论文选题时，有一天晚上我做了个梦。

梦中我在一家棉布店里选面料，挑了质地、手感完全不同的两种面料，回家精心缝制了一件很别致的衣服，穿在身上。小姐妹们看见后都啧啧称赞，说这种样式的衣服"新式、新式，没有看到过"的。可我却前言不搭后语地说，这个款式叫"公关语言"。于是，她们哈哈大笑，连连摇头说，"听不懂，听不懂"……

这是个什么梦？我有点糊涂，更有点奇怪。这"牛头不对马嘴"的事，怎么莫名其妙地搞在一起。但我又觉得，这个梦不一般，我得好好想想。

首先，"公关"这个词，怎么会跳到我梦里来的呢？缘由是那天上午，我在报上看到广州中国大酒店成立了国内首家宾馆公关部的消息时，脑子里一直在思索，"公关部"是干什么的？因为当时国人对这个"舶来品"还很陌生。于是"日有所思"，也就"夜有所梦"了，当然它在整个梦境中出现得既不合逻辑，也不合事理。

而"公关语言"这个概念，却让我加快了跑图书馆的速度。最后，"她"就是我毕业论文的选题，而且居然一发不可收，两年后成就了中国第一本研究"公关语言"的27万字的专著。3年后，这本专著获得了"优秀图书奖"。读者的反馈还真是印证了当初梦中小姐妹们的话"新式、新式，没有看到过"。更让我始料未及的是，这本《公关语言艺术》的生命周期竟然横跨了20多年，其中再版了4次。脱销时，市场上居然还出现盗版书。

这个梦让我一不小心成了今天中国公关界非著名却稍稍知名的专家学者，她真的给我带来了好运，但我却始终无法合理地解析这个好梦。

若干年以后，我阅读了弗洛伊德的大作《梦的解析》，终于明白我当初这个梦的合理性。

弗洛伊德的研究证明，人类做梦的材料主要来自过去的生活经历和感受。而梦中记忆材料的选择，往往体现了一个人特有的秉性。

原来梦中那个自己做衣服的情节来自于我"文化大革命"中的一段经历。那时学校停课，我跟人学了女人必备的两种手艺：缝纫和烹饪。那时我才17岁，已经可以帮人家做中山装了，而中山装是男性服装里最难缝制的一种服装。烹饪的最高水平是在我20岁那年，独立操作了我师姐的两桌婚宴。

至于梦中我喜欢用别人看来不可思议的、"质地、手感完全不同的两种面料"来缝制一件衣服，其实这就折射了我的秉性：喜欢与众不同，喜欢另类思考。用现在的时髦话说，具有"创新"意识。这样看来，我当初的这个梦蕴涵了一种跳跃式的思维轨迹，她暗示我毕业论文选题的创新角度。而我当时对自己"梦境"的领悟，20年的实践证明是对的。

如今我身患绝症，命运却让我绝处逢生，又遇到了一个好梦，这是"上帝之手"的施惠。也许会再有一个"20年"来证明，我对今天这个"梦境"的领悟也是对的。

什么是"美梦成真"？这是文学语言，是人们的一种良好的愿望。我心里很清楚：这"美梦"和"现实"之间"惊人的一跳"，绝对不是在梦中实现的。

出院后，我开始踏上了"现实"之路。

我的第一步是好好认识我的这个病。查阅了大量的资料，最后摆在我眼底下的是触目惊心的3条结论：Her-2阳性的乳腺癌相对于ER、PR阳性的乳腺癌无病生存期短，复发转移的概率大，死亡率高。我的这类乳腺癌用医学术语来判断叫"预后差"。

此时，我瘫坐在沙发上，半晌才缓过气来。

"不行，我倒不相信就此等死，肯定还有办法！"上帝在给你关上一扇门的同时也会打开一扇窗。"窗在哪里？不急，慢慢找。"我不时地自我安慰着。

在寻找"窗"的过程中，我又发现了一条信息：Her-2阳性的乳腺癌患者的DFS在化疗组与非化疗组之间无显著差别。我突然眼睛一亮，尽管我并不明白"DFS"的含义。

"DFS"是无瘤生存率的简称。"Her-2阳性的乳腺癌患者的DFS在化疗组与非化疗组之间无显著差别"这句话实际上可以这样理解:我的这类乳腺癌对化疗并不敏感。

"天那!"我兴奋地握拳在头顶上舞动了两下,我终于找到了自己铤而走险、不化疗的"理论"依据。这条信息,不,我更愿意说这条"真理"给了当时在"黑夜"中的我一道亮光,让我依稀感觉:"窗",快找到了!

"2005年11月3日,据英国媒体报道,科学家最新的研究成果显示,'月见草油'将会成为治疗Her-2阳性乳腺癌的利器,实验室的实验结果表明:月见草油中的物质不仅能有效抑制这种乳腺癌的重要基因,还能增加抗癌药物的药效。"

我在网上看到这则消息的时间是11月10日,也就是说,这个信息我几乎是在"第一时间"获得的。当时的我,不由自主地狂叫:"我有救了!我有救了!"我跑到18楼的窗前,鸟瞰着楼下匆匆行走的路人,希望他们能听到我的心声,能分享我的喜悦。

我把网上的这个内容下载了,复印了好多份,送给我所认识的医生,他们比我接触的病人多,可以救更多的人。

"月见草油"是老药新用,这药原来是治疗高脂血症的。月见草是一种北美植物,药材是讲究产地的,于是,我请温哥华的同学给我捎来正宗的月见草油胶囊。

我意识到,我要寻找的那扇"窗"正在被慢慢地打开……

又一重大信息进入我的视野:硒抗癌!

我在一本书中看到,美国科学家在那些已经自发地产生了乳房肿瘤的老鼠的饮水中,添加进不同浓度的硒,当饮水中只含0.1 ppm的硒时,94%的老鼠的肿瘤扩展;而在饮水中含有1 ppm的硒时,只有3%的老鼠的肿瘤扩展。

这个实验,让我回忆起储存在脑海中的一个事件。

我国黑龙江有两个农场,曾一度发现农场中癌症的患者骤升。营养学专家于若木得知后,立即深入当地调查,认为原因是该地区严重缺硒,建议有关方面对农作物施硒肥解决贫硒问题。后来农场在农作物生长期用飞机低空往叶面喷亚硒酸钠,使植物的叶片充分吸收,农作物就成了富硒作物。农场的人吃了富硒粮食以后,癌症的发病率就明显降低。

"硒"是一种微量元素,希腊人把"硒"称为月亮女神寒勒涅,就是赞美"硒"的战胜癌魔的能力。

"硒抗癌的潜力可以归因于它的抗氧化特性。因为硒是谷胱甘肽过氧化酶合成的成分,它可防止不饱和脂肪酸的氧化,抑制可能成为致癌因素的过氧化物和自由基的形成。"

医学书上对"硒"的抗癌道理讲得很专业,太难懂,特别是什么叫"过氧化物"? 什么叫"自由基"? 我努力学习后,试着把它们"平民化"。

人的生存离不开氧,通常吸进体内的氧绝大部分都被正常利用了,而剩余的氧就形成了过氧化物,在体内"瞎转"变成了自由基。当人体自身没有能力清除它时,大量积聚在体内的自由基就像氧化作用腐蚀金属一样,导致各种疾病,包括癌症。

我们曾经以为,在这个世界上,细菌和病毒是威胁人类生命和健康的两大宿敌,却疏忽了这个比细菌和病毒更凶险、更隐蔽、更难对付的敌人——自由基,也叫"过氧化物"。打个形象的比方,过氧化物就像"火",能够浇灭这"火"的物质就是抗氧化物。抗过氧化物质能让身体的代谢达到平衡,不生病。

如果我们把抗癌看作是一场战争的话,那这场战争的敌我分析图,是否应该是这样的:

敌 人: 自由基

主力部队: 患者、医生

支援部队: 亲友团

前线武器: 抗过氧化物质(硒、维生素C、维生素E、类胡萝卜素等)

后方武器: 维生素B族、叶酸等

敌军增援: 可导致身体产生更多自由基的条件(环境、情志、压力、不良生活方式等)

这样的比喻,"硒"在抗癌战争中的重要作用就一目了然了。

不要迟疑了,我必须马上补充微量元素硒。

补充多少量? 剂量决定质量。"硒"的有用性和有毒性是互为存在的,不可小视。我反复查阅了各种有关书籍,根据我的病,安全剂量应该是每天400微克。

我周围的朋友,在我的游说下,也纷纷加入了防癌的行列。当然,我建议他们服"硒"的剂量是保健量。

接下来我关心的是哪些食物中含有丰富的"硒"?一查,好多呢!比如豆类、芝麻、虾、大蒜、蘑菇、小米、板栗和动物内脏等,除了动物内脏外,其他的食物都列入了我平时的食谱中。

我的第三把利器是彻底改善体液酸化状况。

自我生癌以来,我经常拷问自己:为什么别人不生病,而你会生病?中国人回答:是因为体质差。

而国外科学家断言:百病皆从体液趋酸化开始。当人体体液的pH值(即酸碱度)正常时,体细胞和免疫细胞的活性最强,能够吞噬和消灭坏细胞。而在酸性体液环境中,免疫细胞的"火眼金睛"作用就下降了。所以癌症患者百分之百是酸性体质,酸性体质的环境使癌细胞极易生长与扩散。

最近,中国中医研究院的管胜文教授指出,通过对癌症病人的研究表明,发现他们有3个共同的特征,即体质呈酸性、严重缺乏微量元素硒和严重缺乏维生素C。

事情很清楚,无论是用药物消灭癌细胞,还是用食物增加营养,如果不改善自身的酸性体质,癌细胞还会生生不息。

美国、日本等国的肿瘤医学专家在大声疾呼,预防和治疗肿瘤,必须从根本上改善人体的酸性体质,而最有效、最直接的办法就是补充"甲壳素"(医学名叫几丁聚糖)。它是自然界中唯一的碱性动物纤维(蟹和虾的提取物),是一种生物碱,它的医学功能是中和血液中的酸性物质,因为癌细胞在弱碱性环境中就不容易生存了。

经过如此这番推理,我才恍然大悟,原来我们所谓的"作战方案"疏忽了"敌人"之所以存在的"内环境"。如果我们首先改变这个"内环境",那我们是不是就可以"不战而屈人之兵"呢?

我明白了：迅速改变自身的酸性体质已刻不容缓。于是，"甲壳素"立马就成了我的治疗方案中，继"月见草油"胶囊和"硒"之后的第三把利器。

随后我又在想，为什么国外科学家要把"甲壳素"称为维持现代人生命的第六大要素呢？

这要从许多现代病的崛起说开来。

现代人是生活在快节奏、高压力的环境中，饮食又往往高蛋白质、高脂肪和高糖居多，这"一快四高"使得身体的毒素积聚，于是就诞生了诸如心血管病、糖尿病、脂肪肝、癌症等现代病。

很多健康专家就此提出，必须运用三把"扫帚"来清除人体内的毒素。

第一把是"物理扫帚"——膳食纤维，会像海绵一样吸附毒素排出；

第二把是"化学扫帚"——抗氧化剂（如"硒"），对抗乃至消灭自由基；

第三把是"生物扫帚"——益生菌，抑制自由基。

而"甲壳素"是清除我们体内毒素的第一把"扫帚"，它给人体细胞和脏器创造一个不易生病的环境。于是，它就成了继蛋白质、脂肪、糖类、维生素和矿物质等人类五大生命要素外的第六大生命要素。

我开始服用"几丁聚糖"，是从每天两粒，1周后加到4粒，每周慢慢加，直至加到我应该服用的量。大概是服用了1个月左右，我突然感到身体很不适，软软的，没力气，断断续续地有好一阵子。咨询了专家后，才知道这叫"好转反应"，是平衡身体酸碱的一种暂时性反应。专家说，好转反应就如同跪坐许久的人突然站立时，因为血行不通却会麻痹的情形一样，但过一阵就会恢复正常。果不其然，又过了大概半个多月，我感到身体出奇地轻松。

有人说，世界是平的，因为互联网；同理，有些医学知识患者是可以快速学习的，也因为互联网。

抗癌，这事我就这样干了——认认真真学习，明明白白治病，开开心心生活。好好体味"日日是好日子"的真谛深意。

病出个意义，很有意义。

阳光总在风雨后。

日子过得有点一惊一乍

我终于出院了。

住了足足半年的医院，周游了上海的三甲、二甲、一甲4所医院。这些日子，我成了个"职业病人"，要么在医院，要么在转院的路上。

不堪回首的日子：惊心动魄。

两大疾病齐刷刷地一起涌来报到，并让我品尝了它们"同煮一锅"的滋味："股骨颈骨折"是必须在单位时间内绝对平躺，尽快让骨折愈合；"乳腺癌"术后必须早锻炼，如果每周走路3~5个小时，死于乳腺癌的危险会减低50%。当时的我是：动不得，也静不得。

到了可以拄拐杖下地了，可我的右腋下，因淋巴结被清扫而水肿着、疼痛着，根本无法拄拐杖；而我的左腋下，也因左乳手术的原因，引流管处一直没有愈合，当然也无法拄拐杖。我这岂不是：右不能，左也不能。

活人总不能被"尿"憋死，办法总比困难多吧！

我找到一种用两只手掌撑着的拐杖，底下是四只脚，稳定性很好。依靠它，我开始迈开双脚，一步一瘸地学走路。

我可以拄着拐杖，出去散步了。

我能抬头看看蓝天，我能低头闻闻绿地；我贪婪地吸着花园里的空气，我驻足凝视着行色匆匆的路人……

"活着，真好，真好。"我心里在说。

我要去一个地方：红十字会办理眼角膜捐献。

怎样办理眼角膜捐献？问了许多人都说，"不知道"。

114电话询问，让我找到了市红十字会，但他们让我找区红十字会。

区红十字会又让我找街道红十字会。

没想到，这第三个电话还没让我找到终端，他们说，"你应该找户口所在的居委会"。

那天下午,我妹妹陪我去居委会。

居委会坐落在我居住大楼的马路对面的小区中,一座两层楼的小楼房。小楼房的底层是两间老年活动室,一间是棋牌室,另一间是歌唱室。二楼是居委会办公室和报刊图书室。我一手扶着楼梯的扶手,一手挽着我妹妹的手臂,慢慢地,一级一级地爬上了二楼。这是我骨折后,第一次爬楼,气喘吁吁。到了办公室门口,我只得先歇歇脚,平平气。

这办公室有30多平方米,放着大约五六张办公桌。里面有不少人,叽叽喳喳的,声音不小,像个菜市场。

"请问,我要办理眼角膜捐献,找谁?"我的声音被嘈杂声淹没了。

我提高嗓门又说了一遍。有一位对我上下打量了一番,说"要本人来办理的。"显然,她刚才没有听清楚我问的话。

"是我本人",我说。

她又用不解的眼神看了一下我,迟疑了几秒钟后,用手指着位于房门口的那张空办公桌说:"办理的人不在,你明天早上来吧。"

"你们没有看见,我姐姐腿脚不便,上楼多困难。她是来捐献,不是来问你们要东西,你们怎么这样对待的。这种事,你们应该上门办理!"妹妹大概是实在太气愤了,大声说了一连串的话。

突然,嘈杂声戛然而止,所有的眼睛都盯着我们。这时,一位中年女性向我们走来,她大概就是居委会干部。

"我找找看,表格有没有放在外面。"她边说边在翻那张空桌的抽屉。

"这里有一份",她说着,随手将那份表格递给我,并说:"你照着表格的要求填写,填完后交过来。"稍等片刻,她又略有所思地说,"大概还要交两张1寸的照片。"

我在回家的路上,心里很不是滋味。

《志愿捐献眼角膜》的表格交上去两周后,我接到居委会经办人员的电话,说现在上海市有关部门规定,凡是癌症病人的眼角膜,不接受捐献。

"为什么?"这是我的本能反应。

"不晓得。你的表格,我会帮你处理掉的,你的照片我送到你妹妹家,你自己去拿。"她似乎在完成一件她不太愿意做的事。

为什么要把照片送到妹妹家,而不直接送还给我?因为居委会到妹妹家比到我家近3分钟的路,这件事情,不管成与不成,整个操作过程,怎么始终让人体会不到一点点"红十字"的温暖呢?

我曾经看到过一项统计,由于我国可供移植的眼角膜奇缺,目前等待角膜移植的病人有200万,然而全国各大医院每年总共可以完成的角膜移植手术只有2 500例,多数人只能在黑暗中等待。而且原则上是一只眼角膜只能救一只眼睛,但由于眼角膜太缺了,双目失明的人只能先做一只眼的移植。还有一些眼角膜的边缘部分也拿来医治一些适应证的疾病。所以,2006年4月,身患晚期胃癌的深圳歌手丛飞捐献的眼角膜可以让4人受益。

眼角膜啊眼角膜,临床医学是多么的需要你!

3个月后,也就是2006年5月31日,著名残疾人指挥家舟舟的母亲张惠琴,身患乳腺癌谢世。媒体报道,她在武汉捐献了自己的眼角膜。

同一种情况,怎么会有两种取舍?器官安全性的问题,难道上海与其他地区执行的是不同的标准?我不得而知。

平静的日子过了没多久,我就发现双脚的膝盖阵阵作痛,而后又扩展到髋关节和后背,早晨醒来时更甚。我去医院拍了片,医生说,好像有问题,诊断报告等明天主任读片后再写。

回到家里,我痛的面积好像在扩大,程度在加深,心里阵阵紧张。熬到第二天,家人从医院回来,手里只有片子,没有诊断报告,他们对我说,拍得不清楚,建议马上到专科医院做骨扫描(ECT)检查,其实诊断报告就在他们口袋里。

一个星期后,骨扫描检查告知:可能是骨转移。

医学术语是:右第1前肋、第3腰椎右侧放射性增高。

我惊呆了!只有半年的时间,就骨转移了!

时间就是生命！病急，往往会自觉不自觉的乱投医……

北京。有一位大夫，专治乳腺癌骨转移。我立即去电，她在电话中告诉我，先到银行"实时汇划"3 500元，然后款到发药。一般治疗10个疗程，花35 000元保证你痊愈。

浙江。……

河南。……

比较这些几近类似的"江湖诀"，心里很没底。身处拥有优质医疗资源的大上海，我为什么不利用呢？我觉得还是应该去上海的专科医院。

"医生，我的这些片子是'疑似'，还是'确诊'？"我又去问骨科医生，并拿着刚化验的单子对医生说："这是我的'肿瘤标志物'指标，都是正常的。"我试图在排除。

"'肿瘤标志物'的指标低，不等于没问题；指标高，不等于有问题。你再去做一下PET/CT吧。"医生坚定地对我说。

医生对"肿瘤标志物"的解释，等于没说。

但我们患者又不敢追问。

面对我这样一个肿瘤患者，医生要求再进一步检查，完全合情合理。但他如此回答我的化验结果，我被搞糊涂了。照他的说法，"肿瘤标志物"的化验在肿瘤筛查中变得毫无意义了。

我要搞清这个问题。

我快速搜索各种渠道的信息。

大量的资料告诉我，"肿瘤标志物"的特异性不是太强，检查结果即使是阳性，也并不能最后确诊，因为有些脏器的炎症，也会引起其指标攀高。所以，"肿瘤标志物"的指标在诊断时是一种参考，并不绝对。问题终于真相大白了，原来那位医生只把话说了前半句。我心想，"对病人不说半句话"，这对医生来说，是不是很难啊！

遵医嘱，我去做PET/CT了。

我去了复旦大学附属华山医院PET中心。

这个中心面积不大,只有五六间小房间和一间大房间,中间是一个三四十平方米的大厅,周围是一排宝蓝色的绒布椅子,大厅的中间有一根四角柱,有4样东西围着柱子:一张矮柜,上面放着PET中心所有医生的名片,病人可随便拿,明示着病人可随时与自己喜欢的医生联系;另一张矮柜,放着一些保健类杂志,让来检查的病人翻阅,减少病人因等候而引起的焦虑;柱子的另两端,各放两盆郁郁葱葱的铁树,使厅内充满勃勃生机。厅的拐弯处,有一台饮水机,饮水机下面的柜子里有干净的一次性茶杯,供病人免费饮用。

这里的医务人员不多,看上去他们分工很明确,各司其职:迎客、验血糖、问病史、打静脉针、检查、送客,井然有序。他们与病人说话,轻轻地;向病人解释,慢慢地;呼唤病人的名字,柔柔地。

来这里的病人绝大多数是大病或疑似大病,病人都是预约好时间的,1个小时一批,不忙不乱,一派宁静。

我坐在椅子上等候。

我在看刚才医生给我的"PET/CT诊检流程及注意事项":"您好!欢迎您来PET/CT中心诊检。您是我们第015451位客人……"

然后是诊检流程及各种注意事项,一共18条,将每一项流程所需要的时间和可能会出现的问题以及解决的方法都一一列出,非常细致,让病人一目了然。第17条是"本中心拒收'红包'、'回扣',第18条是投诉电话。

我环顾了四周的病人,他们的神态都很安详,是不是这个地方可以让他们那颗"不安的心"放下了?

我的脑海里回响着前几天与该中心的一段电话:

"我心脏不好,PET检查前的静脉注射显影剂会出问题吗?"这是我唯一担心的,我必须咨询。

"请您放心,绝对没问题,我们会安排专门房间让您在床上多休息一会。"接电话的正好是该中心的主任许震生,他语气很温和,一点都不拿腔拿调。

主任亲自接咨询电话,我够幸运的。

"全身检查需多少时间?"

"根据病情,大腿到头部需20分钟,脚底到头部需40分钟,不用害怕,我们会为您放背景音乐。"他回答得不厌其烦。

"我现在腿的骨折还没痊愈,我到你那里是横穿一个上海……"

"这样吧,您请家人陪您打的过来,来回费用我们承担。"他打断我的话,特事特办。几秒钟之内,我被这种诚意感动,语塞……

这在我的求医史上前所未有,对一个非关系户、非名人、要人,而且是未曾谋面的普通病人。现在,居然还有这样好的医疗机构。

"谢谢,谢谢,谢谢",我激动地重复这个词。于是,我放弃了"货比三家"的念头。

还没有轮到我,继续等待。

一位青年男医生朝我这边走来,略带微笑地对坐在我旁边的老头说:

"老伯,再下面就轮到您了,过10分钟,请您上一下厕所,排干净小便,到时我会叫您的。"说完后,他又进了检查室。

趁那老头上厕所之际,我轻轻地跟他女儿聊了起来。她爸是消化道有问题,听人介绍说这里检查好,她自己也比较过上海的其他几家PET/CT中心,最后选择了这家。

"为什么?"我追问她。

"机器好。"停了一下,她又说:"你看,环境、服务态度也真不错!"

我点点头。

"报纸上说,该中心的PET/CT创下了单机使用率全球最高的纪录。"看来,她比我考察得还要深入。

这真是"口碑传播"的时代,品牌是靠自己做出来的。

现在的复旦大学附属华山医院PET中心,有两条信息特让人振奋:

(1)至2010年9月,该中心临床病人达5万,并保持了"零投诉"的记录。

(2)2010年6月,在美国盐湖城召开的美核医学大会上,该中心的4位医学专家成了大会报告人。可见其医学科研水平已跻身世界"第一集团军"之列。

我检查完了，医生说，"报告"下午3点钟由快递送到我家，如有疑问可来电。

现在距离下午3点还有5个小时，度时如年啊！

这5个小时里，我做了两件事。

洗澡。

我躺在澡盆里，闭上眼睛，两只手交叉抚摸着一对乳房的遗址……

我赤身站在浴室的鹅蛋形镜子前，端详了几秒钟，视线定格在自己的头发和牙齿。一头原生的乌发，亮亮的，不仅茂盛，而且找根白头发都不容易；一口土长的牙齿，齐齐的，一颗都没少，也一颗都没松。

快奔60的女人，这两个标志性的零件还是那么的不需要维修。如此的体质，难道生命会出现休止？不信！

我听病友说，她们现在很害怕洗澡，害怕在浴室里对着镜子看自己一高一低的胸脯。有没有这种感觉，今天我特意来体会。

整理衣橱。

我有两大嗜好：买衣服和买书。

两个大橱和5个抽屉都放满了我的衣服。打开大橱，回忆着当初买它们时的心情，想想以后它们对我还有使用价值吗？不知道。

与其……还不如生前就把一些漂亮衣服作礼品送朋友。

于是，我一一去了电话，请她们来取。这个创意，来自于台湾的一位女作家。当她得知自己患了晚期癌症后，举办了一个生前告别会，把亲朋好友都请来，让原本要在追悼会上说的"好话"提前说，让自己的耳朵享受享受，挺幽默的。几年过去了，她活得好好的，还当上了电视台一个栏目的嘉宾。

我的PET/CT报告来了——严重"骨质疏松症"。

我妹妹高兴得拥抱着我。

有惊无险！

又到了3个月一次的例行体检。X线透视：肺部有问题。立马层层筛查。

心里没一点紧张是不可能的。睡觉又靠安眠药了。

最后结论：肺部有小结节，目前没有理由断定是恶性的。

遵医嘱：随访。

"随访"，犹如面对一个证据不足的可疑犯，既不能立即逮捕，又不能放任不管，只能监视它，跟踪它。一旦证据（包括确定的或排除的）确凿，再决定逮捕它还是放弃它。

风平浪静地刚过了半年，又起波澜了。

不慎摔跤，左腿脚外踝骨折。

我又不能太动了，又拄起拐棍。最让我伤心的是，从此要告别我心爱的高跟鞋，我那"挺拔"的身材，就此七折八扣了。女人怕丑！

得了这病，日子过得有点一惊一乍，特别是每次的例行检查，去拿报告单时，我的心情不能说没有一点紧张。

到了这把年龄，平时身体上这痛那痛的，本是正常事。可对我们这帮人来说，第一反应是"它"，神经特敏感，当然这也在常理之中。但我知道，老这样，"阶级斗争"这张弦绷得太紧了，这对身体也是一种压力。于是，我制定了一套应激减压"机制"，让"常理之中"的非常行为平静化。

比如，有一天早晨，我觉着喉咙痒痒的，随口一吐，是一口带着四分之三血的痰。条件反射地想到"它"后，我又冷静思索：或鼻炎，或上呼吸道感染，或用力过猛而造成的毛细血管出血等原因，都有可能造成这种现象，不必过度紧张。再回忆回忆自己，一般在感冒时，我多半会出现几天带血丝的痰。经过继续观察，果真是患上了感冒，于是"警报"解除。

又比如，腰酸背痛骨头痛，这本是更年期妇女的伴随症状。但对乳腺癌患者来说，却是第一号警觉令，因为它是乳腺癌的最可能转移处。所以，最好的排除方法是拍片诊断，但这是不明智的。因为总不见得让自己经常处在射线的"关照"之下吧。

聪明的做法是：认真研究良性疼痛与恶性疼痛的区别，然后加以排除。

我提纲挈领地抓住两条：一是疼痛的时间和频率，"良性"的一般是早上醒来时最痛，经过活动后症状就减轻、就缓解；而"恶性"的则是夜深人静时最痛，甚至会从梦中痛醒，疼痛是长期、不间断的。二是在疼痛处的叩击反应，"良性"的一般不像"恶性"的叩击后会加剧疼痛，反而较为舒服，两者正好相反。

有了这样的基本医学知识，一旦身上出现骨性疼痛，我就能自行分辨，自我排除，然后对症下药，消除病痛。

家父说我是：九九八十一难，最后修得正果！

是的，"路漫漫其修远兮"，"革命"尚未成功，"吾将上下而求索"。借句时尚话，我现在是：病且健康着，誓将健康进行到底！

毛泽东有句名言，即"战略上藐视敌人，战术上重视敌人"，用在我的抗癌战争上很适宜。用咱老百姓的话来说：这病，不要太当回事，也不要太不当回事。我现在过日子，既要放松心情，又不能太"肆无忌惮"；张弛有度，平静为上。

很有意思的是世界上有4位赫赫有名的"第一夫人"都患乳腺癌，美国和中国各占50%。美国前总统福特的夫人贝蒂和另一位美国前总统里根的夫人南希；中国前国家主席刘少奇的夫人王光美和另一位中国国民党前主席蒋介石的夫人宋美龄。她们4人面对疾病都能泰然处之，居然都长寿。

当记者问及宋美龄如何看待自己患了乳腺癌，她说："上帝让我活着，我不敢轻易去死；上帝让我去死，我决不苟且活着。"

任何事物都可以有说法，"生"和"死"也不例外。

革命烈士是"生的伟大，死的光荣"。

我给自己的座右铭：活得积极，死得坦然。

人生无憾无悔！

永美，我的救命恩人

2005年4月至10月，我整整当了半年的职业病人，转战在上海4所医院之间，过着"与疾病比邻而居"的医院生活。病友间的交流，涂满了我医院生活的色彩。有一位名叫"永美"的病友，她牢牢地刻进了我那五彩缤纷的记忆板中。

那是4月7日晚上10点左右，我坐着轮椅，手里拿着住院单，被推进医院的骨科病房。

这间病房只有3张病床，我是1床，永美是3床。

我进病房的那天，正好是永美手术的当天，她是因右腿股骨头部分坏死而做的骨科修补手术。

"哎哟，痛死我了！"她一叫，睡在她病床旁边长凳上的丈夫就立即起身，用手指摁一下她枕头边上的"镇痛泵"。

镇痛泵是什么东西？它是给手术后的病人镇痛用的。它的诞生，让所有的手术病人摆脱了手术麻醉期过后的万般痛苦。一般情况下，它可以保持48小时的镇痛效果。但如果你因不够镇痛而不时地摁动镇痛泵，那镇痛的缓释速度就会加快，于是，原本的镇痛时间就会因此而缩短。

大约安静了近1个小时的永美，又叫痛了。随后她丈夫起身重复刚才的动作。一整夜，她和她丈夫就在干这事。这样本可以维持48小时的镇痛泵，到第二天早上，医生来查房时，镇痛药水已经提前用完了。接下来，她只能靠服止痛片来镇痛了。

这样的情景，天哪，真让我害怕，我担心自己术后的忍痛力呀！

几天后，永美开始与我攀谈起来。

她和我同龄，属虎，来自江苏海门的乡村。改革开放后，土地被征用了。她就带领丈夫、儿子、儿媳弃农投工，替人加工床上用品。

现在，她病了，躺在床上，却照样一五一十地对陪了她三天三夜的丈夫交代回去的任务；随后，她又用手机遥控指挥家里的儿子和儿媳：这种布料该怎么裁剪；那张订单必须这样处理。看得出，她是4人中的董事长兼总经理，活脱脱一位社会主义新农村的农民家庭"企业家"。

永美的丈夫，长得很敦实，黑黑的脸，像个标准的庄稼汉；看上去也憨厚，不太善言语，是个老实巴交的人。可他照顾病中的妻子，却是粗中有细，一招一式还真有点章法。

一天中午，医院刚要开饭，永美的丈夫气喘吁吁地背着大包，手里拎着一只大饭锅进了病房。

"我掐好时间的,正好赶上你吃中饭。"他边说边放下东西,原来这大饭锅内是骨头汤。

他说,乡亲们告诉他,凡人骨头有病的,多喝骨头汤,好得快。所以,他昨晚将骨头汤熬了一宿。一早,赶海门到上海的头班车。为了不让锅中的汤水被车颠出来,他坐在车上是将大饭锅搁在大腿上,用双手抱在胸前的。

他将锅内的汤细心地盛到小碗里,嘴里并说"喝凉的荤汤不好,我得去膳食房加热"。当他端着汤,再回到永美的病床边,可能又感觉汤有点烫,就"呼呼"地吹气。接着,他把永美的病床前部稍稍摇高一点,又把垂向她嘴边的头发捋到耳朵后面。然后,他一勺一勺地将骨头汤喂到妻子的嘴里。

"我把汤上面的油撇去了,躺在床上不活动,油不能喝得太多。"他继续汇报着。

"这是对的。""领导"终于表态了。

一个女人,在病中能有这份享受,我和2号床的唐老师,两个上海女人,看着羡慕啊,羡慕啊。

永美比我早出院。

她出院回江苏的那天,给我写了一张她家的地址和手机号码。我一看,字很漂亮,不由得称赞一番。

她说,她是初中尚未毕业,因为那时家里穷,只能承担一个人的学费,所以就让给弟弟去读书。而自己从此就与"上学"彻底绝缘了。嫁到夫家,就靠天靠地靠双手,打理农活、伺候公婆、盖房子、娶媳妇、办家庭企业,过着村里人有点羡慕的日子。

永美说的经历,不惊天,不动地,普普通通。但我心里泛起的是欣赏,欣赏被一个平凡女人撑起的一片能让家人遮风挡雨的天。

3个星期后,我转院疗养。

我和永美都在各自的床上遵守医嘱,将绝对卧床120天。

大约卧床到两个月时的一天,永美给我来电,说她躺在床上用手摸到左侧乳房有一个小小的肿块,她很紧张,会是坏东西吗?我说,不要乱猜,好好养病。

此后两个星期,一直没有接到永美的电话。我有点不放心,就直接打电话给她。可是,没人接电话。我就纳闷了:她的腿是不能下地的,她去哪儿了?于是,我早、中、晚一直打,终于打通了。

"永美呢?"

"她在医院,昨天刚动完手术。"她丈夫接的电话。

"怎么又动手术了,什么病?"

"乳腺癌。"

"啊?!"我惊叫。

"医生说,还好,是早期,很小很小的,1厘米。我回来拿东西,马上就去医院。"她丈夫一口气将病情全部告知了。

我心里很为永美担心,人都还没坐起来,又要挨一大刀。人不是砧板上的肉,哪能扛得住呢?

今夜无眠。

我想想永美,又想想自己。

我的这两只乳房也够折腾的:纤维瘤、小叶增生都光临过。不过,到了更年期,她好像安分多了。每年体检,乳房都健康。但今天永美的事,提醒了我,还是不能高枕无忧。

我躺在床上,开始自检,用手摸自己的两只乳房。

当我的左手在右侧乳房的外侧碰到一硬块时,我的心"怦怦"直跳。然后,我深呼吸,让自己安静一下,换一下右手去体会刚才的地方,心里想:但愿刚才是自己神经质。可事实却是千真万确地有一东西,还不小呢,好像超过2厘米了。

天哪,这是哪档子的事?我遭谁惹谁了?

什么惹不惹的,永美不也摊上了吗?

是啊,凡事真的轮到自己,既来之,就不那么安之了。

着什么急呢,这东西姓"良"、姓"恶"还没准呢!

于是,我开始自语:

"你是谁?你什么时候来的?你是不是就是30年前的那位?如果不是,我怎么办？"……

一连串的问号，反反复复地陪伴了我一整夜。

后来的故事——

我转入专科医院手术，病理报告：Her-2强阳性乳腺癌，并腋下淋巴转移。细胞分化属中晚期。

事后才知道，我患的是一种最凶险的乳腺癌，而且根本不是早期。

屋漏还遭暴风雨，我怎么会如此的多灾多难啊！

命啊，命，你把我推到了悬崖边上了！

命运，让我和永美成了同患两种大病的"双料"病友，人间居然还真有这档子事。

我心里明白，是永美救了我。没有她的提醒，或许我……

我和她一起走在人生的悬崖边上，周围环境相当险恶，两个人不时地互相提醒，小心别掉下去。所以，我们必须是拼着命，赶快加速折返跑。

2006年农历的小年夜，我接到永美一个电话：

"潘老师，我胆囊炎发了，疼得要命。住了半个多月的医院，刚回家。"

"你现在好点了吗？"我关切地问。

"越来越疼，晚上疼得更厉害。我是爬在床上，用枕头顶着腹部睡的。"

"没有好，你为什么要出院呢？"我不解地问。

"快过春节了，医生叫我回家吃吃止痛片。"

"你老公在吗？叫他听电话。"我寻思不对，想从她丈夫嘴里得到证实。

"永美是不是乳腺癌转移了？"我问她丈夫。

"是"。

"你们是不是都瞒着她？"

"是"。

"是不是已经到了只有吃止痛片的地步了。"

"是"。

我无语，感到心口一阵堵。

放下电话,我下意识地联想到自己,一阵寒战后,想的还是永美的病。

她的病情远远比我的轻,腋下淋巴都没转移,肿块也只有1厘米。再说,她是一个乳腺癌正规治疗的病人。认认真真地做了6个疗程的化疗,手术是上海三甲医院的专家在当地医院做的,治疗方案也是手术医生制定的。怎么转移得这样快?太恐怖了!只有一年多的时间。

突然,我想起医生曾说过,我的这类乳腺癌预后很差,"只有一两年"的判断。

莫非永美患的与我同类型?当初,我让她把病理报告复印寄给我,她回答找不到。所以,我就不能盲目地要求她也吃我的药。

永美是聪敏的。

她似乎感到自己不是胆囊炎,而是那个东西爆发了,转移了。年初三晚上,她终于鼓足勇气,在电话中告诉我她的判断,并说,明天一早,就派丈夫带着所有的检查资料来上海找我。我叮嘱,一定要带上病理报告。对症才能下药啊!

永美的丈夫来到了我家。

我一看病理报告:Her-2强阳性乳腺癌。果不其然,与我同类型。

"你们为什么不早点把病理报告找出来?"我带着责备,大声说。

"想想是早期嘛,只要化疗就行了。我们乡下人,不懂啊!"

突然觉得,我不该这样对他,他已经心如刀绞了。

"我一定要救她,哪怕卖掉家产,跑断腿!"永美的丈夫眼眸里滚着泪珠,坚定地吐出这句话中的每一个字。

在我的眼中,他是一位做得很到位的"陪痛"丈夫,所以,这男人说的话,我信!

我拿了三瓶药,叫他立即回去,给永美吃。有什么反应,马上与我联系。等春节长假一过,我就帮他联系上海的专家医生。

送走了永美的丈夫,我脑子里蹦出一个词:对照组。

从医学角度讲,我现在和永美成了一个对照。对照的结果是明摆的:我目前自己制定的治疗方案是对症的。要不然,我不会处在安全期,因为我的病情比永美厉害得多。

像我这种不能放化疗的Her-2强阳性的乳腺癌患者，什么样的治疗方案才有效？这是个世界性的医学难题。所以，当今的医学着实没能给我满意的处方。

为了活命，我不得不独自苦苦地快速寻找我的空气、我的阳光、我的水分。

世界是平的，因为互联网。

互联网伟大：让我迅速站在巨人的肩膀上，"一览众山小"，雪片似的信息不断地刷新着我的思考；

我立即跑步进入医学界，向另类医学的大师们求教，向各种各样的病友们求教；

我手握着国内外的诸多疗法，启动了独特的研究学问时逻辑求证的脑袋，操刀"拿来主义"+自身的实情，捣鼓了一年多，搞了一个多手段的全方位的潘氏治疗整合方案。然后，心里时时地默念一个声音：我一定要赢！我一定能够赢！！

面对永美这个参照系，我自制的乳腺癌治疗方案，其可行性的检验，今天，终于有了一点点旁证。

我有点激动，更有点兴奋：一个处在深深的暗暗的隧道中的人，突然能依稀望见前方隧道口的亮光了！大步向前吧，前方就是光明道！

但我的这3种药，对永美是否有效？

我期待着。

第二天一早，我等不及永美来电，就主动去电问情况。

"昨天下半夜开始，腹部开始有松动，痛感减弱，我终于能仰卧了，舒服地睡了4小时。潘老师，谢谢你，我的救命恩人！"永美动情地说。

"客气什么，咱俩谁救谁啊！药，继续照我给的剂量吃，随时保持联系。"前半段的话是心里话，后半段的话是我煞有介事地在开"医嘱"，自我感觉还蛮像回事儿的。

"你一定要有信心，心态不好，再好的药也白搭。"倒不是我又想扮演心理咨询师，实在是因为"信念"是战胜疾病的第一良药。

"我知道，有你指导，我就有救了。"永美挺会说话的，不愧在家里是当"领导"的。

一个星期后,永美饭量增加了,精神也好多了。她说,虽然也有痛的时候,但不至于用枕头顶着腹部了。

我安排好上海的专家医生,永美在丈夫的陪伴下,来上海就诊了。

医生给永美做了全身状况的评估,结果让我大吃一惊:全身癌细胞广泛性转移,肝、肺、骨、盆腔等。

这种情况,没让永美全部知道。

此时,我的身在往下沉,我的汗在往外冒,我的心在往里痛:永美啊,你难道真的要掉下去了?!⋯⋯

永美回家了。

我几乎天天与她通电话,让她能听到我给她的加油声。一个生命在支撑另一个生命。那3种药,既然能改善症状,我就叫她照样吃。

我祈盼出现奇迹!

我将这3种药在永美身上的一些效果,告诉了我所认识的有关医生,恳切地希望他们:能否在临床上也试试?

如果要等到像永美那样病入膏肓时再介入,不就回天乏术了吗?

当然,这只是我的一种良好愿望。

1个多月后,永美又入院,就没再能回家。

她,归西了。

在那里,她再也不会饱受病痛了。

而我总是时不时地梦里梦外想念永美,也记挂着如何多一些机会,指导与我同类型的病友。

让类似永美的事例,发生得少一些,再少一些。

"济人病厄",我努力践行佛学的"无畏布施"。

永美,我的救命恩人!

你好吗?

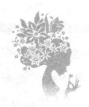

本章话题: 病了,把身体交给谁?

点评嘉宾: 沈善增(作家,儒释道研究专家)

记者提问: 秦　畅(上海人民广播电台首席主持人,"金话筒"奖获得者)

沈善增: 这个问题提得非常好:"病了,把身体交给谁?"我亲眼见到过许多意志很坚强、生命力很旺盛的人,一生病,特别是生了癌症、股骨头坏死这样的西医宣布的绝症,就把对自己身体的控制权交出去了,交给了医生。结果呢,不使自己死得快点,已经是上上大吉了,我到现在还没见到过把身体交给医生的"绝症"患者,有像潘肖珏这样死里逃生的。

中国现在的医院,在利益驱动下,封锁西方医学在药品、保健品方面的最新研究成果(证明非常多的药品、保健品对人体的负面、伤害作用要远大于正面、治疗作用),继续在那里滥用抗生素及其他昂贵的药品,使许多患者的病越治越重,治出许多新的病来。

所以,在今天中国,生了病,把身体完全交给医生,不啻是"盲人骑瞎马,夜半临深池"。潘肖珏是幸运的,幸运在人生最关键的转折点上,没有失去自信,没有放弃理性的选择。

她说,"病了,把身体交给医生,但不完全交给医生。交给医生,因为医生是专业的,听取专业的,节省自己读医学书的时间。但不完全交给医生,这就还需要发挥自己的主观能动性。激发自愈力的决策权在我,而不在医生"。

这些,潘肖珏已经说得细致入微,我也卑之无甚高论,不再赘言。

我想说的是，读她的文章，我想到，中国现在亟需一种新的治疗方法，一种新的医生，就是她文中写到的，在给患者以建议和鼓励后，与病人拥抱一下的医生。

我想，这种治疗可以叫"互动治疗"，或者叫"倾心治疗"，这样的医生可以称之为"身心医师"，或者称之为"健康助理"。其实最确切的我认为是"观音侍者"。

潘肖珏现在日常其实就在做这样的事情，但她的行为是慈善性质的。她个人坚持这样事业直到她尽此形寿，但慈善的、义务的性质，这样的事业就做不大，这样获此利益的人就少，而中国有多少的病人其实第一需要是"身心医师"提供的"健康咨询"。

时代的需要已经到了诞生"互动治疗"的时候了，"身心医师"或"健康助理"，不像传统医院的医生，只是诊断和治疗，而是耐心倾听患者的诉说，与其探讨各种身心的致病原因，向他提供治疗方案的建议，讨论治疗后的各种反应，这会使患者的自信心增强，那么，战胜疾病的概率就会大大提高。

从潘肖珏的陈述中，就可以知道这样的健康助理的作用，而久病成良医的潘肖珏，现在就是一个出色的"身心医师"、"健康助理"、"观音侍者"。

秦　畅：今天我们看到创造"奇迹"的潘老师，原来也和常人一样，在获悉"癌"来时，很快也想到那个字"死"。不过她很坦然。但更多的人想到"死"便惶惶不可终日，癌未大，心先死。虽社会已普遍认同"生命教育"、认识"死"不能回避，但与一位癌症患者有无必要讨论"死亡"？

潘肖珏：当然没有必要。中国的文化是很忌讳在别人生病时讨论"死亡"问题的，有人甚至连探望时送水果都不送"苹果"，避免"病故"的谐音出现。

秦　畅：于医生、于患者家属而言，如何取舍？

潘肖珏：于医生而言，也不应直接对病人说"死亡"的问题。但医生应该对患者家属告知病情与死亡的问题，必要时还要启动医疗程序，发出"病危通知单"。当然，这些都是医学层面上的谈论，而非哲学范畴的。

于患者家属而言,这个问题的取舍,可取决于患者对待疾病的心态。按中国人的习惯,一般对亲人都回避谈及死亡。除非患者本人能很坦然地面对死亡,很从容地安排自己的身后事,并主动谈及有关生命的终极问题时,可给予积极地回应。因为这种回应是对患者生命观的认可,这会让患者感到很满足。

秦　畅:这本书将"病了,把身体交给谁"的思考贯穿始终。显然,刚开始时,即使以公共关系学研究为专业背景,熟谙人际沟通方法的您,仍然是战战兢兢,甚至懵懵懂懂地开始了第一次的选择。回头看去,能否评判一下当时选择的得失?

潘肖珏:这个问题提得好。5年后的今天,评判一下当时的选择,4个字:完全正确!

不发一枪一弹(几乎没有放化疗),对一个患 Her-2 强阳性(腋下淋巴已有转移)的乳腺癌患者能安全地跨入第六个年头,实属不易。因为,此类乳腺癌是被医学界判为患者生存期较短的病种,而且我又是一个集多种基础疾病为一身的人。

我当时的想法:自己可以死于疾病,但决不能死于无知。所以,我向死而生的第一步就是放下所有的事情,研究乳腺癌,研究人为什么会得癌症,尽快找到我发病的原因。

任何一件事情,都有其发生的原因、发展的过程和由其导致的最终结果。癌症也如此。癌症是人体正常细胞加速变异的结果。所以,研究人体正常细胞是在何种环境中加速变异的,这就抓住了癌症发病的原因。病因找到了,我就可在源头上改变自身的内环境。内环境改变了,癌细胞就没有了其生长的土壤,那还会担心其有复发、转移的结果吗?

当时,曾有人提醒我这么做的风险:潘老师,还没等你研究出来,你可能就已经扛不住了。

我回答:"那就能研究多少是多少,我尽力了,也就死而无憾了。"

也有人好心劝说,既然你生命已经到了这份上,还不抓紧吃点、玩点,而去干这种全世界科学家都没能干出大名堂的玩意儿,岂不有点迂?

我不同意这种说法。科学家没能干出大名堂的事,非科学家就不一定干不出大名堂来。我长期从事高校的教学与科研工作,这次,我权当是又接了一个新课题——一个有关生命的课题,也就算是让自己的生命善始善终吧。

秦　畅: 如果读者愿意试着去接受您的理念,该做些怎样的准备?

潘肖珏: 我认为,最重要的准备是心理准备。

面对疾病,如果他的心理状态是极其糟糕的,那么即便是让他吃再好的补品和服用顶级的药物,都是无济于事的。因为,心态是改变一个人免疫功能的最重要的因素。一旦精神趴下,那就回天乏术了!

诚然,当人们突然遭遇大病,心中会有恐慌、有焦虑,甚至还会想到死,这些反应都是正常的。但我们必须尽快自拔,因为这些不良情绪不但解决不了问题,反而雪上加霜。明智的做法是尽快缩短这个心理挣扎期,从不接受到无奈接受,从无奈接受到积极面对,从积极面对到快乐过好每一天,开开心心活在当下!

这方面,我有一些具体的建议,请继续往下阅读。

第二章
又遭遇世界性烦恼

◉ 什么是看病？看病就是病人将自己的病情说
给医生"看"。
所以，看病不能没有充分的沟通。
医患沟通越充分，原本十分的病，不治也会
好一半。
有人说，你怎么遇到的都是好医生？
曰：要想找好医生，首先自己得当个好病人。

◉ 好病人要学会做"功课"。
好病人要学会懂得感恩。
好病人要学会换位思考
好病人要学会不抱怨。
好病人要学会寻找最佳的沟通时机与沟通方法。

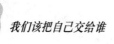

股骨头坏死，降临我

直面选择：换不换"人工关节"？

2008年11月30日，深秋的深夜，睡梦中的我，被一阵很有分量的"痛"击醒！"哪里痛？"——双侧髋关节！

我下意识地打开床边柜上的台灯，转眼瞥见墙上的挂钟：凌晨2点05分。

我的左腿髋关节患有旧疾：2005年4月左腿股骨颈骨折，打了3根钢钉内固定。医嘱：3年内每年拍一次X光片，监视病情；平时尽量减少负重活动。我问医生：有什么办法，能让股骨头不坏死？

医生曰：碰运气！

此后，我搜集了有关该病的许多信息。如据中国主流医学的统计，我国股骨颈骨折打钢钉内固定的保守治疗患者，3年内股骨头坏死发生率达70%以上。又如，股骨头坏死的患者初始症状是髋关节剧痛，夜里尤甚！

思维的逻辑推断告诉我：我可能被列入70%的行列了——股骨头坏死！

这种可怕的信息好似一壶冰水从我头顶的"百会"穴灌下。我马上紧了紧被子，又按了按肩膀上的被头。

此时窗外，深秋的夜风趁机刮得很响。

我一阵哆嗦，一阵痛……

卧室里亮着灯，我躺在床上，两眼朝着天花板。"不！我的股骨头绝不可能坏死！"我在寻找充分的理由。

首先，我严格听从医生的建议：平时双腿或双手都不过分负重；每年拍片监视。特别是2008年5月（股骨头坏死的关键性时间节点——3年）的拍片检查，当时的拍片结论并没有告知股骨头有坏死的迹象，怎么转眼7个月就会迅速下滑至"坏死"的深渊呢？

我固执地认为，任何疾病的发展都是由一个量变到质变的过程。这3年，我的股骨头一直在现代最先进的医学仪器的监控下，它怎么可能出现跳跃式的病变呢？不可能，绝对不可能！想来想去，这条理由成立！

被窝内的我，顿时觉得暖和了许多。

其次，3个月前，上海市疾病控制中心邀我去做体检。结果让我大为惊喜，不仅各项指标正常，而且我的两个骨密度指标从原先的"红灯"区分别上窜到"黄灯"区和"绿灯"区。

一个年近60岁的女性，骨密度不降反升，医学解释当然应该是：骨骼的健康状态是理想的。一个拥有理想的骨骼健康的人，难道她的股骨头会轻易坏死？

答案当然应该是否定的。这第二条理由，也不能说不充分吧。

有点得意的我，感觉身子也热起来了。

还有一条理由就是用膝盖也想得出来：我的股骨颈骨折是左腿，要是坏死的话，那也应该先坏左腿，如果左腿先感到痛，那还说得过去。而那条没有外伤的右腿，是没有理由陪伴左腿一起参加痛的。现在我是双侧髋关节都在痛，根据我头脑中所储存的医学知识判断，结论不应该是坏死而应是骨神经痛。

已经是当奶奶的人了，平时身上有点神经痛，还用得着如此紧张吗？我笑自己，太过敏感了。于是，转身把台灯熄了……

……一阵痛，又痛醒了我！痛的地点不变，还是刚才的髋关节。痛的味道是什么？——我这才想起该认真品品它。

是刺痛？是钻心痛？是放射痛？抑或是隐隐作痛？

我品下来的味道都不是那么回事儿。当下的"痛"是那种很沉重的、很有深度的、闷罐子似的痛。我突然想起这种痛——"钝痛"！

于是，一个毛骨悚然的意识蹦了出来——是乳腺癌骨转移！

我曾从有关资料获悉：骨转移的痛就是钝痛。

我的手心在一层一层地渗冷汗：心跳大约100次/分以上；脖子上的两个"风

池"穴开始往头顶发胀……这些症状不知道是痛出来的,还是吓出来的?

股骨颈骨折和乳腺癌,这两种疾病在我身上确诊的时间相差3个月。这3年半来,我从人生的边缘上加速折返跑,一路保持着较良好的竞技状态。可今天为什么要让我吃"红牌"?我哪儿犯规了?

我盼望:天快点亮,我去找"裁判"理论!

上海岳阳医院骨科门诊室。

"是双侧股骨头坏死,不是骨转移!"骨科赵庆医生看完我刚拍的片子,肯定地说。

赵医生40多岁,虽然是一位中西医结合的伤骨科医生,但西医最高级的PET/CT片子,他都会读,而且准确率甚高。所以,我不会怀疑他的诊断。

"那为什么右腿也会坏死呢?"我不明白地问。

"这是因为机体的代偿失常所引起的。"

代偿失常是一种医学术语,我一下子还听不太明白。但我心里琢磨着:好比是一种"镜面效应"吧。

"赵医生,您认为我现在该怎么办?"

"先把三根钉子拔掉,改善一下血供,阻止它进一步恶化。但需要卧床一段时间。下地走路时必须拄双拐。"

我带着赵医生"先保守以观后效"的建议,回家。

去医院的时候,我还是走着去的,可回来的时候,我是怎么也迈不开腿了。双腿像是灌了铅似的,沉得提不起来,这是髋关节痛引起的吗?

不知道。

打的,回到家。

家,空空的。空空的家,正好让我静静地想……

股骨头坏死或乳腺癌骨转移,这任何一种诊断结果,对我来说都是一种灾难。但相比较而言,后者的灾难性更深重。

从这意义上说,我应该理性地感到,自己还是不幸中的大幸!但我这些年为什么总是"不幸"?而且这种不幸都是灾难性的!

我在问苍天。

在我的生命史里，难免也会做错一些事，但绝不会做亏心的坏事。"性一定要善"，这是我做人的基本准则。

地球人都知道：善有善报，恶有恶报。

那为什么现在不恶者也会屡遭厄运？难道善恶论要颠覆？

"咦，我不是已经过了56岁了，怎么还会有灾难？"之所以突然想起自己的年龄界限，是源于12年前的一段往事。

记得那年是1996年，我带了一批专家到浙江台州为企业策划战略发展规划。途中，首次加盟的上海立信会计学院的李教授，朝我看了许久，然后执意要为我说说面相。

每每遇到此类事，我都是婉拒的。因为在我的知识体系中，我很难读懂这些逻辑。所以，我也很难让自己接受还没有搞明白的事。

"潘老师，你不要怕，我是研究星相学的，不是算命的。"李教授的语气有点重。他是我请来的专家，我这个当总策划的，必须与这些专家和谐相处呀。

无奈，我应允他对我读"面相"。

"你们看，潘老师的面孔，啥地方长得最好？"李教授话语刚落，唰，子弹头面包车内除司机外所有的人都争着在审视我的脸。

我被看得一脸的尴尬，心里犯嘀咕：李教授你也真是，为何要发动群众，当面给我评头评脸？而且是八九个男人同时聚焦一张女人的脸，而此时这个女人还是这帮男人的领导呀。有你这样给人相面的吗？我后悔刚才拒绝他的立场不坚定。

"潘老师的眼睛长得最好，双眼皮，大眼睛，笑起来更灿烂。"上海大学的张教授操着纯正的普通话抢先夸我。

众人一阵附和。

"错！"李教授发出权威声音，"潘老师的脸，长得最好的地方是她两个腮帮子。"

瞎说什么，我知道，女人的脸最忌讳的就是脸庞有方方的腮帮子。要不然，怎么会说，女人是鹅蛋脸最漂亮呢？

"你们肯定要问为什么吧"，李教授得意地往下说，"这两个方方的腮帮子，把潘老师的晚年撑起来了，潘老师晚年很好。"

原来如此。众人理解的、不理解的都无语。

"能具体告诉我，晚年的起始岁数吗？"没有人知道我为什么要这样问。

"56岁以后。"李教授说得如此干脆，如此精确，倒让我真的信服了。因为早在5年前，一位研究易经的专家，也曾经主动对我的生辰八字做过解读，其中也说我56岁以后会过得很好。

今天，居然殊途同归，真让我不信也得信。但这些心理活动，我没有丝毫外露过。

"潘老师的鼻子长得不好，鼻子是管中年的，所以你中年很苦。"李教授用的是先甜后苦的解读法。

我边听边在忆我的中年：40岁时，以患心脏病的代价走出被自己的学生搅乱的第一段婚姻；眼下46岁的我，又在"城内"都不堪言。

这中年，苦啊！

"潘老师，你的事业一直很顺，干一件成一件。所以，你的运比你的命好。"李教授没有交代我"运比命好"的面相依据。当然，我也没有追问。

从此，我牢牢记住：56岁以后我有艳阳天！

哪怕是55岁时遭遇乳腺癌，我也没有动摇对自己"56岁以后"的憧憬。

可如今，我58岁了，为什么我头顶上的天，还是云雾重重？我开始对专家们的"56岁以后"的预测，表示怀疑了。

好了，还是面对现实吧！

当下，我该怎么办？

求医呗！

病了，把身体交给医生，但又不全交给医生。

求医前，我必须先做好功课。让自己具备与医生对话的知识和选择治疗方案的能力。

快速上网。

搜索股骨头坏死的中西医各种治疗手段，包括民间流传的，并将其下载，装订成册。这些资料对我来说是不可多得的，它让我思考，"他山之石"能否为我所用？

看专业书。

在网上，订购有关股骨头坏死的专题医学书籍，这对我也是多多益善。治疗股骨头坏死是个世界性难题，人称股骨头坏死是"不死的癌症"，可见其治疗的难度。

对我来说，学习专业书，是为了让自己搞清股骨头坏死的发病机理，而不至于陷入糊里糊涂的治疗。

海选专家。

通过各种渠道，或上网，或人际沟通，搜集上海著名的治疗股骨头坏死的医学专家名单，尽可能地了解他们的业绩，然后确认其中最有拜访价值的3位。

在"专家"和"总经理"呈现名片化价值的当下，我对医学专家还是颇有点肃然起敬的。毕竟"医生"是个神圣的职业，专业程度也甚高，不是那么轻易可印在名片上显赫自己的，医生要承担的是他人健康生命的代价。

病情的发展不等人！

我的腿越来越痛，但我依旧痛并"跑步"学习着！

家里人很不理解，你已经痛成这样了，不去医院看病，却在家看书，你脑子进水啦？

但我心里明白，这点功夫是不能不下的。不学不"知彼"，"知彼"才能更好"知己"。这绝对比"乱投医"强！

学习让我明白，股骨头坏死的治疗总体分为两类。

一类是"零件置换法"，通过手术将你坏死的股骨头换下，装上人工股骨头。此种方法，简单快捷，两周后即可下床活动。但价格高，而且换上的零件也有适应的或不适应的，一般有效期为10~15年，视活动量的多少而定。这种方法是西医比较推崇的，理由是对这种不可逆的疾病，采用"革命性"的手段，毋庸置疑。

　　另一类是保守疗法，保留原有的股骨头，通过各种手段，活血化瘀，建立新的侧支循环，改善股骨头的缺血状况，以此逐渐使其恢复一些活动功能，提高生活质量。此种方法，治疗疗程很长，一年、两年，甚至更长。而且疗效不确定，也要因人而异。但治疗期间对人体的伤害较小。这种疗法是中医的擅长，特别是针灸和推拿。

　　我踏上了寻访专家的路。

　　"你患的是双侧股骨头坏死，最好的办法是趁早将两侧的髋关节置换成人工关节。"这是我分别拜访的两位西医骨科专家的一致意见。

　　"费用多少？"

　　"每个关节大约6万，共12万。"

　　他们都强调两个字"趁早"。因为越拖到晚期，自身骨骼的质量越差，置换的预后也越差。

　　"医生，不好意思，请教一下，我能用中医的针灸推拿做保守治疗吗？"这个"请教"，我是有备而来的。

　　两位西医骨科专家对我提的这个问题，分别都是同一个表情：笑笑，不予回答。

　　这第三位专家是我在网上搜索的，据介绍，70多岁，是中国专门研究股骨头坏死保守疗法的。我对他充满了期待。他现在是上海一家民营医院的顾问，每周看半天门诊。

　　我在网上预约了他的门诊。

　　"你还有其他片子吗？"他看完我近期的片子，没有表态，想看我5月份的片子。看完后，他摇摇头，对我说：

　　"其实你5月份的片子中已经显示股骨头早期坏死了。"老专家语出惊人，我"啊"了一声，惊得缺氧！

　　"医生没有告诉你？"

　　"没有呀。"

　　老专家再次摇摇头。

股骨头坏死的一二期，也就是早期，患者一般是没有主观症状的，但X线和磁共振都可清晰诊断。这些知识，我已经学习过了，自然也免去再询问了。

"那我现在属第几期？"这是我所要问的。

"四期。再发展就到致残期了。"

"那我能用您提倡的那种保守治疗方法吗？"

"可以。"

但当我告知他，我还身兼3年半的乳腺癌患者时，老专家却犹豫了。

就在此时，旁边有两位操着外地口音的白大褂赶紧跑到我面前，对我说，交500元押金吧，登记病房，3天内入院。如3天内不入院，押金不退。

这就是我看到的民营医院。我选择了离开。

离开后的我，直面选择的是：我究竟换不换"人工关节"。就像当年哈姆雷特"生存还是毁灭"一样，成为我当时的命题。

病情任着性子在发展，痛得我脸色蜡黄，人又紧了一圈！

但灾难后面是人性的力量，我的好朋友们纷纷为我四处奔波，这着实让我痛得不寂寞、不寒冷。

芬华放下手头的事，专程为我请来了沪上魏氏伤科的老专家胡瑞敏教授；

老孟放弃休息，去浦东接石氏伤科的弟子小周医生，上门为我望闻问切；

汪泓尽管日理万机，但却不忘每天电话询问并安排我的生活；

黄平请上海第六人民医院针推伤中心主任吴耀持教授为我提出保守治疗的方案；

林姐不顾自己的身体，一大早来到医院，执意要陪我做检查；

琼妹远从金山赶到市区，为我送来珍贵的燕窝；

淑云命令其丈夫从哈尔滨速递新鲜鹿茸，股骨头坏死急需补肾阳；

钱莉送上自己舍不得吃的贵重补品，她说你比我更需要；

徐佳以自己的专业医学知识，在帮我思考针灸治疗的方案；

我早年的学生程业贵得知我的病情后，马上给我送来了进口的轮椅；

还有宗南、立平、于文、思瑛、秦畅、张培、红平、家华、日新、汪梦、吕霜、玲玲、阿车、徐敏、从艳……

灾难，给我带来了痛和苦，带来了泪和汗，

灾难，也让我体味了人性的温暖和美好。

我从来不认为：

我的家只有我一个人，

尽管我就是一个人在生活。

我的世界值得期盼，值得憧憬！

这就是我命运的锦绣意义。

如果发生一个"如果"

我无奈地又坐上了轮椅，这是我没有选择的选择。

我决定选择走中医治疗的路，这是我有选择的选择。

我将要为自己的这一选择，承担有可能发生的后果。而揭晓这些有可能发生的后果，就像揭晓电影奥斯卡奖一样，金奖是放在最后的：

可能我从此就成了桑兰、成了张海迪、成了霍金，我愿意吗？

愿意。

因为我头脑还好使！

可能我从此就成了三条腿，我愿意吗？

愿意。

因为能走路总比坐轮椅方便！

可能我从此跛脚，成了跷脚女人，我愿意吗？

愿意。

因为"跛脚"总比拄拐杖显年轻！

后果揭晓，"从此跛脚"，这就是可能遇到的最好的后果。股骨头坏死所形成的股骨头塌陷，理论上塌陷多少，腿就短了多少。于是，跛脚就诞生了。

我终于收住了脚步，坐在了轮椅上。或许人在不得不停下的时候，是回首往事的最佳时刻。我开始返程思考，于是，若干个"如果"在脑海里进行"假设"求证——

我的第一个"如果"群。

今天我才知道：股骨颈骨折如果能在确诊后的4小时内进行内固定手术，预后相当好；而如果超过72小时再进行内固定手术，术后股骨头坏死的可能性就上升到70%。

理由其实很简单：股骨颈骨折后，股骨颈处破损的血管越早修复，日后股骨头缺血性坏死的可能性就越小。好比你不小心断了一截手指，越早让断指接上，断指复活的可能性就越大。

如此简单的道理，使国外许多医院的骨科医疗制度得以改写：对待股骨颈骨折就像对待心肌梗死一样，实行快速的"绿色通道"进行手术。所以，他们的股骨颈骨折患者，不管是置换人工关节，还是打钢钉内固定，预后都很乐观。

如此简单的道理，为何没有撼动我国的骨科医疗制度？

我们对待股骨颈骨折是作慢性病处理的，从确诊到手术，一般在3~5天之间，以至于让我国股骨颈骨折的保守治疗患者，股骨头坏死发生率为70%以上。

这种对患者的医源性伤害，我们的医务界居然熟视无睹？居然心安理得？

天哪，我的白衣天使！我们病人是希望在治病的同时，不再致病啊！

我是2005年4月7日挂急诊，拍片确诊为"股骨颈骨折"的，4月12日才动了手术。期间隔了5天，即125个小时后才实施手术的。

这就是导致我今天股骨头坏死的基础性元凶。

当然，制度是可以被人灵活运用的。

如果我是一个人物，抑或是哪个级别的官儿，抑或是众人皆知的名人，很可能我就在4小时内手术了；

如果我是那位医生的亲人，也可能会在最短的时间内手术了；

如果我"搞定"了那位具有我手术发言权的医生，也许不会让我等到第5天才上手术台吧……

如果发生一个"如果"，我可能就逃过一劫。

我的第二个"如果"群。

2006年10月26日，好朋友小霞在松江买了别墅，我们前去祝贺她乔迁。郁郁葱葱的小区，亭亭玉立的小白楼，清脆悦耳的鸟声，田园式的前后院，欧式休闲的客厅，粉色女人的卧室，令人食指大动的厨房，连空气都是广西巴马的负离子水平……让我足足地分享了她的小康！

本打算中午在饭店用完餐就返程的，大概是留恋她的别墅吧，我们改变了原先的主意，又返回了她的客厅。闲聊了3个小时，在我上洗手间准备回家时，"不幸"又发生了！

在她家洗手间门口、光洁得能够照出脸庞的打蜡地板上，我重重地摔了一跤，"啪！"一响声，左脚踝撞在洗手间的门框上，我疼得直流泪。

驱车疾驰医院急诊。

拍片诊断：左脚踝骨折！原左腿的股骨颈骨折处无恙。

回到家，看着自己的患肢，我不得不深刻反省：

如果我严格按照原计划行动，午饭后不再返回她的别墅，那就不会发生眼前的一切；

如果我们硬坚持上海人的习惯，客人进屋应该换上拖鞋，也可能不会摔倒；

如果我上洗手间的步履能更淑女一些，也可能就平安无事……

如果发生一个"如果"，我可能就不会存在股骨头坏死的隐性因素。因为有些股骨头坏死的患者都曾经有摔跤史。

我的第三个"如果"群。

2008年5月5日，我去医院拍片做全身检查。3年了，今天的检查是检验我"革命"是否取得阶段性成功的分水岭。

报告出来了，两件大事：肿瘤和股骨头都是安全的。乌拉！

而那些小毛小病，诸如肩周炎、慢性结肠炎、囊肿等，对一个快步入老年的人来说，不值得大惊小怪！

人说遇到事情，不怕一万，只怕万一。

我们害怕的那个"万一"，终于走向了我！

片子中显示"股骨头早期坏死"的迹象，在我的读片医生的眼皮底下居然溜走了。7个月后的今天，让我坐上了轮椅。

轮椅上的我，应该检讨：

如果我当时能再追问一下医生："我的股骨头也没问题吗？"以此诱导医生再次审视一下片子，或许那个"迹象"就逮住了；

如果我择时请别的医生再读读我的片子，也许真相又露脸了。那我只要用高压氧舱治疗1个月，就能阻止股骨头坏死的脚步，我也早就痊愈了。

看来，"革命"尚未成功，我必须每一步都格外地、格外地努力啊！

如果发生一个"如果"，那么导致我股骨头坏死的医源性因素就会下降三分之一。

我的第四个"如果"群。

我心脏有病，已有近20年的历史，这个"护卫之官"一直没有当好。从刚开始的窦性心动过速，而后经常胸闷，再后来心电图显示ST段改变、压低，T波倒置，以致酿成慢性心肌缺血症。

患了乳腺癌后，大量的清热解毒的抗癌中药，让我的脾胃走向虚寒，从原来的便秘体质变成了大便经常性稀薄，最终成了慢性结肠炎症。

如果我的心脏是棒棒的，那么我全身血管内的血量就是充足的，当然，通向我股骨头血管的血供也同样不会缺斤少两；

如果我的脾胃功能很强，那么我吃下去的东西，就会得到充分的运化，我的股骨头也就不会因得不到良好的营养滋润而缺血缺氧。

如果发生一个"如果"，那么导致我股骨头坏死的内源性因素也不复存在。

好了，不应该再去思索那些对我来说已毫无现实意义、却令自己产生懊恼的"如果"了。求证这些"如果"，会让我产生许多"后悔"，而世上又独独没有"后悔药"，最后的结果反倒坏了自己的心情。

好心情就是免疫力！而好心情是需要做减法的。

埋葬旧事，烦恼归零，调整心情，赶紧踏上我的中医治疗之路吧！

谁愿意为我治疗？

朋友小徐，向我隆重推荐她的亲戚，一位70多岁的老针灸医生。他的特长是"打针不留针"，一针扎下，随即你会感到一股热流通向脚底，此时其实"针"已离开你的身体。一般脊柱性的疾病，经老先生几次治疗，顽疾均可消除。

老先生虽已退休，但慕名前去他家治疗者络绎不绝，可谓"良医之门多病人"。老先生医德高尚，对腿脚不便的患者，尽管自己已是耄耋之人，却还愿意出诊。严格地说是"义务出诊"，因为他市区出诊费仅收100元，那就只够来回的出租车费了。

小徐说，潘老师你已坐轮椅，不方便外出，我让他出诊吧！

人到感激之极是会哑口无言的。

出诊前，我与老先生通了一次电话。

"我患的是双侧股骨头坏死，已经不能下地走路了。"

"多少时间了？"

"刚刚确诊，片子显示第四期。"

"你多少年龄？"

"58岁半。"我突然想起，还应该告诉医生我的全身情况："医生，我还是个乳腺癌患者。"

"你的病我治不了。就这样吧，我有病人来了。"电话中，我确实听见了他家的门铃声。

我手里拿着"嘟，嘟，嘟……"声的电话听筒，心口感到一股突如其来的堵。挂上电话，眼前呈现的是一只彩色气球，被利器戳了一下，"啪"的一声爆了！破碎的气球皮，毫无目的地在半空中飘来飘去……

第二天，小徐来电，实话实说老先生不愿意接诊的原因："一是因为你的病不在肌肉，不在神经，而在骨髓，针灸治不了。"

窃想，很早以前的"扁鹊见蔡桓公"如今有了现代版。

"第二是因为你同时患有癌症，不确定因素太多，他考虑还是不接诊的好。"

说真话，老先生的这点顾虑，确实是可以理解的。不要让自己的一世英名，毁在一个原本可以完全不碰的病例上。

老针灸医生和我的故事，结束了。

我心中燃烧的希望之火，被"水"溅着了，火苗暗了下来，但没有熄灭。

我明白了：我的中医治疗之路，不是一条闲庭信步之路，也不是一条起点和终点都很分明的跑道，这是一条什么路？我一时说不上来。

希望又来了！

有朋友向我力荐一位60岁的推拿医生。几年前，这位推拿医生用手法和内服药治好了他公司老板股骨头坏死的毛病。现在那位老总虽然腿有点跛，但免去了置换人工关节这一劫，零件总是原配的好。

朋友帮我约了那位推拿医生，说好第二天下午到我家为我治疗。

我提前1个小时把空调和取暖器打开，把卧室的床调整到适合按摩的状态，并准备好推拿医生的点心和事先谈妥的酬金，还一再嘱咐我朋友安排好医生的接送……这一切都沾着我的期盼、我的希望。这一切也沾着我的感激——对那位推拿医生和对我的那位朋友。

"潘老师，不好意思，推拿医生临时有事，来不了了，改期吧！"朋友在预定时间前15分钟给了我电话。

计划赶不上变化，临时有更重要的事而改变原先的计划，这种情况，我们都遇到过。所以，我很平静地接受这一爽约。

在以后的几天中，我和推拿医生约了3次，终于一次都没成行。

期间，曾送过我股骨头的片子给他看，也和他通了一次电话。电话中，他声音很和蔼。为了增加他为我治病的兴趣，我将自己的心作《女人可以不得病——我的康复之路》也快递给他。但还是没有如愿。

两次被医生拒绝，我的心绪被摔到了"跌停板"上。我张大嘴巴，望着快熄灭的希望之火……

那位推拿医生不愿给我治疗的最终原因,我至今不明白。抑或他和老针灸医生一样的原因,还是另有隐情?我真的不知道。而让我知道的是:不再找名医了,因为名医们很忙!

"为什么你老喜欢经私人介绍的医生,而不去医院找医生?"家人不解地责问我。对于批评我是犯了低级错误的责问,我不予反驳的理由:你们根本不了解"行情"。

市面上对"股骨头坏死"这一疾病的保守疗法,唱主角的是民营医院。而民营医院的那些看不懂的"长袖善舞",实在让我放不下心。

我们的主流医院对"股骨头坏死"这一疾病,除置换人工关节以外的其他疗法,他们的热情始终不高。所以,我就热衷于找"口碑医生"了。

当然,家人的责问,提醒我聚焦很熟悉的一家三甲医院——上海中医药大学附属岳阳中西医结合医院。这家医院门口挂了好几块铜牌,其中令我关注的是上海市针灸经络研究所和上海市中医药研究院推拿研究所,都隶属于该院。看来,针灸和推拿是岳阳医院的品牌。

这真是"众里寻他千百度,蓦然回首",那院却在我附近!

我打听到一个好消息:岳阳医院推拿科副主任孙武权医生曾经用手法治愈了一位股骨头坏死的患者。我立即用现代最先进最快速的沟通方法——短信,向"60后"的孙医生求救!

孙医生用短信反馈我:

"单纯性的股骨头坏死或骨折后遗症,手法有一定的效果。肿瘤未转移到推拿部位,手法也可以做。这类病只有个案,经验不多。"

坦诚、谦虚的孙医生接受我了!

人可以承受灾难,但人不能承受没有希望的日子。

我激动地望着又冉冉升起的希望之火……

我的希望之火,还真是旺起来了!

我又搜索到一条重要信息:该院针灸科的韩建中副主任医生针法很绝!

当我一听到"韩建中"的名字,心就一热:他与我在合肥工业大学当教师的

弟弟同名;

　　第一眼见到韩医生,他那双炯炯有神的大眼睛又让我想到我弟弟;

　　与韩医生一聊,才知道他还与我弟弟同龄。

　　这"三同",是巧合,是缘分,抑或兼而有之。

　　韩医生听我述说病情后,没有拒绝我,也没有给我更多的信息,只是对我说:
"先止痛吧。"

　　2008年12月15日,我从此踏上了针灸推拿的中医治疗之路。

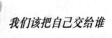

踏上治疗的"长征"路

终于迎来"第一推动力"

当我踏上了世界性难治病的治疗之路，才明白此路虽不是畏途，却的的确确是险途，一路上布满了荆棘。

2009年清明后的第三天，即4月8日。

我双腿和腰都持续性极度酸痛，髋关节更甚，小腿部和脚背胀痛，时而感到腿重，时而感到腿软。而且心脏老毛病也参加了进来，心悸、心慌伴头痛。一系列的身体不适，让我整夜失眠，面色蜡黄蜡黄的——一张标准的病人脸。

如此强烈的反应，居然连续肆虐了5天，还看不到一点点收敛的迹象。对此，我的神经不可能不紧张，脑子里蹦出一连串的"可能"：

可能是乳腺癌骨转移？这根神经是一有"情况"就会跳出来的，因为我是一个带着"桂冠"的人。但凭我现有的医学知识判断，此种可能性似乎不大。

可能是股骨头坏死的病情恶化？目前正值治疗的关键性阶段——3个月。难道我保守治疗失败了，病情拐头向下了？似乎觉着这种可能性很大。

也可能是哪种治疗手段不合适？如果真是这样的话，当然解决起来最容易，做"减法"就是了。

......

消除紧张最好的办法是——排除这些"可能"。

我马上去医院做了一些血指标检查：肿瘤标志物全部正常，碱性磷酸酶也正常，这就基本排除了乳腺癌骨转移的可能。

我用肖正权《谈股骨头坏死》中的重力试验法测试：正站立位，双脚分开，距离50厘米,站立10分钟,观察股骨头部位是否有疼痛症状。我多次试验,并延长站立的时间,结论是否定的。那也就可以排除病情恶化的可能。

我又罗列了正在进行的6种治疗手段:针法、灸法、手法、功法、食疗法和中药内服法,实在没有理由说是哪种手段会导致如此加剧疼痛的可能。

我自己找不到答案,于是,我就启动了求医程序。

我用我的方式"会诊"——电话咨询有关医生:

(1)中医彭坚医生认为:季节更替与体内寒湿所致,在内服药里增强驱寒湿的中药。

(2)推拿科孙武权医生认为:根据他的临床经验,此情况可能是季节因素所致,随访。

(3)推拿治疗刘玉超医生认为:凭他的触诊体会,体内寒湿所致不明显,但关节灵活度确实不如先前,观察。

(4)悬灸莫苏金老师认为:这是多种治疗手段所产生的累积效应,即作用到深部,涉及"瘀阻"的反应。建议:增加悬灸频率,把深部的东西挖出来。

(5)悬灸曹银燕医生认为:同意莫老师的分析,但不同意增加悬灸频率,而建议减少治疗的频率。理由是你的体质弱,气血消化不了这么多的治疗信息,太耗气。应该悠着点,欲速不达。

(6)针灸韩建中医生认为:正邪相争在节气表现更为明显,治疗以针刺手法+温针灸,加强经络温通。

(7)髋关节专科李勃医生建议:增加牵引治疗,另外拍X片检查。

7位医生的"会诊"意见给了我一个重要的信息:不是病情恶化!于是,我给自己梳理了以下思路:

(1)坚持吃彭坚医生的中药;

(2)每周减少一次悬灸,每天减少一次"远红外"足底理疗;

(3)针灸推拿照旧;

(4)少说话,养心气,练洗髓经,增加床上运动,减少行走,多休息;

(5)观察1周。

2009年4月13日上午10点，我突然感到心跳加快，头脑发热，双腿的髋关节内放出一股强烈的冷气，很冷很冷，好像有一只超大型的鼓风机，对着我的腿猛吹。感觉自己腰部以下身体是"冰"的，上身是"火"的，整个人好似阴阳两极。我马上仰面躺在床上，深呼吸，深呼吸……

此时，躺在床上的我，望着天花板，嘴里喃喃自语：身体的这些奇怪现象，是祸？是福？我一阵紧张。

大约5分钟后，双腿髋关节的冷气开始往下排，排到膝盖处，"冷气"驻扎了大约3分钟后又往小腿排，随后慢慢排到脚背，缓缓排出脚底；

我手心有点黏黏的汗；

心脏和头脑又开始恢复到正常状态；

整个人好似刚跑完马拉松，全身软瘫，累啊……

这个奇怪的过程大约持续了近40分钟。

我想下床，拄拐杖开步走时，感到髋关节处好像有点针刺感，而这种针刺样的感觉，却让我异常地舒服，走路时的双脚，感觉比先前有力了，而且还多了一份久违的轻松。

看来，是"福"！

产生这一"福"的机理是什么？我不知道。

我把上午发生的事，一一告诉了我的医生们。大多数医生像听故事一样，因为他们在临床上从来没有碰到过，所以也没点评什么。但孙武权医生的话，却证实这一现象是福音！

"潘老师，这是好兆头，可能是一种排病气的现象。我最近两年接触的一位民间推拿医生（还不能说是医生，并无执照），给人看病就是通过拍打或隔空施用手法，引导冷气或热气排出。一般严重的病气是灼热的，重病是冷的，随着病情变化，气的温度会上升。如果与体温一致或无气出来的感觉，说明病好了。你放心吧，好事！"

"排病气"3个字让我开始寻找出现这一现象的"合理性"。

我们可以想象：房屋的水路管内一旦被垃圾堵住，那下水管就不通畅了。但如果是遇到特大的大暴雨,那垃圾就会被巨大的冲击力顺势冲下,下水管瞬间就通畅了。

股骨头坏死的患者,其股骨头的经络是闭塞的,所以"下水管"自然是堵的。

我的一位陈姓朋友,说我比喻不当。下水管有"经"无络,是无生命的。他说曾在广东见过一片香蕉田,因为主水渠堵塞,香蕉田日渐枯萎。后来及时将那个水渠疏通,放水灌溉,香蕉田又重现生机。

我觉着老陈说的是从另一个角度,佐证我的这种"排病气"现象的合理性。

我梳理"合理性"的思路是:经过3个多月高强度密集型的6种手段的综合治疗,体内正孕育着一场巨大的"暴风雨"。这巨大的"暴风雨"也就是我体内积聚的那股正气。

这可贵的"正气",就是打开我股骨头经络的"第一推动力"。而"第一推动力"不是一蹴而就的,它需要一个漫长的量的累积过程。特别是借助天时——"清明"节气推动了一把。我记得刘玉超医生说,春季阳气回升,但较弱。而且春寒料峭,忽冷忽热,然至清明,天清地明,阳气较盛且稳定。你的"第一推动力"就爆发了。

4月8日到4月13日,在"第一推动力"即将爆发之际,会时不时地刺激闭塞的经络,于是人体就天经地义的"不通则痛"了。

直到第六天,巨大的"暴风雨"终于来了,垃圾被顺势冲破了一个决口,病气就此开始被排出体外,闭塞的经络得以慢慢地舒展。此时,一场正气压倒邪气的转折开始了……

这样的"转折",当然是我和我的医生们都期盼的呀!

清明后身体的那场"转折",是我治疗征途上的一场阶段性但具有决定意义的战役,它预示着我的治疗方向是正确的。但"路漫漫其修远兮","长征"尚未成功啊,世界性的难治病不会是如此简单的。

以后的日子,也有过几次类似的小体验,但总感觉"暴风雨"不大。

原来这是可遇不可求的。

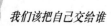

感慨：思路决定出路

现在想来，我当初拒绝西医"置换人工髋关节"的医嘱，而执意走中医综合治疗股骨头坏死的思路是正确的。记得有一句话，叫"思路决定出路"，而我这一思路的确立，是源于我脑库中的一条信息。

2008年12月初的一天晚上，好友汪泓和黄平得知我又遭遇股骨头坏死，双双来我家送慰问。

令她俩觉得我有点反常的，是我招呼她们坐下后的所有行为：

我立马拿出一张纸和一支笔，我脸上的神态居然写着"兴奋"，我说话的音高起码提高了三度，我少了朋友见面时必要的寒暄，却心无旁骛地在纸上迅速边画边说：

"你们看，如果一个冠心病人，每年有两到三次心肌缺血症状的发作，当然不

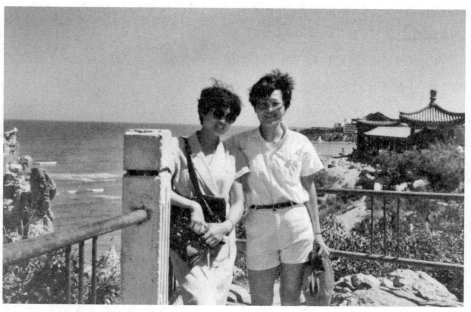

1988年我和汪泓在北戴河合影

能是心肌梗死，10年后，他的冠心病虽然存在，但不会致命。因为他心脏周围的毛细血管网络建好了，医学术语叫建立了'侧支循环'，心脏的供血也就可以解决了。"

我停下，瞄了她俩一眼，她们的眼神告诉我，"你今天怎么啦，跟我们上心脏病的课？"

"昨晚突然想起在医学杂志上看到的这种说法，因为我常年心脏不好，对有关心脏方面的医学消息格外关注。今天，在直面股骨头坏死治疗方案的选择时，从我的脑库中调出这一信息，突然发现，它可以移植到我此时的治疗思路上来。"

我这才想起，忘了招呼保姆为两位朋友倒茶了，我就是如此激动型的人。

然后，我继续说：

"我的股骨头是缺血性坏死，因血供差引起的。一位医生告诉我，股骨头坏死的早期（即一二期）坏死速度相当缓慢，一年之内患者可以无任何症状。像我这种进入中晚期的之所以难治，就是因为其股骨头坏死的速度进入了直线上升期。"

"我从医学书上得知，治疗的第一个单位时间就是前3个月。所以，只要身体吃得消，我就要穷尽所有的保守治疗手段，让这'第一推动力'在3个月内形成，并使其力度和速度都能与坏死的力度和速度抗衡，那我就必赢无疑了。"

"当然，最好的甚至是唯一的办法就是综合运用中医的针、灸、推拿等手段，迅速通经活络，打开血供的管道。"

我一口气说完一大堆话，停下手中的笔，开始观察她俩的反应。

黄平是医生，对我的那番话，报以职业的"微笑"，寓意"不否定也不肯定"。因为她深知我这个病的难治程度，并不是我想象的这么简单、这么轻松，况且整个治疗过程还会遇到许多的"不确定"。

而汪泓是大学校长，以理性思维见长，我刚才的一番逻辑推理，她"点头"表示赞同。所以，我又得意地 go on 啦。继续着我的音高：

"我想建议医院成立一个我的医疗小组，骨科、推拿科、针灸科、康复科各派一名医生，再加我，5个人一起开个会，制订一个整体治疗方案，我们一定会成功。"我越谈越眉飞色舞,尽管此时髋关节正在阵阵地痛、阵阵地痛……但在这个瞬间,我的精神强烈地主宰着我的肉体!

后来的事实,证明我当时的"眉飞色舞"确实太理想化,太想当然了!

事后反思,我未免有点"自说自话":凭什么医院要为"我"成立一个医疗小组? 太拿自己当回事了吧!

30年前,我当过校长,那种居高临下的职业遗风,每每还会透出来,经常犯"越位"的错误。想到这些,自己感到汗颜。

觉悟后的我,把精力放在与每一位为我治疗的医生的沟通上,而"医疗小组"的组织架构对我来说不重要了。

要找好医生,先当好病人

虽然"思路决定出路",但不等于这一"出路"就那么地轻而易得。

我的治疗之途,真可谓是荆棘多多,麻烦不断,我一路都在"上下求索"。

比如我遇到季节转换时,人体的小环境总适应不了大环境的变化,人会感到诸多莫名的不适,甚至难受,有时还会有扛不过去的感觉。

于是,我想把身体系统中的这些信息一并反馈给医生。但如果是在就诊时间沟通,其氛围实在难以一下子说得清楚。

求助互联网!

为此,我写了一篇思考,发至我的治疗医生的邮箱:

我 的 思 考

——请教我的治疗医生

7个多月的股骨头坏死治疗,我留下了许多思考,其中如何事先减少"节气"对身体的反应,是我颇为难解的课题。故特整理成文字,以求教诸位医生。

面对24个节气,不要说"二分二至"(春分、秋分、夏至、冬至)的大节气,就是"谷雨"、"小暑"的小节气,我也难逃身体的种种强烈反应。真是被动得无奈啊!

理论上很清楚：天人合一。

但当身体的反应超出自己的承受能力之时，我必须认真地思考，如何防患于未然，"人"如何来合这个"天"，而不至于每每地被动挨打！

我的基础疾病很多，比如家族性高血压、心脏病、血管性头痛、慢性结肠炎、慢性萎缩性胃炎。

自从2005年得了乳腺癌，这些基础病控制得最好的是高血压。我现在每天早上只服半片"科素亚"的维持量，一般血压都不会超过80/120 mmHg。内科医生说，服半片"科素亚"，实际上是安慰剂。言下之意，你可以不服了。

心脏病是我近20年的顽疾。得了乳腺癌后，我各方面加强了保养，总的来说，病情有所控制，心脏病的药也大大减量，复发的频率在减少。但每到进入黄梅天，还是要发病。2007年6月发得最甚。从此，我每天加服4克"三七"粉和6粒"麝香保心丸"，病情好转很快。

今年，我将这一情况早早告诉针灸韩医生。韩医生在黄梅天到来之前，就在我左手的郄上穴扎针，让我基本安全渡过了黄梅天，而没有加服心脏病的药。

血管性头痛与心脏病的患病历史差不多，原来一到春秋季就要发作。此病基本是不用药的。发病时用"频谱仪"进行理疗，每天两次，每次30分钟以上，一般坚持理疗1周可缓解。今年春季没有发病，我估计，是韩医生在我"风池"等穴位的扎针和刘医生的头部推拿，进而疏通气血的效果。

慢性结肠炎是得乳腺癌后才缠上身的疾病。临床表现腹部隐痛、大便溏薄、食欲减退、面色黄。加上当时服用的抗乳腺癌的中药内有大量清热解毒的药，使病情反反复复，成了顽疾。自从今年3月起，韩医生在我腹部使用了温针灸，再加上服用了彭坚医生的"阳和汤"中药，以及刘医生在我腹部的驱寒手法，三管齐下，我的这一顽症基本消除。现在大便基本成形，元气固守，体重增加2千克。

慢性萎缩性胃炎，是1996年得的病。此病我通过自己琢磨的饮食疗法，控制得比较成功。这几年，PET/CT检查均没有显示胃部有问题。自从生服果蔬泥后，胃部的不适一直伴随我。于是，我被迫调整饮食，但胃部还是"寒"（舌苔白腻、暗），饥饿感弱。以"节气"来临前后更甚。

比如，今年6月16日至6月25日，就是"夏至"节气前5天后5天。我的全身状态是：人会莫名的"软"，心脏跳得忽快忽慢，头重伴痛，胃饱胀，舌苔白腻、发暗，食欲减退，有时手心热。

当时，彭医生正好在上海，医嘱：口服"藿香正气丸"，每日2次，每次3粒。3天后，症状基本消失，我停服了"藿香正气丸"。可是，过了两天，症状又来了。彭医生开了"三仁汤"。

我遵嘱，服了5剂药，人才慢慢恢复正常。

7月14日，我中午吃了一杯猕猴桃紫甘蓝泥，下午就感觉胃动力没了，呆住了。而后，我马上在足三里穴位用艾条灸了20分钟，稍有缓解。但晚饭吃得很少。

第二天早上，不思饮食，有恶心、胃胀，心脏难受，头显得很重（似痛似沉似晕），手心热。马上做了30分钟放松功，症状稍改善。

中午一点食欲也没有，脸色泛黄。

看看今为何日？曰：小暑也。

我中暑了?！

我又服用了"藿香正气丸"，下午继续针灸推拿。

刘医生在我胃部做了"醒脾开胃"的手法，我当即打嗝，感觉胃部松动了。傍晚，有了饥饿感。

我又将"藿香正气丸"停了。

自从采用针灸推拿治疗疾病以来，从心里拒绝吃药了。但搞清自己疾病的形成原因，仍旧是我一贯的做事思路。

我翻遍了所有的资料，思考着这些天身体的诸多反应，可能是人们平时说的"疰夏"。疰夏是中医一个相关症候群的概括性命名，目前还没有作为西医的一个疾病。疰夏的形成与盛夏季节的气候特点有关。

暑性炎热，其气升散，耗气伤津，脾胃受损，内生水湿，暑与湿气相伴而行，体质虚弱的人，往往湿浊之气黏腻重着，缠绵不化。

以往的夏天，我的症状反应在心脏，而今年却表现在消化系统。

我决定改变饮食：祛暑化湿助消化。

增加：山楂红枣汤，花椒烧白萝卜，咸鸭蛋，薏米仁、扁豆泥当主食。

暂停生食，情况趋于正常。

现在，我请教3位医生：

（1）请教彭医生：我还有3剂药，是继续吃，还是等新方子？以后，再发生类似症状，是服用"藿香正气丸"，还是"三仁汤"？

（2）请教韩医生：胃部寒，是在中脘穴上，还是在足三里穴上灸艾条？抑或两者都需要，或都不需要？

（3）请教刘医生："醒脾开胃"的手法，目前我是否需要自己天天做，以保养脾胃？

（4）请教3位医生，如何让自己的体质适应"节气"变化？麻烦给我支支招。

大热天，我冒昧打扰各位了，敬请原谅！

潘肖珏

2009年7月19日

几天后，3位医生一一给了我回复，让我感激，也让我知了"道"。

首先是"饮食之道"。吃对食物是健康的第一要义。

医生们告诉我：寒性体质的人，不能多食寒性食物和生食，否则就是"雪上加霜"，哪怕是在暑天。这不，我只吃了一杯生冷的"猕猴桃紫甘蓝泥"，胃就"罢工"了。同理，热性体质的人，就不能多食热性食物，要不就成了"火上浇油"。

看来人的体质与吃的食物属性要反着来，寒者热之，热者寒之。平衡就健康。

其次是"养生之道"。养生，首先养阳气。

医生们还告诉我：但凡在季节转换时感到诸多不适者，都是一些阳气不足的好静不好动者。人的生命全在"阳气"二字上。"阳精若壮千年寿，阴气如强必恐伤"，而阳气旺盛者，就能应气候之万变。

养阳气有3种方法：功法、灸法和食法（即多食阳性食物）。对我来说，后两种方法不成问题，而功法，根据目前的身体状况只能练静坐。

"静止生动"。生命在于内动,生命在于慢动。这是道家养生说。

这些就是医生们给我的"道",让我有幸成了"知道分子"。

什么是看病? 看病就是病人将自己的病情说给医生"看"。

所以,看病不能没有充分的沟通。

医患沟通越充分,原本十分的病,不治也会好一半。

有人说,你怎么遇到的都是好医生?

曰:要想找好医生,首先自己得当个好病人。

好病人要学会卸下"上帝"的身段。

现在的医院移植了商家提倡的"顾客是上帝"的理念,也喊出了"病人是上帝"的口号,为的是教育医务工作者善待病人,和谐医患关系,以此来争取更多的病人源。

如果我们病人也真当自己是"上帝",是医生的"衣食父母"的话,那医患之间的平等关系就首先被打破了,不平等的人际关系必然导致医患关系的紧张。所以,好病人不仅不会端着架子,反而是放下身段的。

好病人要学会做"功课"。

中国的医院,诊室"人满为患"居多,所以,医生给每个病人主诉的时间无奈地越来越少。如何用好这珍贵的主诉时间? 聪明的病人会事前做好"功课":梳理思路,直奔主题,精练语言,打好腹稿。尽可能在一两分钟内,说得让医生明白你的病情,然后对症下药。

好病人要学会寻找最佳的沟通时机与沟通方法。

沟通学上有个黄金法则:五W沟通原则,即Who(谁在说)、What(说什么)、When(什么时间说)、Where(在哪里说)、Whom(对谁说)。如果你在与医生沟通前,对这5个问题是混沌的,那沟通肯定失败。

医生很忙,医生也很累,我们没有理由要求医生"必须"怎么怎么,或"应该"怎么怎么。为了治病,而我们又不得不表达自己的一些意愿。于是,好病人就会寻找最佳的沟通时机与沟通方法。

沟通时机是一定要找医生的空闲时段。至于"空闲"的确切时间段,是你必须仔细观察这个医生后才能确认的。千万避免在医生开方时提问,这如同与开车的司机聊天、跟做饭的厨师说话一样,可能产生的后果应该能想象得到。

与医生沟通的方法虽"定体则无",但"大体则有"。礼仪、尊重、谦和,甚至"得理也让人"都应该被装入这个"大体"的筐中。

好病人要学会换位思考。

换位思考就是病人也要站在医生的位置上想想。

全世界最难做的医生是中国医生,没有一个国家的医生在开处方的时候,还要算一算药费。因为医保有规定,一张处方不能超过多少钱,否则,开处方的医生将受罚。这样的制度,使得医生每天必须在两种思维之间不断地切换:一种思维是针对患者的症状,我该开什么药;第二种思维是这些药开出去是不是会超出这张处方所规定的费用额度,他得算仔细了。

据权威媒体调查,由于长期的精神紧张和体力透支,医务人员早逝现象非常普遍,平均寿命只有68.3岁,远远低于国人的平均寿命71.4岁。这样一个崇高的职业,越来越多的医务人员不愿意自己的子女去从事医学,这个比例已经从2002年的54%上升到2006年的90%。

如果我们病人能多一点点换位思考,那你对眼前这位医生的微笑、礼仪都是由衷的。人同此心,心同此理。相信同样你也会得到医生对你的真情回报。

好病人要学会不抱怨。

现有的医疗体制,确实让病人在就医过程会产生诸多的抱怨。比如,好多医院门诊大厅的嘈杂程度,就可让病人的焦虑指数快速上升。"病"还没看呢,却已伴随了心理疾病。接下去是漫长的候诊、快速的接诊、还没听明白的医嘱、稀里糊涂的服药,最后,疾病总不见根本性好转。

怎么办?一连串的抱怨:抱怨国家医改失败;抱怨医院院长管理能力差劲;抱怨医生治疗水平欠佳;抱怨如今社会人心冷漠;抱怨自己没能耐,够不上享受"一对一"的医疗待遇……

然而,这一大筐的"抱怨",对于自己的疾病治疗是有百害而无一利的。因为你抱怨太甚,只能使自己的肾上腺素飙升——心跳加快、血压升高、呼吸频率加速、内分泌和植物神经功能失调……结论：不合算。

为了降低自己的健康成本，我们要学会不抱怨。当你不能改变现实的时候，那么，你就应该改变对现实的态度——平静地接受现实，因为我们无法扭转乾坤。

我们能做的应该是：思考自己的疾病，当个好病人，寻找好医生，医患携手，共治疾病。

好病人要学会懂得感恩。

具有"感恩的心"是做人的一种品德。学会"感恩"，其实就是让自己学会懂得尊重医生。好病人应该将治疗中的点滴进步都反馈给医生，向医生赠予感谢，给予赞扬。医生也是人，也需要激励。人与人的和谐相处，就是在双方不断地"给予"与"付出"的良性循环中建立的。

……

如果我们能学会当个好病人，那么你的快乐半径是放大的！

最大的受益者应该还是你。

风雨回家路

2008年12月31日元旦前夕，下午4点钟左右。

我在医院做完针灸治疗，准备回家。

"外面风大，我出去拦出租车。"保姆小刘说完，将坐在轮椅上的我推到门诊大厅的玻璃门里面。

我不喜欢冬天。

冬天，天寒色青苍，北风叫枯桑。人的血管也跟着收紧。然后，一层层的厚衣将人包裹，心情缀满寂寞，然后是无尽地等待，等待那七彩绚丽的春天。

今年的冬天我更不喜欢。

我将要在轮椅上度过冬天。原本可以跺跺脚，暖暖身子的权利我都没有了，甚至连到大街上拦一辆出租车的能力都为零。

门诊大厅的门直对医院的大门，相距大约20米左右。我透过门诊大厅的玻璃门往外看，天色灰暗灰暗的，像是要下雨了。寒风让树枝一阵一阵地单边倾斜。

医院的门口站满了就诊后出来拦出租车的人，有男人扶着女人的，也有女人挽着男人的，年长的，年少的都有。

岳阳医院门前的这条短路叫"甘河路"，是条单行道，所以，站着拦出租车的人，头部行为是高度的一致：脖子向左转，看着车子驶来的方向，瞄着空车灯的标志。

这年头，人都想明白了，生了病，不要再苦自己了，看完病就打车回家吧。

但这年头，碰到要紧时段，比如上下班高峰时段、刮风下雨时段、高温低温时段、周末黄金时段等，在上海要等一辆空载的出租车，真是超难超难的。

那个时段在路边的候车人除了焦虑，还会骂：过去是"有钱能使鬼推磨"，而现在有钱却无法拦到空载出租车。此时皮包里的钱，竟会如此地"无用"啊！

我看见一辆"大众"来了，几个人同时甩掉身边的病人，箭步涌上，几只手又同时握住了车门把手，一番争执后，只见一个穿大红滑雪衫的高个男人坐上了副驾驶位置，随后一个穿黄色皮风衣的女人在迅雷不及掩耳之时也拉开了后座的车门，一屁股坐上，并迅速重重地关上车门。随后，"大众"扬长而去了。

失败的人们，又退回到刚才的位置和恢复刚才的形态。

在那场争夺中，我家保姆小刘始终站在原地一动不动。我猜想，这"夫前妇后"的一幕，她是被"雷"倒了。

大约过了十几分钟，一辆红白色的出租车来了，我看见小刘加入了争夺的行列，但她立即被众人挤了出来。这回，看来她又给弄傻了。

但我清楚地看到她败下阵来的原因是：她不知道在迈开腿的同时还要伸手去抢车门把手。干这类事，人必须要脚快、眼快、手快，潜规矩是：谁先把握住车门把手，谁就拥有租这趟车的权利。所以，但凡温良恭俭让者在这道风景中，就只有退居后席的份了。

我从眼角发现旁边站着一个人，转脸一看，是一位老太太。她手里拎着一大包中药，全神贯注地看着医院的大门口，好像是在等人。

"阿婆，你等人啊？"既然上下打量了人家，不打声招呼，不太礼貌。

"等我女儿开车来接我，说好4点半的，现在快5点了，还没来，天又下雨了，我担心她呢。"阿婆的眼神透着担心下雨开车的女儿。

"没事的，阿婆。今天是节前，又是下班高峰时，路上肯定很堵的。"我安慰了几句。

"来了，来了！"随着老太太兴奋的声音，我看见从大厅门口的黑色轿车中走出来一位时髦女子。

"妈，等急了吧，高架堵车。"老太太被女儿搀扶着出了门诊大厅。上车前，老太太回头朝我挥挥手，示意"再见"。

生女儿真好！

雨越下越大，今天早上"天气预报"明明说是半夜有雨，这鬼天气，你怎么就提前了呢？害得我们都没带雨伞。好多在医院门口等车的人纷纷回到门诊大厅躲雨，嘴里不停地在抱怨，我耳边一片噪声。

"侬哪能现在才来，让我等了交关辰光！"一个娇滴滴的上海女人对前来接她的男人一个白眼，男人无声地夺过她手里的药袋和肩上的那只包，另一只手搂着女人的后腰，众人羡慕地目送他俩上了"宝马"。

有人接送的女人真福气！

突然，我看见雨中的小刘奔跑着进大厅，"潘老师，有车了！"不由我细问，她赶紧把我推出大厅，只见一辆没有顶灯的小车，正开着门，等我上车。

我坐上副驾驶位置，小刘将轮椅放置在车的后备箱里。

"到啥地方？"中年驾驶员操着标准的上海话问。

"辉河路巴林路，老近的。"

"10块。"

"好的，谢谢！"我知道了，原来是私人车，人家雨中救急，我不忍心称之为"黑车"。我心里很感谢小刘，别看她平时有点呆头呆脑，但关键时刻，脑子还是蛮活络的,居然会找到这种解决办法。

没几分钟,车子就到了弄堂口,但司机却死活不肯开进去,非要让我们马上下车。我竭力苦苦哀求,"先生,谢谢你开到我大楼门口,好吗? 你看我腿不方便,现在外面风雨交加,我们又没有伞,我是病人,不能淋雨的……"

"不行,不行,我要马上返回医院拉生意的,大厅里还有很多人呢! 你快下车!"他边说边自己下车,将我的轮椅拿下来。

我无奈地放下10元钱,小刘赶紧搀扶我下了车。没等我坐上雨中的轮椅,那车心安理得地一溜烟开走了,车轮溅起的一串水花,打湿了我还没站稳的双腿的裤脚。

突然被人拐在冰冷的雨中,我委屈得哽咽,一股莫名的自怜嵌入骨髓,无情的雨水打在我眼镜的镜片上,滑落进我的嘴里,我不知是何味!

弄堂口到我住的大楼还有近100米的路,中间要经过两幢18层高楼的20米间距。每到冬天,西北风一刮,这高楼间的风力可达12级以上,这种"穿堂风"简直可以刮倒在此行走的人。

雨中的小刘跑步推轮椅,但飓风般的"穿堂风"让我感到她根本无法加速。大风夹着冷雨,劈头盖脸地朝我们打来,我虽然屏住呼吸,然而嗖嗖的冷风还是直刺我轮椅上的双腿。

"啊!"我和小刘同时尖叫——我差点从45度倾斜的轮椅上摔出去。原来,轮椅的左轮子碰到了地上的一块三角石头,加上跑步推车,再加上天雨路滑,轮椅就在瞬间倾斜了。如果真的就此摔下来,我那两个坏死的股骨头,就可能粉身碎骨了!

"唔……"吓得我们只有哭声。

雨水交织着泪水,涩涩的、涩涩的……

后面一段路,小刘推得很慢,也许她已经吓得没了力气。

冬日的黄昏,

一个保姆推着一个坐轮椅的病人,

沐浴在寒风凛冽的雨中……

半路杀出"程咬金":"带状疱疹"找上门

治疗期间,曾碰到过另一个大麻烦——我的三叉神经遭遇了"带状疱疹"。

2009年9月29日傍晚,我突然觉着右脸眼角的三叉神经处红肿,很疼。那晚根本无法入睡,刺痛并伴脸部发热。我想可能是眼角膜遭感染了。

次日早上,就医。医生确诊:带状疱疹。

我顿时傻了眼,医书上讲,但凡发过"带状疱疹"者,将是终身免疫的。

我10年前,曾很认真地发过带状疱疹,为何今天我又成了例外呢?真是奇了怪了!

我手里拿着医生配的好几种治疗带状疱疹的药,看着这些药的说明书,我本能地拒绝服用。特别是那两瓶医院自制的口服液,它是一种凉血的中药,根本不适合我这虚寒的体质。

带状疱疹是一种不大不小的病,它的治疗一定要早,最好是在发病3天内治疗。如果拖的时间长,病毒对神经的损害就会严重。如果治疗不彻底,会留下很麻烦的带状疱疹后神经痛。特别是长在头部或眼部的带状疱疹,往上发展容易并发脑膜炎,往下发展容易得心肌炎。

网上的这些耸人听闻的信息,又让我晕了!

3分钟后,我明显感到头痛加剧;

5分钟后,我不得不说,心脏也开始难受了……

长见识了吧,什么叫"心理作用"?还真的是"作"了"用"的。

回头想想:我这人到底怎么啦?——

乳腺癌、股骨头坏死、心脏病、高血压、肠胃病、头痛病,

今儿可怕的"带状疱疹"又卷土重来。天哪,这究竟有完没完?

既然上苍让我活下来,咋还这么难为我啊!

"嘀铃铃,嘀铃铃……"

电话铃响了好几下,我手托着肿痛难忍的脸,瘫坐在椅子上,懒得去接,没心情去接。

电话自然挂断了。

过了一会儿,电话铃又响了。

"请讲,哪位?"我怕错过一个重要电话,可惜了。

"潘老师,我是上星期给您打过电话的,我姓丁。"自从《女人可以不得病》出版以来,我经常会接到许多读者的电话。这位丁女士是林姐介绍的,也是一位乳腺癌患者。

"丁老师,有事吗?"

"我哥哥看完您的书,帮您算了一下命……"

"不好意思,我不太信这个。"我赶紧打断她的话,不想听以下的内容。

"命",从来就不是算出来的。再说,我连这位丁老师都没见过面,更不要说她哥哥了,他凭什么能算出我的"命"?

"我哥在您的书上看到了您的出生年月,他是这方面的专门人士,您不要拒绝,您的命他说只有四句话"。

此时,我想挂电话了,但又把手收了回来,觉得不太礼貌,所以,只能硬着头皮听。有时不懂得拒绝艺术,也很痛苦。

第一句话是"病痛不断";

糟糕!刚才应该不管三七二十一把她的电话挂了。

第二句话是"总能扛过";

听着这句,似乎有点入耳,尽管……

第三、第四句话是"生命无忧,寿数不低"。"潘老师,您的生命力很旺盛的。"她把电话挂了,可她传来的这四句话,却在我耳边挂不了。

我还怨什么?

不就是再让我得一回"带状疱疹"吗?

绝症都得过了,还怕得不是绝症的"带状疱疹"吗?

我站起来,拄着拐杖,在书房里"信步"……

"头"，不知道什么时候不那么痛了；

"心脏"，好像也感觉不到它的存在了；

不过"带状疱疹"的驻地，疼痛依旧。

我不否认，刚才丁老师的电话对我有点"重要"。

谢谢丁老师的哥哥。

我不知道，"喜欢听好话"是人性的弱点，还是人性的优点？

不讨论这个哲学命题吧，当下最重要的是：怎么对付"带状疱疹"？

要不是碰上国庆长假，针灸治疗应该是最佳选择。

有朋友建议：云南白药粉+六神丸粉，涂在患处。我试了试，无效。

也有朋友建议：用墨汁涂患处。这是什么机理？我没整明白，所以，我不敢试。

我突然想起搁置在家的一台理疗仪：频谱仪。我记得频谱仪的发明者，最初就是想解决自己的皮肤顽症的，一举成功后，产品居然进入了非常挑剔的美国市场。而我的带状疱疹也属于皮肤病的范畴，我为何不试试呢？

第一次，我根据说明书上的要求，在患处照了20分钟。

患处的红肿还真的退了很多。旗开得胜！于是，我每天早晚坚持照两次，每次20分钟。情况越来越好，晚上基本能睡安稳觉了。

但第三天的傍晚，病情出现反复。我大胆地又加了一次照射，并且将时间延长至40分钟，并大量喝水，加快排毒。

成功了！这病毒的最后一次肆虐，终于让我给控制住了。

我用桶装的天然山泉水反复洗患处，感觉更舒服。原来天然山泉水内不仅含氧量高，而且含"负离子"也高，这些有效成分能更快地修复我脸部损伤的细胞。

第五天，也就是10月5日，正好是朋友聚会，我的那张脸基本恢复了原样，以至于没有人发现，我的右脸刚刚结束一场"战斗"。

我好得意地在饭桌上一个劲地自我吹嘘：不用药，5天搞定"带状疱疹"，还没有瘢痕！

10月8日，长假后的第一个工作日，原本医生是让我去复诊，再配1周的药。可我却带着健康的"脸"去见医生，并告诉医生我的治疗方法。

眼科吴主任告诉我，她手里有一个病人，与我的病情一样，因为没有及时治疗，两年多了，病情一直反反复复，很痛苦。她说要告知这个病人，试试我的治疗方法。

能让更多的患者得益，我很高兴！

见证奇迹的时刻到了

2009年6月11日，是我股骨头治疗半年后的第一次医学评估——拍片检查。我和我的医生半年多的"跋山"、"涉水"、"过草地"，今天是检验我们的路线方针是否正确的一刻。

从拍片室出来，我很紧张，"心"跳到嗓子眼。

片子报告要20分钟后才能出来。

我坐在韩医生的诊室，想让韩医生在我的郄门穴上扎一针，以平平我那"咚咚咚咚"的心跳。

这20分钟，什么感觉？

好似在法院的审判庭上，全体起立，屏住呼吸，听候严肃的审判长即将宣读判决书的那一刻……

法律面前，人人平等；

X光片面前，事实胜于雄辩！

当然，此时我最希望听到的是：

"见证奇迹的时刻到了！"

其实，对于今天的"判决"结果，

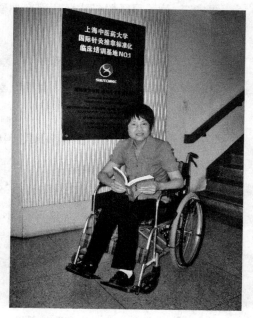

我坐在轮椅上候诊

我早就咨询过许多医生。

可能一，X光片维持半年前的"原判"，根本没有改变。他们告诉我此种可能性很大。

因为我是骨质、骨膜、骨髓都出问题了，要想半年内片子有所改变，那这病就不是世界性难治之症了。

"潘老师，别去关注X光片了，功能第一，感觉为王，舒服了，能走了，生活质量提高了，就行！"好几位医生都对我说着差不多的话，既是安慰我，又是在说一种实实在在的"事实"。

这种结果，意味着"股骨头坏死"的这一"桂冠"我将继续戴着。

戴着，又怎么了？

多虑。

可能二，片子开始出现好转迹象，哪怕是一点点，都说明治疗的路线、方针是正确的。如果真是这样，那可是要放鞭炮的，特大喜讯！接下来就继续加油，直至到达胜利的彼岸。

可能三，片子显示股骨头坏死程度加剧。根据我目前的状况，好像此种可能为零。

可见，不管是可能一，还是可能二，我现在的"心"都不应该是"咚咚咚咚"地快跳。但事实是：我的心就是平静不下来。

骨科门诊室。

骨科医生在读片灯前，仔细地看我半年前和刚才的两组片子，而我在看的是那位医生的脸：

好几秒钟过去了，他的脸部表情没有丝毫变化……

N秒钟后，他突然转过脸，笑着说："不一样，情况在好转，不容易啊！"

"啊！真的？"我居然会失态地摇着医生的手臂，高声反问。

平静了的心，又开始打鼓了。

我的"心"就是如此脆弱。

不，不能怪"心"，因为我遭遇的烦恼太多太多，"心"超负荷了。

心太累！心太累！

我让保姆将轮椅推得快些，第一时间告诉我的"功臣"们：

针灸韩建中医生、推拿孙武权医生、刘玉超医生、吕强医生，短信告诉远在长沙的彭坚医生，还有许多关心我的朋友们……让大家分享这应该"放鞭炮"的胜利！

我们请外院专家评估我的X光片，复旦大学附属华山医院骨科俞永林教授的读片报告：

2009年6月11日的片子对比2008年12月1日的片子确实有所好转。

（1）股骨头表面略显光滑；

（2）股骨头囊变区域似有骨小梁长入。

"骨小梁"是什么？

医生告诉我，人的骨质由皮质和松质两部分构成。而"骨小梁"是构成"松质"部分的重要元素。我们平时吃猪大骨中那松松的骨质就叫"松质"。

一旦股骨头的骨质遭遇严重破坏，俗话称"坏死"，医学术语叫"囊变"。而我现在的片子所显示的囊变区域竟然有点点滴滴的"骨小梁"长入，那就预示病变的股骨头中有新生的组织了，股骨头的骨质起死回生了。换言之，坏死的股骨头有生命力了。

有生命力的股骨头，对外影响骨膜（股骨头表面略显光滑），对内影响骨髓（骨髓质量提高）。

这真叫得了一场病，让我又学了一点医学的专业知识。

古代有许多医生，为了弄明白一些药的作用，往往"以身试药"。而如今我为求健康，竟是"以病探道"。我问苍天：能不能让我以不再生大病的代价来学习医学知识呢？

转而一想，这个问题的答案其实也简单：如果能从此建立起一套有效的自我健康的管理体系，那我的学习成本应该是递减的。

经过半年综合性的保守治疗，能在X光片中有如此虽微小但却是转折性的变化，西医认为"不可思议"；中医认为"合乎事理"；朋友认为"奇迹总在你身上发生"；我认为"既是意料之中，又在意料之外"。

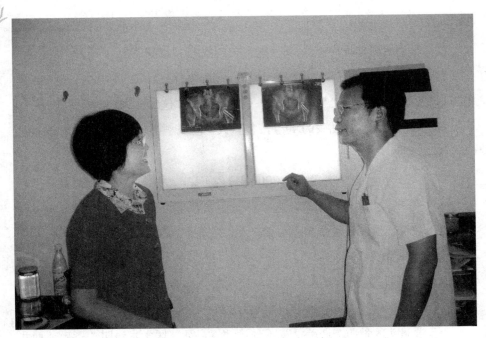

吕强医生为我读片

因为我原本打算花1年的时间,可今天"她"却让我足足提速了半年时间。

在以后的日子里,我仍旧延续6种治疗手段:针法、灸法、推拿法、自我锻炼法、饮食疗法、中药内服法。

吕强医生建议我,在目前情况下,整体治疗方案应该略有调整:保持刺激总量不变,但要提高主动性治疗的频率,即针法、灸法、推拿法的治疗量稍稍减少一些,自我锻炼的负重量略增加,比如循序渐进地加大每天走路的量。因为骨小梁的长入,它需要一定的负重刺激量。

我遵医嘱。

同时我将中药改为食疗,以更好地保护脾胃。

2009年10月,也就是治疗后的第10个月,我开始摆脱轮椅;

2009年11月开始扔掉拐杖。

经过11个月的综合治疗,双侧股骨头四期坏死的潘肖珏,终于站起来了!

站起来了,什么感觉?

爽!

对一般人来说,迈开腿往前走,这能叫"幸福"吗? 还用得着"放鞭炮"庆贺吗?

但对一个坐轮椅的人来说,"行走自如"这个愿望,不就是她心中的"春天"吗?

"萧瑟秋风今又是,换了人间。"

我自如地行走到了2010年3月16日,"走路"的质量如何? X光片再次显现了我股骨头的内部状况。对此,骨科主任高斯医生写下了他的评估意见:

2010年3月16日的放射片与2009年6月11日的放射片比较,经9个多月的治疗,股骨头表面较为光滑,头内骨小梁更为清晰,走向更为明显。

高斯

2010年3月22日

高主任高兴地说:"你已经达到临床治愈的水平了。恭喜你! 并继续治疗,将会越来越好的。"

9个月前还是"犹抱琵琶半遮面"的骨小梁,今儿可是大大方方、明明白白地登堂入室了。而后的"她",就是扎根于此,安家落户。

啊? 您说什么?

"见证奇迹的时刻到了!"

Ok!

原来股骨头是可以不坏死的

2010年3月8日,我应邀去上海交通银行讲健康课,在现场意外地发现了失去联系多年的表妹。课后,我从表妹处,得知她妈(我的表舅妈)3年前也患了股骨颈骨折,在离我家不远的一所区级小医院做的手术,术后恢复得非常好,无任何后遗症。

区级小医院,骨科手术能做得如此好?

我带着一个大大的问号找到表舅妈。简短地叙叙多年不见的亲情后,就直奔主题。

表舅妈的话如醍醐灌顶，我们患的是同一种病，但她的治疗方案及预后情况，与我有天壤之别！

原来表舅妈是在自家的地板上不慎滑倒后，腿就不能站立并疼痛不已。于是，由表舅舅陪着就近去这家区级小医院挂急诊，该医院骨科的高斯医生根据她片子的情况，告知必须马上住院手术，并说治这个病要抓紧时间。

就在这时，表妹赶来医院，坚决不同意在这家小医院动手术，她立马通过熟人联系了一家上海骨科最有名的三甲医院，并驱车将表舅妈送了进去。

表舅妈躺在这家医院骨科病房的走廊上，因为无床位。四五个小时过去了，表舅妈还不明白自己下一步该做什么。

突然，她耳边响起高医生的话"治这个病要抓紧时间"。她当机立断，对其丈夫说，"我们出院，回高医生那里！"

我真佩服表舅妈的果断！

"货比货"以后，表舅妈安心地接受了高医生的手术。住院期间，她才知道，凡经高医生治疗的股骨颈骨折病人，预后没有不好的。

她觉得自己英明无比！

奇迹！这不是颠覆了我国骨科股骨颈骨折内固定手术高比例坏死率的事实吗！

此时，我的第一反应是：一定要尽快找到那位为她手术的骨科医生——高斯医生。

他，太不一般了。

我拿着表舅妈给的高斯医生的手机号码，怀着忐忑不安的心拨通了高医生的电话……

电话那头传来了带点山东味的男中音普通话，几个回合后，发现他居然没有一般医生说话的那种职业腔，而是相当地随和，让我没有丝毫的距离感。

我们未曾谋面的第一次沟通，竟如此顺畅，出乎意料。

当然，更出乎意料的是高医生告诉我：他上个月辞职了。

"为什么？"我居然忘了礼仪原则——初次沟通忌讳问对方"为什么"。

"原因简单也复杂"。

"那我们能见面聊聊吗？"我迫不及待了。

"可以。"

"明天上午9点，上我家，行吗？"我知道高医生就住在我家附近。

"行。"

与豪爽的山东人打交道，爽！

我眼前的高医生：中等个子，壮实，面善，带着眼镜，眼神很柔，说话时总带着微笑。

我记得表舅妈曾说的一句话——

"高医生像释迦牟尼。"

也许这是患者对自己心爱医生的最高夸奖——他有佛心。

我和高医生的聊天，自然是从股骨颈骨折的治疗开始的。

"高医生，听我表舅妈说，无论是何种类型的股骨颈骨折，在您手下治疗，没有一个预后不好的。"我快速求证关键问题。

"可以这么说。我2003年到这家医院担任骨科主任，至今整整7年，共治疗了数百名股骨颈骨折的病人。病情有部分错位的，有完全错位的，甚至有旋转型错位的，至今确实无一例出现股骨头坏死的后遗症。"

我吃惊得出不了声了！

半晌，我才说："高医生，我还了解到，2005年您接诊了一位80多岁股骨颈骨折的老人，这么大年纪还能动这种手术？"

"这位高龄病人，是从外院转来的，首诊医院认为手术风险太大，故拒绝接诊。"

"那您就不怕手术风险？"我不解地问。

"不怕，我心里有底。我与他们不一样，用的是微创手术，不需全麻，所以麻醉风险没有。我是用局麻，在患者髋关节处打3个洞，用3根国产的钢钉内固定，出血量很少。然后，住院，绝对卧床观察1个月，随后拍片检查其骨头的愈合情况。若无大碍，就将其钉子拔掉，而后，出院回家。卧床静养3个月后下床活动、行走,再随访。"

"这个程序,所有患此病的病人都一样吗?"

"是的,你表舅妈也是这样。病人住院的这一个月,我得密切观察,如果说风险,这段时间里有风险,所以,我一点都不敢懈怠。我得保证每天有一定的时间主动与病人沟通,其中也可消除病人对治疗和康复的种种疑虑。我这样做,对加快病人的骨头愈合是有好处的。"

记得国际上有一位医学大师说,医生给病人治病应该有3种手段:语言、药物和手术刀。

而我们更多地看到,现在的医生治病只启动药物和手术刀,忽略了用"语言"与病人沟通也是一种治疗的手段。

但我面前的高医生做到了。

"那位高龄病人现在怎么样?"我要问这个病人的结果,因为我与他是同一年手术的。

"很好嘛,行走自如。"高医生肯定地回答。

"啊呀,我……我……"

此时,我悔,我恨,我五味杂陈……

其实,我当时虽然属"头下型股骨颈骨折",但我根本没有错位。如果我当时能遇到高医生,那我的股骨头是完全可以不坏死的。

这能怪谁呢?

怪自己。

太孤陋寡闻,一点医疗信息都没有。尽管高医生所在的医院就在咫尺。

我太迷信三甲医院……

"潘老师,你当时打了3根钢钉,材料费是多少?"高医生打断我的沉思。

"8 600元,因为是进口的,所以自费。"

"有必要用进口的吗?我的病人,用国产的3根钢钉,费用不到60元,而且是医保支付的。"

"啊?!不到60元?"我惊叫。

"19元5角一根,3根不就是不到60元吗?"

现在骨折到医院去,祖国传统医学中用几元钱"小夹板"治疗一般性骨折的妙法,为什么消失得无影无踪?

为什么医生动不动就要使用价格不菲的进口钢钉或钢板?而这些钢钉、钢板,1年后是再要通过手术拔掉的。

试问:有听说过这些钢钉、钢板用不到1年,或者1年里就在骨头内生锈了,而造成次生伤害的吗?

没有。

但医生为什么要这样做?

这还需要答案吗?!

我开始梳理高医生的治疗方案:微创、局麻、出血量少,这些都非常有利于患者的机体恢复;1个月后拔掉钢钉,有利于股骨头的供血,大大减少股骨头坏死的概率;采用国产医保的钢钉,让患者的医疗费用降到最低。

可见,高医生与患者是处在同一个世界。

那几年中到过这家医院骨科病房的人都看到:找高医生的人越来越多,骨科35张病床,几乎月月爆满。这在小医院是难得一见的。

"高医生,您为什么要坚持这样做?"

"这样做,我睡得着觉。不为别人,为自己。"

他如此回答,我没有想到。

"高医生,您是山东哪里人?"我突发奇想,问问祖籍。

"山东枣庄人。"

"啊,您的基因里就是红色的。"

哈哈,我俩都笑了。

"可是,潘老师,从后几年开始,因为我坚持这样做,所以就越来越睡不着了。最后无奈,只得辞职了。"高医生向我诉说了他辞职的理由。

原来,高医生的压力越来越大。对上,他完不成院领导下发的创收指标;对下,他发不出科室人员的奖金。自己这样干,上下都不讨巧。尽管他明白,他没有错。

记得东方网在2006年4月4日发表的题为《骨科主刀医生一年红包上百万，人工关节回扣9 000元》文中说：沪上一名从事骨科医疗器械的销售人员，向记者透露了该行业内一些鲜为人知的内幕。他表示，骨科手术主刀医生从医疗器械公司获得的红包每年可达上百万。

高医生对此现象，他说："我头皮发麻！"

但当高医生看到自己手下的同事，因自己这样做而拿不到奖金时，心里特别纠结。他说，这些医生也不容易，上海的生活成本如此高，仅靠3 000多元一月的工资，怎么行？平心而论，医生也是人，也要结婚生孩子，医生也要住房子。现在房价这么高，想住好点的房子租金都付不起。

于是，高医生在既不想让自己违心地"同流"，又没有其他高招的情况下，他选择暂时离开。

一位刚满40岁的外科医生，选择放下自己的手术刀，痛啊！

高医生还说，"我这样做很对不起病人，这几年中，有7位病人，因为要方便看病，而把房子重新买到了医院附近，其中你表舅妈就是其中的一位。"

表舅妈原先住的是多层楼房，股骨颈骨折术后想改住高楼电梯房，表妹要求其母搬到她家的附近，好有照应。可表舅妈舍不得离开高医生，还是选择买这家医院附近的高楼。

"您有如此高超的医术，又有仁心，保管有医院要，换一家医院吧！"我说得很肯定。

"这不是换医院的问题。"高医生坚定地说。

对呀，这真不是换医院的问题。当原本不正常的事情变成正常了，而正常的事情反倒成了不正常的时候，那这个问题就不是一个简单的小问题，那是什么问题呢？

我和高医生在这个沉重的话题面前，结束了我们第一次的聊天。

在以后的几天中，我心中的"太阳"老升不起来：

为我自己没有福气碰到高医生，而又多患了一种大病？

为原本能给病人带来福音的高医生不得已的辞职？

为当下医疗行业中的那些揪心的"潜规则"？

为可敬的高医生们的出路？

……

几个月以后，我问起高医生的近况。他告诉我，有好几家医院邀请他加盟，其中包括他原来的医院。

高医生暂时还没有应邀。

因为他当时离开的原因依旧。

有朋友提议：能否请中国的某位巨富，投资一块"净土"，让高医生在这所"绿色"医院里行医？

这个想法不错！

我期待着。

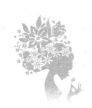

本章话题: 我们怎么与医生打交道?

点评嘉宾: 孙小琪(《现代家庭》杂志总编辑)

记者提问: 秦　畅(上海人民广播电台首席主持人, "金话筒"奖获得者)

孙小琪: 突患大病, 就是大难临头了, 就医是免不了的。潘肖珏久病成医, 自己拿了很多主意, 做了不少决定, 结合医生努力, 相互配合, 取得如此成就, 真是可喜可贺的。

我这样说, 并非隔岸观火, 说现成话。去年一月, 我在毫无准备的情况下被诊断为患了乳腺癌, 并做了手术。我的许多相关的知识, 是在开始化疗后慢慢从书本或其他方面了解的。现在回过头来总结, 我是把自己完全交给医生的。如果我能做到如潘肖珏所说, 把自己交给医生又不完全交给医生, 能够早些知道相关的知识, 或许在术后治疗和康复过程中, 能有多一些主观能动, 对自身恢复有益处。

医院里的医生, 医术有高低, 态度也会有好坏, 但我相信, 没有医生是不想把病人治好的。到了医院, 给医生以信任, 让他(她)能专心地安心地尽己所能地为你治疗, 同时能事先准备好自己要说的, 诸如病史病程中的主要症状, 最近新的病情变化, 如果是老病人, 要把治疗服药后的情况变化及时告知, 帮助医生了解你的病况, 从而对症治疗, 对症下药。如潘肖珏这样仔仔细细地写下病状, 又有许多中西医相关知识, 从而能有自己提出问题的倾向, 相信大多数医生会需要这些, 从而产生良性互动。

人一旦得病，难免东想西想，周围亲戚朋友会很关心，七嘴八舌出主意想办法，也会有自己的或其他过来人的经验传授。得了病的人，这个时候往往会随舆论左右摇摆，举棋不定，就把难题或选择权交给了医生。在现在医患双方关系不那么和谐，各自自我保护意识很强的情况下，最后的决定往往是权衡后的相对安全的决定，对因个体差异带来的不同，考虑上会欠缺。潘肖珏学习医书，经过思考为自己做决定，回想起来，主观能动性是很强的。她是个极其认真有钻研精神的病人，所以找寻了十分让人尊敬的医生，汇聚了各种积极因素，取得胜利。

秦　畅：在这篇"股骨头坏死"激情澎湃的叙事中，我注意到一个细节，病发之前的半年您曾做过检查，CT片已经能读出相关信息，而且只是早期坏死。不知是读片医生的能力还是疏忽，这一重要的信息被错过，而您错过了又一个最佳治疗机会。但是，这一页就这么轻描淡写地翻过了吗？您从未想到过和那位读片医生理论？在医疗纠纷和诉讼也充当了搅乱医患关系一种力量的当下，您对此怎么考虑？

潘肖珏：当知道我半年前被医生漏诊的消息时，心里确实懊恼。于是，我就短信告知那位医生，请他重新看片（电脑上可查到片子）。3小时后，我收到他很内疚的短信。此时，倒是我安慰他，因为医生也是人，也会有疏忽的时候。

那位医生已经认识到自己的错误了，而且很自责，我干吗还要揪住人家不放呢？！我相信他一定终生难忘，会永远以此为鉴的。这不就是我找他重新审片的初衷吗！

现在，我和那位医生成了好朋友，此事丝毫不影响他在我心目中好大夫的形象。

秦　畅：从病友处获得的信息如何分辨应用？

潘肖珏：病友处获得的信息，我会很认真地分析思考，这是治疗疾病的间接资料，也是很可贵的。

在思考疾病的整体治疗方案时，我必须努力穷尽该疾病的相关资料的收集，其中当然也包括从病友处获得的信息。

至于如何分辨应用，我的原则是：第一看其是否真有道理；第二看其是否适合我；第三看其是否具有操作性。

没有最好的，只有最适合的。

第三章
我的第三个课题

◎ 心脏病是一种疑难复杂的慢性病，经历了近二十年的折腾，潘肖珏老师深知西医没有特效药，于是她想到了中医，选择了中医为其辨证施治、养生祛病。气功帮她"引火下身"，按摩助她驱逐湿气，针灸为她疏通经络，良医给她调理脏腑，她的心脏慢慢的感到舒适、轻松……

◎ 实践证明，对于慢性病，尤其是对于疑难复杂慢性病，首选中医是一种明智的选择、理性的选择！

冠心病向我走来

冲冲助我"引火下行"

2010年7月9日下午5点半,我突然感到胸前区特别不舒服,难以名状。而且感觉与以前发心脏病时的症状有些不太一样,不是手脚冰凉,而是手心很热,腿发软。

我赶紧服了麝香保心丸,躺在床上,只觉得头也开始发胀发痛,心跳加速。保姆说,我脸色乌黑乌黑的。她这么一说,我的心又抽紧了。

尽管我是一个具有近20年心脏病史的老"运动员"了,但每每发病,还是挺紧张的。这病不同于其他病,发作时,会时不时地让人有恐怖感。

从今年的7月1日开始,心脏就一直不太好。

心电图显示:ST波改变,V3~V6压低0.5~1 mm,V3和V4倒置。而心率却是正常的,80次/分钟。

医生解读我的心电图:在正常心率下,T波压低超过1 mm以上和有倒置这两个指标,就具有临床意义了,由此诊断,我的心脏已经开始器质性病变了。所以,他说你可以"戴帽"——冠心病,而且你还有"三高"(高血压、高血糖、高血脂)倾向。

冠心病?!

冠心病是冠状动脉粥样硬化引起的。心电图能看出冠状动脉粥样硬化?我存疑。

我清楚,冠心病的诊断是要依靠做冠状动脉造影来确诊的。我曾在2002年做过冠状动脉造影检查,诊断为阴性。当然,时隔8年,这个诊断在目前已意义不大。

而中医的说法是心气不足。所以，如果内外环境稍有一点风吹草动，我的心脏就立马会有不一般的强烈反应。

在后来的几天内，我曾3次去做心电图，结果都维持原判。

我不得不承认：自己的心脏终于迈向了质的变化，向右转了。

我的心脏啊，她承受了别人心脏要几辈子才能承受到的磨难：

面对儿子出生时的重大疾病，作为母亲，被刺痛的是心尖，被震陷的是心房；

两次情感婚姻的变故，裂肺，更撕心；

3次全麻手术，麻醉药物多次伤害着心脏；

遭遇连环绝症时，猛烈撞击的还是心脏；

为了寻觅适合的养生方法，N次的"神农尝百草"式的筛选，也N次地折腾着心脏；

30多年来在职场，革命加拼命，日班连夜班的工作节奏，超强负荷损害的也是心脏；

……

我知道，情感创伤直接受损的是精神，但一次又一次濒临崩溃的精神创伤带给心脏的更是大灾难！

我的心脏太苦太累了！

我也太亏待我的心脏了！

比如，这次发病，完全是我的失误造成的。

本来嘛，6月份是初夏，天地之阳气已进入旺盛期，此时，人的阳气也浮在体表。两阳相遇，我再用纯阳之物——艾灸，高密度地深入体内。如此一来，导致肝阳上亢，头痛，血压高，最后诱发心脏病也就在所难免了。

我为什么如此不理性？

因为我急于要改变自己多年来虚寒的体质，想借助天地之阳气"火"一下。而违背了中医讲的"中"——不能过，也不能不及。

我为自己的无知而自以为是，付出了代价。

浑身的不舒服又让我回到了现实。

此时的我,时不时地感到上半身被置身于一个热气球中:头上像戴了一顶热帽子,嘴唇是热的,喉咙口是热的,胸前区更热得发闷,手心手臂都好似套在一个热乎乎的袋子中……

我被"七月流火"火着了!但下半身不仅没感觉到热,脚底还觉着凉呢!

人在两极状态中,难受极了!

我知道,这时候最好是用气"引火下行"。这办法既快,又没有副作用。

我自发功?不行,我的功力还没有达到此番程度。

怎么办?

我想到了草流行养生馆的保健师:冲冲。

冲冲全名叫"程冲冲",是个山东小姑娘,瘦高个儿,白净清纯的脸蛋上架着一副眼镜,说话细声细气的,像个江南小女子,很讨人喜欢。去年刚大学毕业,因喜欢道家哲学和道家医学,就成了四川成都云鹤道人的弟子。跟师学习道家功法虽只有一年,但学习努力,钻研刻苦,而且颇有仁心,所以,功力增长很快。

冲冲来了。

她先在我身上选了几个穴位逐个按摩。

然后,让我到书房,与她一起静坐,帮我引火下行。

冲冲让我和她并排坐着。

她将自己的左手掌合在我的右手掌上。然后,她开始发指令:

开始,闭眼;

先想自己的鼻孔;

慢慢地、慢慢地将气引到自己的胸前区;

而后缓缓地引到丹田;

再徐徐地往下引:大腿——小腿——脚底……

冲冲问我,有感觉吗?

我说,好像有点。

是心理暗示,还是确有效果?

此时我真的不清楚。

大约20分钟后，冲冲让我和她换个位置，她将自己的右手掌合在我的左手掌上。

然后，刚才的过程再重复一次。

这期间，我开始感到紧绷的头部慢慢在松动，扎在头上的"箍"开始散了，头渐渐感到轻松和舒爽（此时这个感觉是实实在在的）。接着，胸前区忽然开朗，手掌上有黏黏的汗在渗出（可能这就是身体在发散"热"吧）。

就在这时，我俩几乎同时说，"腿部的热下去了"（这说明我俩的感应是同时发生的）。

20分钟时间又到了，冲冲指导我，收功。

我睁开眼睛，笑着对冲冲说，"啊，一身轻松！"

但我看见，冲冲一身汗。

我很歉意，她却说，"没事，有成就感"。

这世界真奇妙，不亲身经历是不知道的！

美国研究自然疗法的医学家说过一句话，"一切治愈皆为科学"。尽管这些治愈方法，有时听起来似乎很玄，也许，这不过就是"心理暗示"罢了。但我想，如果"心理暗示"能解决问题，这不也很好吗？

也有人说，潘老师，你这种用静坐运气来治疗身体的不适，这实际上就是一种气功疗法。

是的，没错。

尽管国人现在对这种气功疗法是否科学，还莫衷一是。但当今的美国人却经过反复研究，终于证明中国的"气功"是一种能量医学。

我就是这种人，老想努力搞清楚这些疗法的"所以然"，于是，请教了我的朋友沈善增。沈先生家居上海，他既是作家，又是研究儒释道的专家，而且早在1993年就出版了《我的气功纪实》。沈先生告诉我：

科学精神、科学态度就是"实事求是"。"实事"，就是在现象上先把此事是否真实搞清楚，落实了。而"求是"，就是知其然，还要知其所以然，并探求所以然

109

的原理。

但人的认识不是一次完成的，"实事"了，并不一定能同时完成"求是"。

知其然，不一定同时能知其所以然；

此人"知其然"，也可以由他人来完成"知其所以然"。

以某人知其然不能同时知其所以然，来指责其搞的是伪科学，那是要扼杀科学发现和发明的。

看来，我们目前还是先"实事"吧，等科学家们做到"求是"了，那我们自然就能"知其所以然"了。

第二天一早，冲冲就来电询问我昨晚的身体情况，俨然像医生查房一样，非常敬业。

这孩子真是可造之材啊！

同时，她在电话中也告诉我昨晚她帮我治疗时的一些感受，"引火下行时的第二个20分钟，我的头部也有很明显的感觉，好像是有几根线，从头顶经额头向下拉，拉的时候是痒痒的麻麻的。于是，感到你头上的热也随之下去了，但是没有完全引下来。可能是我的功夫不到位吧，我下午再来给你治一次。"

我期待冲冲的到来。

下午3点，冲冲又来我家了。

她来得正是时候，因为我那"火"又上来了。

同样是昨天的治疗方法：静坐。

今天"引火下行"的速度，比昨天快。

但奇怪的是我的小腹部居然会有隐隐的冷，丝丝的痛。

冲冲说，她今天来月经了，要我马上用意念排出体外。

人与人的感应真快啊！太奇妙了！

我知道，女人来例假的时候，身体会很虚的。冲冲此时给我治疗是很伤她自身的。我心疼地要求她立即停止治疗，打的回家休息。

冲冲临出门，我给了她一些营养品，但我依旧自责得很，晚上也没有睡好。

从此，可爱的冲冲成了我的好朋友，忘年交。可惜的是她要离开上海了。

2010年8月1日，冲冲离开上海，回山东老家复习，准备半年后考研究生。那天，她来我家向我道别，我是强忍泪水，拥抱、叮咛，像送女儿出远门一样。临走时突然发现冲冲只穿着一件短袖T恤，这怎么能抵挡一夜的空调火车？我立马拿了一件时尚的长袖衫，塞进她的背包。

回到家的冲冲，给我来电，"潘老师，多亏您的长袖衫，要不然，我可要受冻了。"

我听了很开心。

衷心祝福美丽善良的冲冲：大鹏展翅，前程万里！

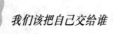

心脏病治本之路在何方

"你的心，没有放下。"

我突然发现背后有人紧紧地追我，越来越近，越来越近，于是，我拼命想往前跑，可就是迈不开腿。急死我了！急得出汗，好不容易可以提腿了，突然又觉得胸口有块东西压过来了，压过来了……压得我喘不过气，我大叫一声……

我惊醒了，一身是汗。啊，原来是梦。这时我感到了心区的不适。

在我漫长的心脏病史上，这样性质的梦，我做得多了。所以，我有一套应付的预案。

开了台灯，挂钟显示：半夜1点钟。

我按照老经验，先取出床头柜的"麝香保心丸"，用水口服2粒。一般情况半小时后，不适的感觉可缓解。但今天那块莫名其妙的东西还是压在左胸，不仅丝毫无松解之意，还隐隐有点作痛。

还是老经验，启动下一个法宝——在舌底下加服10粒"丹参滴丸"。前者是芳香温通，益气强心；后者是活血化瘀，理气止痛。这两种药相得益彰，互为补充，都是心脏病的中药急救药，一般服半小时就能见效。

可今天是奇了怪了，没有好转的迹象，左心区里面有阵阵的收紧感，喉咙口好像有一只似鸽蛋大小的异物，吞不下，也吐不出，手心开始渗冷汗，而脚底是冰冰的，尽管是在暑天。

情况有点不太对劲呀。

近10天，这心脏的折腾，一直没消停过。

所以，有点焦虑，也有点紧张。

我的第三个预案是服"倍他乐克"。

"倍他乐克"是西药,治疗心动过速、高血压等疾病,但如不在适应症的范围内,此药是不能随便服用的。以往,当心跳超过100次/分钟时,我就服用"倍他乐克"。而我现在,血压是140/90 mmHg,心跳89次/分钟,还没有到服用"倍他乐克"的程度。

怎么办?

将近1个多小时的折腾,已到了半夜2点了。

去医院,挂急诊!

我不想。

为什么不想去医院?

经验告诉我,挂了急诊无非也就是吊"丹参",或吊"消心痛"。

若吊"消心痛",那将让我的头立痛难忍!

打电话给妹妹?

我不想惊动她。

若把妹妹折腾一夜,

她明天如何上班?

此时想到的是: 我可能会死去!

怕吗?

倒真的不怕了。

我明白,人很老了无疾而终;或得了不治之症,却能毫无痛苦地离开这个世界,的确是件好事,也是一件不容易的事。我联想到自己,这么厉害的心脏病会不会死去呢? 我知道也是有可能的。我觉得如果我的心脏停跳,一下子死去,也是一种好的死法。想到这里,心神倒是宁静多了。

于是,我起来把睡衣脱去换上平常的衣服,平躺,自然呼吸⋯⋯

此时,心区还是那么难受,但思绪安定,心绪安然⋯⋯

不知不觉,居然没了知觉⋯⋯

一觉醒来,定神一想,"我"还在!

看着自己穿的这身衣服,笑了;

感觉一下自己的心脏，好像还行，我又笑了；

我没死，我大笑！

早上9点，又有情况了，还是心脏。

我又开始难受了，毕竟问题没有解决嘛。

理智告诉我：

气功、经络按摩等的治疗手段，确实具有一定的即刻效应。但若要治本，则必须是数年累月地持之以恒才能达到。

那么当下，我心脏病的治本之路在何方？

我选择针灸和服中药调理。

我电话韩建中医生，"我明天来针灸"。

告诉诸位，找到一位好的针灸医生，是你一生的幸福！

服中药调理，找谁？

找湖南长沙彭坚医生？但心脏病与股骨头坏死的外科性疾病不同，是需要近距离的望闻问切，而千里之外的远程问诊会有诸多的不便。

我想起了上海岳阳医院名医特诊部的唐国章医生。

对，找唐医生。

唐医生在电话中听出我病得不轻，他说"我来你家吧"！

我哪好意思，可恭敬不如从命。

唐医生硬是挤出时间，从西南角的龙华横跨上海，赶到东北角的辉河路为我义务出诊。

我潘肖珏何德何能享受此份待遇？

人，喜极会泣。同理，感激至极也会无语……

唐医生给我号脉。

唐医生神情专注，先号左手，数分钟后，再号右手。

期间不说话（我一般也不在此时与医生说话，不干扰医生）。

而后看我的舌苔，随后朝我整个脸"扫描"了一番，开始询问我的两便（大便、小便）、食欲等，"你的问题出在小肠，小肠的'清''浊'分辨功能差。导致这种结果的原因有两条：一是你的肝胆；二是你的心脏。”

我马上拿出笔，记下唐医生的话。

唐医生的辨症和辨证思维水平在医院的医生圈内是小有名气的，一位获得上海市名中医称号的医生，曾亲口对我说，“我经常把唐国章医生的方子带回家研究研究”。

我吩咐保姆为唐医生递上一杯自制的果蔬茶。

唐医生开始娓娓道来：“中医是这样概括人体五脏六腑的分工，五脏（心、肝、脾、肺、肾）藏精，六腑（胃、小肠、大肠、膀胱、胆、三焦）化物。”

“什么叫‘化物’？”

我最喜欢医生像上课似地对我讲解，所以，我也好问。

当然，这在门诊就诊时是无法享受到的。

我非常珍惜这次机会，认真做着笔记。

“化物是将吃进去的食物分解转化的过程。比如我们把嘴里的大块食物咀嚼后成小块，吞进胃里，经胃蠕动后变成乳泥，这叫‘消’。而小肠接受的是经过胃初步消化的食物，接下来要做的事就是将这些乳泥食物进一步消化成为人体可以吸收和利用的物质，并‘分清泌浊’。通俗地说，就是将饮食中的精华物质和糟粕物质分开，精华物质由小肠吸收，而糟粕物质传递给下面的部门——大肠，排出体外。”

“那您说我小肠的‘清’‘浊’分辨功能差，就是说我的小肠有点‘敌我’不分？太恐怖了！”

唐医生笑了。

“你的小肠确实不能很好地履行职责，以至于‘清’气不能上扬，‘浊’气不能下降。”

“是的，我经常感到上下不通气，胃部有饱胀感。那为什么说，我小肠的问题原因之一是出在肝胆呢？”

我对病因更关注，因为只有解决“因”，才能彻底消除“果”啊！

“因为你平素做事偏急，极易引动肝火。肝火一旺，肝分泌的胆液就不清而浊。混浊的胆汁泄入小肠，小肠自然就难以分清泌浊了。”唐医生向我解释。

“您说我小肠问题的原因之二是心脏，心脏与小肠离得很远呢，怎么会有联系呢？”

我提的问题可能很幼稚，但老师是不会取笑学生的。

"这是中医辨证思维的又一个角度,即脏腑之间的表里关系,共有五对表里关系,其中心和小肠是一对。当然,这一对是隔得比较远。'心'是主管血脉和神志的脏器,在上焦;而'小肠'却是饮食消化和吸收的场所,在下焦。那它们为什么会联系在一起呢? 这就要从经络说起。"

我让唐医生喝口果蔬茶,看来,讲清这问题,不那么简单。

中医的学问很深奥啊!

"在中医学上,人体共有20条经络,根据其作用的不同,被分为12条正经和8条奇经。其中12条正经和五脏六腑相关联,这种经络和脏腑发生的关联,在中医上称为'络属'关系。而心与小肠正是络属于有相互联系的一条经络。"

这一段话,虽然很学术,但却让我理清楚了头绪。

唐医生条分缕析的"课"还在继续:

"一些日常现象可以使我们能更直观地认识心与小肠在功能上的联系。在五脏中,心是人体神志的主宰,而在一个神色涣散、焦虑不堪的患者身上,往往会出现大小便失常的情况,而大小便的异常正是小肠分清泌浊功能失常的表现。"

"对,对,我经常碰到心脏一不舒服,就想大便。这是什么原因,我存疑了近20年。今天,终于恍然大悟了。"我有点激动地打断唐医生的话。

"有些心火旺盛的患者,在出现心烦、失眠的同时,也会出现小便短少、颜色深黄的症状,这些也是小肠分清泌浊功能异常的反映。"

我又按捺不住了,"我前几天,小便就是短少,我还以为是尿路感染这病复发了。到医院一化验,小便是正常的。正纳闷是咋回事呢,今天有答案了。"

什么是中医? 什么是中医的整体思维? 为什么说中医是哲学?

我明白了。

唐医生曾经是上海中医药大学中医内科学课的老师,也曾在上海老年大学教授中医学。唐医生的课历来广受好评。有一名叫李湘授的教师,慕名听了唐医生的课后,曾作了一首"藏头诗"赞誉唐医生:

> 唐朝龙鼎盛,
>
> 国医人赞许。

> 章法不可乱，
>
> 好方忌错施。

唐医生继续说，"你今天的脉象是心火很旺。所以，你做事、走路等行动都要慢。急，属火，还会助火，使火更旺。另外，从脉象上反映，你的心，没有放下。人清静了，心火才会下降，而多思虑，多烦躁，要降心火也就难了。心火不降，心脏不安稳，小肠就难以很好地履职，整个人的运转就会失调。"

唐医生说病情，说得让人心服口服。

唐医生给我开了方。

我一看，方子里有"益母草"，觉着益母草历来是治疗妇科病的，怎么会用在我身上。我不就虚心好学嘛，于是逮着机会请教老师。

唐医生告诉我，"益母草"这味药，原本是用在妇科祛瘀、排恶露上的。但自己在多年的临床实践中发现，益母草还有养血、生心血，减少心肌组织耗氧，改变微循环的功效。所以，心脏病病人服用后，有奇效。我很喜欢用这味药。

我又从唐医生这里学了一点医药知识。

我送走了唐医生。但唐医生的那句话，一直在我耳边响着：

"你的心，没有放下。"

是的，我的心，是没有放下：

原本答应出版社7月份交这本书的书稿。这不，让心脏病折腾得停止敲键盘了，我心里，急啊！

住在莘庄的张老师，这两天打她电话，总是没人接。莫非她又想不开了，做傻事了？我心里急啊！

张老师也是一位乳腺癌患者，我们未曾谋面。认识她，是因为她的一位学生。

那次是到上海金山石化公司去讲课。课后，一位小姐拿着我的《女人可以不得病》让我签名，并要我留下电话号码，说是送给她中学的张老师。

她说，张老师因患乳腺癌，情绪非常低落，几次想自杀。

于是，就有了日后我与张老师在电波中交流的故事……

我之所以联系不上张老师，后来才知道，是张老师家的电话坏了。

张老师告诉我,"潘老师请您放心,我已将偷偷积存的几十粒安眠药扔掉了,有您为榜样,我不会自杀了。"

这几年中,类似张老师的事例,我经常性地要处理。遇到处理不顺畅时,我心里,急啊! 因为都是救命的事,能不急吗?

今天,唐医生如此晓之以理的分析,我明白了。

现在所有的事情,都应该放下。

养好心脏,才能养好身体,

养好身体,才能更好地帮助别人。

两元中药救治心脏急症

经过1个多月的针灸和服用唐医生开的中药,我的心脏基本恢复了正常。

唐医生通过"望诊",认为我的五脏六腑基本平衡了。他说,我的眼珠黑白分明,眼神透出的是晶亮。

可好景不长,2010年7月底的上海遭遇了百年未遇的酷暑,连续多日最高温度近40℃,置身于桑拿天的我不得不整天猫在空调房中。于是,空调的硬冷气直逼进我的髋关节,尽管我穿着厚厚的长裤。

我的双侧髋关节因此而开始酸胀酸胀。因为我的髋关节是有"前科"的,所以,加剧了我的担心。消除髋关节中的寒气,最好最快的办法是用艾灸。

我再次想起了艾灸,尽管我刚刚好了"伤疤"。

当然,为预防不测,我只想灸一个穴位,髋关节上的"居髎"穴,时间也控制在半个多小时。我计划连续灸3天,估计症状就会很快缓解。

前两天灸完,太平无事。

第三天灸完,当时感觉还好。可到半夜,我的头就开始胀痛,糟糕,又上火了!

接下来的症状,比上次的更厉害。我后悔极了!

但世界上没有后悔药卖。

后来，我才知道，"居窌"穴是胆经上的穴位，动了胆火，就升了肝火！

我清楚地记得那天是8月23日星期三下午2点左右，人又被置于一个火球中了，我那可怜的心脏又遭罪了，极度难受。

我上半身火，下半身凉，两只脚丫子冰……

我想电话唐国章医生，又怕他正在上班，不好意思打扰。

于是，我拨通了另一位中医医生的家里电话。他听了我的主诉后，问我，有没有野山参？我说，有。他要我隔水蒸2克野山参，而后吞服。

野山参蒸好了。

我望着桌上：一边是晾着的野山参；另一边是一碗煮熟的白萝卜（我看到报上介绍暑天吃熟萝卜可降心火）。

我究竟应该吃哪样？

我在进行思想斗争。

以我那点仅有的医学知识，这两样东西对心脏病的治疗作用是相悖的：野山参补气；白萝卜破气。

而当下我是"气有余而生火"，如果再服用野山参，岂不"抱薪救火"？

我决定：吃那碗熟的白萝卜。

我想，那位医生为什么要我服用野山参呢？一定是我没把病情说清楚。望闻问切少了3项本来就不妥，再加上我的不十分准确的自述，难免让医生出错。

1个多小时后，不知道是由于心理暗示，还是对症了，我的心脏开始舒服了。

我很是得意，因为这是我自己开的方。

到了傍晚6点左右，我的心脏又开始犯病了。

我毕竟不是医生，解决不了实质问题。

我估计此时唐医生该下班回家了。

我电话了唐医生。唐医生首先表扬了我，关键时刻没犯方向性错误，吃的是白萝卜。而后，说"你这是典型的'水火不济'症状，肾水下注，所以你的脚底是冰的；于是，心火就上窜头部，头就胀痛难忍。你让保姆赶紧去中药房抓一服药：黄连10克、肉桂1克，煮水喝。"

我喝下了苦苦的黄连水。

1个半小时后，感觉头部开始松动；2个小时后，心脏不适慢慢缓解，人趋于正常。然后，让我美美地一觉睡到天亮。

谁说中医是慢郎中？

告诉你，这服中药只花了两元人民币。

只要对症下药，两元中药照样能救治心脏急症！

第二天一早，我兴奋地向唐医生报告美美一觉到天亮的好消息。

唐医生告诉我，这是个经方——交泰丸，临床上用来治疗心肾不交引起的失眠症。当然，它对你这种湿热型的心火上升也是有奇效的，因为黄连对实热，这真叫"码干吃尽"。不过，短期服之，尚属必要。但不能久恋，它会伤正气的。

这就是中医的学问，博大精深！

西医对此类病症，尚无满意的药物。

我庆幸自己，首选中医的正确，更庆幸自己选对了唐医生！

我和唐医生的医缘始于20世纪的90年代末。

那个年代，我反反复复地发心脏病，反反复复地住院，同时，我的中医医生像走马灯似的更换，可心脏病还是缠绕着我。

有人告诉我，上海岳阳医院有一位仁心仁术的好中医叫"唐国章"，治疗心血管病、脾胃病以及许多内科疑难杂症都很有办法。我得知信息后，还会迟疑吗？

我立马找到唐国章医生。

当我将挂了号的病卡递到医生的桌子上时，我才发现他不是一位老中医，看上去最多是"不惑之年"（其实，那时唐医生已经是"知天命"之年了，只不过中医医生懂得养生，所以看上去要比生理年龄小10岁左右）。

唐医生眉慈目善，儒雅和蔼，连说话声音都很"中医"的——慢慢的、轻轻的，眼神很柔。病人主诉时，他从不打断，总是耐心倾听。

我当时心脏病的主要表现是胸闷、胸痛、心悸。服用唐医生的中药，让我一服药就可缓解一大半症状。半年后，我的心脏病基本平稳，也就把中药停了。

后几年，我找不到唐医生了。

所有唐医生的病人都找不到唐医生了。

复旦大学、上海财经大学、上海外国语大学等数十名教师联名写信给医院领导，要找唐医生！

为什么人们对好人，总要祝愿其"好人一生平安！"

就是因为人们不愿意让好人遭遇不平安。

而唐医生在那几年却遭遇了不平安。

今天的唐医生，礼拜一到礼拜天都被数家医院邀请坐诊，忙得他分身乏术。请看，这是病人赐给唐国章医生的赞誉：

良相名声医事业

神仙手段佛心肠

2010年9月24日周五上午，我在上海岳阳医院名医特诊部三楼的诊室候诊时，碰到了一位陈姓的女病人，她告诉我，"我是老三届的，上世纪90年代初被确诊为风湿性心脏病，再伴有胆囊疾病，一只眼睛也几近瞎了。经人介绍，开始服

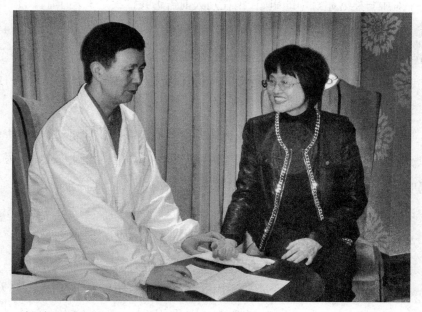

唐国章医生为我号脉

用唐医生的中药。十几年了，一直追随唐医生，是'铁杆粉丝'"。

"有一段时间，突然找不到唐医生了，我就满上海地找啊。听说，唐医生在龙华镇上的'佛慈堂'（龙华庙的药店）坐诊，我马上打的前往。他是我们病人的恩人啊！唐医生还教我站桩，练功。你看，我现在身体全好了。现在是请唐医生开点中药调理调理。"

我望着她的脸，白里透红，比我脸色好多了。

这时，旁边坐着的一位阿婆说话了，"你看，唐医生当他开完方子，总是微笑着、双手将方子递到病人手上。这样好的医生，全上海找不到！"

我曾经问过唐医生他的这个经典动作，他淡淡一笑，说"这是对病人的尊重，也是我的习惯"。所以，在唐医生的感染下，替他抄方的学生也个个像唐老师一样，双手恭恭敬敬地为病人递上方子。

在这样的氛围中就诊，病人感到特温暖。

候诊室的病人，看见我一边听一边做记录，还以为我是来采访的记者，纷纷主动前来谈体会。

一对中年姚姓姐妹中的姐姐，抢在别人前告诉我，"我是3个月前，因脸上长了两块斑，特难看，去了几家美容院，花了许多钱，结果，斑越来越大了。看到医院宣传栏介绍，唐医生能调理内分泌，就开始服用唐医生的中药。没想到，3个星期，我脸上的斑就开始退了，现在，几乎看不到了。（*我看她的脸，如果不是仔细瞧，还真的发现不了有斑啊！*）

"后来，我让我妹妹也来唐医生这里调理调理，才知道我妹的心脏也不好。所以，我们想认认真真地服用唐医生的中药，哪怕路再远。找到一位好中医，不容易呀！"

诊室里一阵附和声。

中医医生的水平不是写在宣传册上的，而是写在病人的心里。

有良好口碑的医生，一般来说都是有真才实学的。

人们眼中的唐国章医生：不管周围的环境会发生什么变化，唐医生心无旁骛，一生只"挖一口井"，直到"清泉"涌出，源源不断！

治本之路: 老爸典范

治疗我心脏病的路在何方?

我的路是: 针灸+中药+向老爸学习。

我老爸今年八十有六, 在70岁时被诊断为患有严重风湿性心脏病: 二尖瓣、三尖瓣中重度关闭不全。西医认为, 此病没有特效药, 只有手术——换心脏瓣膜。但考虑到70岁的老人, 很难经受这么大的手术, 所以, 只能让老爸回家静养。

老爸是一位高级工程师, 酷爱动脑子, 不想就此坐以待毙。于是, 看了很多医学资料, 想着法子治自己的疾病。

今天, 我总结一下他这十几年的做法:

第一, 他认为必须营养心肌, 于是, 就选择每天服用足量的辅酶Q10。

我经过研究, 辅酶Q10不但能增强免疫功能, 延缓衰老, 在防治像癌症、高血压、心脏病等过程中扮演重要角色, 有比维生素E更强的作用。有的研究者认为, 辅酶Q10还非常擅长于增加身体整体的能量, 尤其是那些不做运动的人更需要补充辅酶Q10以增加活力。

所以, 我认为老爸这第一招就非常正确: 补充心脏的能量。

第二, 要保证心肌的供血, 就经常服用活血化瘀的中成药, 或麝香保心丸, 或丹参滴丸。

不让心肌缺血, 这是老爸的第二招。老爸不喜欢服用中药的汤药, 嫌麻烦。在对付心脏病的中成药中, 我知道上海人很喜欢用这两个药。我用下来也觉着效果不错。

第三, 每天服高血压药, 控制好血压。

血压与心脏密切相关, 血压平稳, 是控制心脏病的关键。这也是老年人必须做的功课, 不可懈怠。

第四，饮食清淡，早上坚持醋拌粥，软化血管。经常过午不食。

其实，这是养生的两个常识，但人们很难做到。

比如，管好嘴巴，不贪"美"食，清淡为主。而老爸坚持几十年用醋拌粥，其软化血管的效果甚于服用进口的深海鱼油。

又比如"过午不食"，这是一种"准断食"。它是通过一个小时段的断食，切断外来的热量补给、燃烧体内过剩物质，从而达到清除废物、净化身体的目的，是一种最好的体内环保。

老爸坚持这样做，使自己的血液非常干净，减轻了心脏负担。

我曾问过老爸，肚子饿怎么办？他说，喝一杯牛奶或冲一杯奶粉或几片饼干即可。

第五，早睡觉（晚上8点），早起床（清晨4点）。

有规律的作息时间，雷打不动，哪怕自己最喜欢看的电视节目，包括春节晚会等。而这些都是需要毅力的，但我老爸做得到，数十年一贯制。

第六，练站桩功，清晨1小时，晚上半小时，并在床上自创了一套全身按摩操。

我认为，练静功是老爸心脏得以真正康复的关键手段。入静运气，是老爸的关键词。气行则血盈，气血调和，则百病消。

老爸说，他每天练站桩时，只感到浑身发热。即使在寒冬腊月，他都要半裸练功，说是"放放电"。我认为，老爸是真的得"功"了！

十几年前，我就向老爸学过，但没有恒心。看来，"坚持"服这副"药"是很苦的。

第七，去杂念，养心气，不存烦心事。

药疗不如食疗，食疗不如心疗。心不静，心脏病无法痊愈。

老爸就这样坚持了整整10年。80岁那年的他，经心脏超声检查，原先的心脏疾病居然逆转了。心脏超声报告：二尖瓣轻度关闭不全。医生说，这不算什么疾病，一般人也会有。

奇迹啊！

如今，老爸86岁高龄，心电图检查正常。他精神矍铄，声如洪钟，思维敏捷，脸色似童,我们5个兄弟姐妹均望尘莫及。

老爸虽然长我25岁,但他除心脏外,其余零件的功能都超常的好,尤其是脾胃。他一辈子不知道胃在哪儿,这说明他的"胃"从来没有"作"过。一位老中医号过他的脉,说我老爸的肾气很足,这在耄耋之年是少有的。

而我的脾胃(后天之本)和肾气(先天之本)都是不合格的。所以,年轻的我比年长的老爸治疗心脏病的难度要大。再加上,我又患过两次绝症,体质如婴儿,弱不禁风啊!

给我治疗的医生都说,我的脏器和经络太敏感,但营卫能力(即防御能力)却又很差,稍不适度,五脏六腑就会出现不平衡,所以,调理的难度的确很大。

当然,事物都有两面性。

因为难治,所以,其治愈的价值也就越大。

我相信我的医生也是这么认为的。

在我治疗心脏病的方案中,自认为很重要的有3条:

一是一定要将自己的脾胃调理好,避免"子盗母气";

二是必须十分关注自己的口腔健康,杜绝引发心脏病的独立性因素;

三是要好好练静功,把自己的气理顺,否则"康"(经络之通畅为之"康")而不"健"(气足有力为之"健"),这也是很麻烦的。

从老爸的实践看,坚持数年练静功,必有好处。有人告诉我,练好十年功,将让你重新换个人。

我启动了治疗心脏病的程序,在中医唐国章医生和针灸韩建中医生的帮助下,我想,这第三个课题也必将会圆满结题的。

我的心脏病一定会像老爸一样康复!

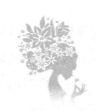

本章话题：生病了，会首选中医吗？

点评嘉宾：李芬华（上海市纪委副书记）

记者提问：秦　畅（上海人民广播电台首席主持人，"金话筒"奖获得者）

李芬华：以书为缘，我与潘肖珏老师的相识、相知是因书而起，《女人可以不得病》一书，我"一口气"拜读了两遍，心情难以平静，我既为书中主人公的坎坷与磨难而心焦，又被她的睿智与勇气所折服。

心脏是一个人的核心脏器，《黄帝内经》认为："心为君主之官。"多难的人生使潘老师的心脏屡受打击，在攻克了乳腺癌、股骨头坏死等一个个疑难杂症后，现阶段最困扰她的莫过于心脏问题了，尤其是2010年以来心脏病频频爆发，使得她苦不堪言。

其路漫漫，上下求索。

心脏病是一种疑难复杂的慢性病，经历了近20年的折腾，潘肖珏老师深知西医没有特效药，于是她想到了中医，选择了中医为其辨证施治、养生祛病。气功帮她"引火下身"，按摩助她驱逐湿气，针灸为她疏通经络，良医给她调理脏腑，她的心脏慢慢的感到舒适、轻松……

实践证明，对于慢性病，尤其是对于疑难复杂慢性病，首选中医是一种明智的选择，理性的选择！

困境，对于智者、仁者来说，意味着一个个潜在的机遇。在多年的求医问药的过程中，潘肖珏老师在努力探究"为什么"，既要知其然，也要知其所以然，为自己，也为他人。她虚心向著名中医唐国章医师求教，用心与气功姑娘程冲冲互动，她逐渐明白了经络、穴位与脏腑之间的关系，感悟了情志、心态与身体的关联，领略了中医的奥妙与神奇，体会到了中医的博大精深。更为可贵的是，病中的潘老师还用笔记载了她生病的心路历程和体会感受，娓娓道来，通俗亲切，文字之秀美、故事之感人，都令我难忘！

我不懂医理，也不明药理，外行点评，甚是惭愧。作为好朋友，有幸第一时间拜读了潘老师的新作，我的心又一次被深深感动了。我真切地感受到：潘肖珏老师的心还是没有放下，没有放下她那"济人病厄"的大爱之心！

秦　畅： 与癌症、股骨头坏死相比，心脏病可谓是"急病"，而当急症来袭时，您依然用了"慢"方法。这是得益于您5年中与重病打交道基础上积累的自信，还是您已确信，这些在西医看来只能作为辅助手段的方法才是治病之本？

潘肖珏： 回答这个问题，不能一概而论。心脏病大体可分为器质性的和功能性的两大类，在这两大类下还有许多亚类型的心脏病。

我的心脏病起因是第一次婚变时的情志所致。以后，稍有劳累或情绪激动，心电图就显示心肌缺血。近20年间，越发越频繁，而且心肌缺血越来越严重。2002年我曾进行过冠状动脉造影检查，排除了器质性病变。所以，当时我认为自己患的是功能性的慢性心脏病。

这种心脏病，即便是急性发作期，西医的方法也只是起到缓解症状的作用。而真正的治本之路是以调适情志和中医（针灸、推拿、练功、内服药）为主的整体综合治疗。

我书中介绍了我老爸治疗自己风湿性心脏病的事迹，他这些方法的成功，更证明了运用多种手段的综合调理，才是医治慢性心脏病真正的治本之路。

我为什么要将治疗心脏病列为我的第三个课题？医学常识告诉我，即使是功能性的心脏病，若长期发作，也会发生器质性病变的，比如我。所以，时不我待。

秦　畅： 那是否也意味着，这样的方法对我们普通读者而言更加难以借鉴尝试呢？

潘肖珏： 不是的。大量的功能性的慢性心脏病患者，恰恰是可以借鉴尝试一下我所讲的方法。问题是需要耐心，需要坚持，需要持之以恒，才能见效。它不像服西药那样快速有反应，但它却无毒副作用，而且是治本的。

秦　畅：与唐国章医生的对话，再次让我们感受到中医的神奇。心、肝、肠、经络相连，互相依托，彼此影响，是中医系统性解决问题的又一上佳例证。可是，执着钻研五载的潘老师都只推开了中医的一扇窗，尚未看全这扇窗所呈现的美景，读者们是否会有挫败感？我怎么伺候这位"慢"郎中？即使和您成为朋友的我，至今也说不清阴、阳、虚、寒。"敬畏感"能消除吗？

潘肖珏：看了我的这一章内容后，读者会有挫败感？我想，不会吧。

我认为，中国人对世界最大的贡献，除了四大发明外，还有一件宝贝，就是一幢无比珍贵的"中医"宝库。

中国人得病后，比外国人多了一种治疗手段——中医，所以，我们是幸运的。

中医博大精深，需要我们用一生的时间去慢慢体味她。

中医的思维不是西医那种线性思维（头痛治头），她是整体思维（头痛却治脚）。她之所以能"同病异治"和"异病同治"，因为她靠的是辨证施治。这些体现在人体上的阴、阳、虚、寒等方面的症候，即使没有具体的病名，治疗仍然能够有效地进行。所以，中医是有点神秘、有点哲学，但中医更是实用的。

我们对中医可以"敬"，但不必"畏"。因为中医总在你身边。

你可以不吃药，你不能不吃饭，不吃菜，不吃水果吧。中医讲究"药食同源"，比如大米就是一味中药；羊肉也是一味中药；扁豆又是一味中药；胡椒、山楂、红枣等等都是中药。当然，这些食物必须是在中医理论的指导下去应用才成其为中药。

秦　畅：普通读者怎样走进并运用中医？

潘肖珏：我认为，可以先从饮食养生开始。中医提倡"天人合一"，人的养生必须因天而变，什么季节吃什么食物对身体有利。我在第五章中向读者介绍了我这几年根据中医理论指导饮食养生的体会。

另外，还可以从经络养生着手。比如，掌握一些养生穴位（足三里、合谷等），自己经常按摩。季节转换时，可去医院的针灸科，请医生或针刺，或艾灸，进行经络疏通，调节气血。

第四章
恩宠细胞: 激发自愈力

- 循证医学告诉我们: 凡是心情不好的女性, 80%以上都有乳腺疾病, 而这些人群中, 乳腺癌变的可能是常人的5倍。

- 病由心生, 很多病是由于心理不健康而产生的。我设计了一句话, 叫: "长期的情绪感冒, 是滋生百病的土壤。"

- 如果我成了残疾人, 我的人生就比一般人多了一种体验。

- 所以, 我执意要买最漂亮的轮椅车, 让自己漂漂亮亮地在轮椅上, 每天迎接初升的太阳, 好好恩宠细胞。

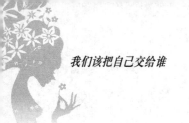

恩宠细胞的七大法宝

为什么要"恩宠细胞"?

人说"久病成医",我虽不知会否成医,但我一病就研究"医"。特别是对医学界新公布的一些数字表述很有研究,总是试图从这些数字背后研究出是它所蕴藏的普适性价值。

WHO医学专家发现,一个人的健康有五大决定要素:

（1）遗传,占15%;

（2）社会环境,占10%;

（3）自然环境,占7%;

（4）医疗条件,占8%;

（5）生活方式和精神因素,占60%。

前4项要素占的比例相当少,加起来总共才40%,而较多影响健康的是生活方式和精神因素,占到五分之三的比例。

我清晰地看到:国外的一些医学专家对"精神因素"与健康的关联度,作了非常深入的研究。他们将不利的精神因素分为两种:较大的压力源称之为"生活改变单位",而较小的压力源称之为"负面情绪事件"。

"生活改变单位"对人身体的影响非常大,请看他们列举的量化表:

原　　　因	影　响　程　度
丧偶、自身患重大疾病	100
失恋、被动离婚、糟糕的再婚	73
工作压力、失业、退休综合征	57
与上司发生矛盾	45

表中的最高值是100，而"丧偶或自身患有重大疾病"对人的压力最大，高达顶值100，对此我有切身的感触。

其次是"失恋、被动离婚和糟糕的再婚"，这其中任何一项都达到73。这说明情感类问题对人的杀伤力也很大。就失恋和离婚而言，一般来说，"被动者"所受的心理创伤自然要大于"主动者"。

事实证明，"糟糕的再婚"的确是一把情绪利剑，直刺受害方的心脏。对此，好多人都说：糟糕的再婚就是"坐在黄连树下啃苦瓜"——苦透苦透，其苦苦到内心深处。所以，很多当事人往往还是会选择再度"出城"。

再次是"工作压力、失业和退休综合征"，这类指的是因工作变更而引起的压力。其中患退休综合征的人，我以为，一般是原来当领导的比较多。他退休前，干的都是指挥人的事，而退休以后，发现连老婆都指挥不了了，于是就浑身不自在，失落啊，郁闷啊，身心都出了问题。

你看看，马路上那些退了休来发挥余热的交通协管员，手拿黄旗子，嘴里吹哨子。他绝对没有退休综合征，乐着呢，他一辈子被人家管，现在却能在大路上指挥"千军万马"，所以根本不会得什么"退休综合征"。

最后是"与上司发生矛盾"，这个压力源远远大于与同事之间发生矛盾。为什么？因为这种情况一般是他一时半会儿也跳不了槽，而与上司的矛盾，又难于沟通。于是，总感觉：人在屋檐下，不得不低头，更别提加薪升级了，所以，压力就放大了，不爽啊！

第二种类型："负面情绪事件"的压力源虽然没有"生活改变单位"那么大，但其外延的波及，却是我们每一个人都很难躲避的。比如焦虑、委屈、抑郁、嫉妒、抱怨和敌意等，谁能保证，它们与我从不沾边呢？

最常见的"焦虑"情绪，大多数人都会发生。我曾经听人说，在等公共汽车的时候，车站上总有一些人，当他需要的车子迟迟不来的时候，往往会不停地来回走动，表现得很焦虑，神情很不安。这种人哦，十有八九，他的心血管早晚会出现问题。因为焦虑情绪会使人的血管收缩、血压升高、心跳加快，植物神经紊乱。

还有一种负面情绪叫"敌意"。很多人说，我没有什么敌意情绪啊！敌意情绪往往是由我们并不经意的"嫉妒、抱怨"而产生的。如果一个人经常有这样的情绪，那它对心脏、血压、脾胃等的影响不亚于地震。国外的调查数据是：此类人死于心血管的概率，60岁以下为50%以上，60岁以上者也有35%以上。

循证医学告诉我们：凡是心情不好的女性，80%以上都有乳腺疾病；而这些人群中，乳腺癌变的可能是常人的5倍。

中国乳腺癌发病率，以每年3%的速度在增长。而上海疾病预防控制中心2010年3月7日发布：上海近年平均每天诞生10位乳腺癌患者，一年就有近4 000名乳腺癌患者。

触目惊心啊！

为什么我们有那么高的比例？我觉得除了与上海这个城市的环境、工作压力有关外，还有一个重要的因素就是"负面情绪"的影响。

病由心生，很多病是由于心理不健康而产生的。

我设计了一句话，叫做："长期的情绪感冒，是滋生百病的土壤。"为什么？

请看科学家的推理：

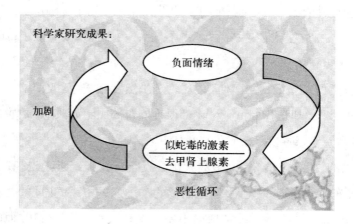

上图说明：负面情绪产生以后，人的身体就会产生一种像蛇毒一样的激素，医学上称为"去甲肾上腺素"。它会加剧负面效应的身体循环，于是，恶性循环就

开始了。

同理，如果你始终保持积极乐观的情绪，那么身上就会产生一种快乐的激素，叫"内啡肽"。你身体里的"内啡肽"越多，它就越会提高你的免疫功能，形成良性循环，那你的整个机体就越来越平衡。即便有了病，也能依靠自身的自愈力而得以康复。

医学常识告诉我们：每天我们的身体都会新陈代谢，要新生N次方的新细胞，但是每天也有20个细胞要裂变。对付突变的细胞，人体自身有一个自然杀伤细胞叫NK细胞。在正常情况下，它5分钟就可以修复那裂变的20个细胞。

但如果你是处在负面情绪下，那NK细胞的活性就下降50%以上，那你的20个细胞就得不到修复而继续裂变、裂变。若干时间以后，这些裂变的细胞就会在某个薄弱的组织内形成肿瘤，使你的肌体或脏器发生恶变。

古人云："水能载舟，亦能覆舟"。

同理，"情绪"能杀人，也能救人。

那么，我们怎样用情绪来救人。我开始着手研究"自我情绪管理"。请看下图：

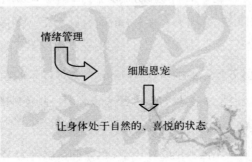

情绪管理　→　细胞恩宠　→　让身体处于自然的、喜悦的状态

怎么管理？我自创一个带点医学味道的概念，叫"让细胞恩宠"。

细胞是在什么状态下才能得到恩宠呢？

细胞是身体在非常愉悦的、自然的状态下，才能得到恩宠的。

细胞得到恩宠的人，整个人的自愈力将会大大提升。

这几年来，我经历了乳腺癌和股骨头坏死两大绝症，在自我拯救的过程中，我研究并践行了恩宠细胞的七大要义，现呈献给读者，请诸位品析。

"独乐乐不如众乐乐"！

这样，我的细胞就会再次得到恩宠。

恩宠细胞的七大法宝

"恩宠细胞"法宝一：喜闻见乐

聆听悦耳的声音，不光是指听音乐，还包括听大自然的声音。如清脆的鸟鸣，它能让人回到那"小桥流水人家"的恬静的意境中；又如海边那轻轻的涛声，它会浮现油画般的水天一色美景，顿感心旷神怡。这是听觉与视觉对人的通感作用。

我现在还发现一个问题，听音乐跟"唱音乐"还不一样。某种程度上说，唱歌比听音乐效果更好。

我看到一个数据，说如果唱贝多芬的弥撒曲，医学人员从歌唱者的唾液里检测出抗感染的体液含量，要高于一般人240倍。日本人倡导卡拉OK，也许就是这个道理。

我曾向一些医院建议，医院的环境应该有背景音乐的萦绕。比如，门诊大厅、电梯里、病房的过道，甚至检查室内都应该弥漫一些美妙的轻音乐，这也是一种提高病人抗感染能力的方法。

医学调查显示：人在艺术化的环境中，机体的抗感染力增强。外科医生曾做过一个调查，如果让一个手术后能起床的病人去观赏园林景色，结果伤口愈合的时间大大提前。有一家医院，在外科病区内，专门开辟了一间盆景室，让病人去那里观赏，结果病房周转率一下子提高不少。

聆听悦耳的声音和观赏艺术品，简言之，就是闻喜见乐。但人是社会的人，不是生活在真空中，我们总会碰到一些突发的不快之事。我给自己的原则是：不高兴的事消灭在3分钟之内。3分钟内还化解不了时，就赶快听音乐，再不行就自娱自乐地唱歌或观赏艺术品，以此转移注意力。

"恩宠细胞"法宝二：爱的滋润

不能"爱"人的人和不被人"爱"的人，都是很不可思议的。一个健全的人会得到爱的滋润。爱的滋润包括两方面：爱他人和被人爱。

美国有一个研究：一个被母亲抱过的早产婴儿比没有被母亲抱过的早产婴儿，要早出院4天。原因是前者比后者多了肌肤接触的爱滋润。

日本的研究是：60岁以上的夫妇，如果两个人每天都手牵着手去散步，他们的寿命会延长5年以上。

现在很有名气的洪绍光教授作报告时，一直说他跟他的老爱人，每天晚上手牵着手散步1小时。夫妇俩手牵着手，就是中医说的阴阳平衡。然后他还很风趣地说，不要牵错手。要不，麻烦就大了。他说人对肌肤的这种渴求，没有年龄限制。年纪越大，这种需求越加迫切。

爱的滋润，并不狭义地理解为只是"爱情"之爱，"亲情"之爱，而朋友间的友情之爱，同样可贵。我的康复治疗方案中有一味良药是"友情之爱"。

最近，我终于找到了这味"药"的理论依据：现代医学已经将"朋友"引入医学上的治疗方法，成为辅助治疗的一味良药。

美国乔治·华盛顿大学医学中心的卡尔·维斯医生做过友情治疗作用的相关研究，对90名乳腺癌中期患者进行了7年的跟踪调查。他发现，友情能够使患者产生安全感，体内的压力激素水平大大减低，免疫功能得到改善，从而提高了乳腺癌患者的存活率。

卡尔·维斯医生还发现，乳腺癌患者的康复与朋友的数量成正比。朋友多于6人的患者，7年内的存活率会提高60%。反之，如果在7年内没有朋友相处，那么死亡率和复发率在60%左右。

我高兴地呼喊："卡尔·维斯医生万岁！"我现在的朋友数是6的N倍，根据卡尔·维斯医生的这个理论，我的"存活率"应该是大大地提高了。

所以，我应该衷心感谢我身边所有的朋友，是你们给了我新的生命！

一个外国医生说，所有的健康都与两个因素有关，即"给予爱的能力"和"获得他人的爱的享受"。

因为，"爱"能增强一个人的免疫细胞。

"恩宠细胞"法宝三：愉悦的想象或回忆

俗话说，"人生中不如意者十有八九"。八九都是不如意的，那怎么办呢？我们总不能一直耿耿于怀那"不如意的八九"吧！好，那我们就去放大还算如意的一二，这样会大大舒展自己的心情，从而达到恩宠细胞的效果。

经常进行"愉悦的回忆或想象"，这对调适情绪很管用。

2005年我连续挨了三刀，当时的情况是：左边的身子动弹不得，因左腿股骨颈骨折术后才两个多月；紧接着乳腺癌全乳切除，并右腋下淋巴清除后，连右边身体也使唤不得了。

经历了绕不开的心理挣扎期后，我笔直地躺在病床上，望着天花板，开始学着抛开眼下的诸多烦恼，而进行一些愉悦的想象，也就是我们常说的做"白日梦"吧。

第一个白日梦：

我得癌症了，癌症=死亡？！我倒不信邪，只要给我时间，我潘肖珏非得把它扳过来。不仅要活下来，而且要活得棒棒的。而后，我要写一本自己康复之路的书，然后，我就去上海图书馆向公众演讲。

这不，2007年10月26日，我真的被邀在上海图书馆演讲了。

2008年3月，我出版了《女人可以不得病——我的康复之路》第一版。

当人处在绝境时，这些励志的白日梦，真的比你吃什么补品都好。因为在你编织这些梦的时候，你就忘掉了这里疼、那里疼。虽然心脏监护器有时也会报警，让它去吧，我照想我的书，等会儿它就不报了。我想，大概是我的细胞得到"恩宠"了。

2008年年底，我不幸又遭遇了双侧股骨头坏死，面对自己再次陷入连环绝症，心情自然掉入了沮丧的深渊。但我马上强迫自己：遵循原先设定的"恩宠细胞"的第三法宝，开启"愉悦想象"的快车，迅速让自己从糟糕的情绪里拔出来。

于是，诞生了第二个白日梦：

我想象着自己有可能从此坐上轮椅，怎么办？没关系啊，我的手还在，手的功能还在，我比霍金强多了，完全不影响写作。那我就决心做"张海迪第二"，加入残疾人作家的行列，并想象着哪天坐着轮椅，上台去领"残疾人作家文学创作奖"。

此时此刻，自己还想"出风头"，这倒真不是件坏事。因为这种意识让人上进，让人分泌积极的激素，启动阳光情绪，恩宠细胞。

如果我成了残疾人，我的人生就比一般人多了一种体验。

所以，我执意要买最漂亮的轮椅车，让自己漂漂亮亮地在轮椅上，每天迎接初升的太阳，好好恩宠细胞。

1年半后的今天，股骨头坏死被遏制了，我居然行走自如。其成果大大改写了我的第二个白日梦，难道其中就没有一点点"恩宠细胞"的功劳吗？

谈到婚姻，我是屡战屡败，两次婚姻都不如意。而我又是个特别唯美的人，所以，每每想到这些，心情就格外郁闷。

自从生了大病以后，我开始学会从这些"不如意"的事里，找点如意的故事来回忆、陶醉。

比方夫妻关系，从某种意义上说，它是个法律概念。按理来说夫妻关系解体以后，婆媳关系就自然解体。在中国，婆媳关系往往属于"不如意"关系的。但我却不然，自己不管是做媳妇，还是当婆婆，都很如意。回忆回忆这些，会让我很得意的，并以此来减少一些自己对婚姻的遗憾。

我跟孩子他爸（也就是我的第一任丈夫）1991年离婚，至今已近20年了。但我跟他妈，也就是原来的婆婆，这么多年来一直如母女一般。

老太太当时说的一句话："当不成媳妇当女儿"，我一直好好遵守着，尽管她自己也有女儿。我们很聊得来，非常投缘。我依旧把她当我的"妈妈"，逢年过节,我会去看望他们老人家。

有一次,老太太电话我,让我抽空去一下。

记得那天,她拿出一个首饰盒,要我打开。没想到,老太太跟我玩"Surprise"!

"这是你妈亲自去金银首饰店,给你挑选的白金项链,你拿着吧!"儿子的爷爷在一边帮着解释。

"你当我儿媳妇时,家境不好,没给你买。现给你补上。"老太太边说边颤抖地给我系在脖子上。

两老的退休金并不多,还省着给我补买项链。

我眼湿润,身温暖……

我得了大病,急坏了老太太。住院的时候,正值大热天,老太太冒着酷暑,一次次往医院赶,今儿送猕猴桃,明儿带紫葡萄。出院那天,她捧着拔了一天毛、烧好的红头鸭子,说"抗癌的,多吃点!"

我的体验:人和人之间的真情,不需要法律关系的契约来维系,只要心和心的一种交换。

老太太于2008年9月去了天国,我时常在梦里与她相会,时常在梦外念着她。

今天我也已经当婆婆了,我和儿媳关系既似母女,又似朋友。

我作为女人,"妻子"的角色没当好,但中国女人很难当好的"媳妇"、很难当好的"婆婆",这两个角色,我自认为当得还可以。

好些朋友都羡慕我的婆媳关系,每每谈起,都会夸我,让我很满足。

这是老天爷对我不幸婚姻的补偿。

我珍惜着,记忆着。

"恩宠细胞"法宝四:感恩一切

感恩,是做人的一种基本能力。

要恩宠自己的细胞，我们必须感恩一切。

以感恩之心对待周遭的事物，我们将获得更多的感恩。感激之情让我们与世上所有的美好事物产生共鸣，能够将美好的事物吸引到我们身边来。

感恩是一种美好的品德，要将感恩变为一种习惯，时时刻刻心怀感激，我们也将因此获得更多的幸福。

因此，可以说，感恩是一种巨大的力量。

一位佛教大师说：

感恩绊倒过你的人，因为他让你学会了站起来，把握平衡，站稳自己；

感恩遗弃了你的人，因为他让你学会了独立谋生，自己上路；

感恩喝骂过你的人，因为他让你学会了反省自己，总结自己；

感恩黑夜的来临，因为它让你学会了等待明天的日出。

基督教也有两句话：感恩对手；感恩疾病。

感恩"对手"。很多人说，为什么感恩？我说很简单，没有"他"这个参照系，你上进就缺乏目标。因为你有了竞争的对手，你才会产生超越他的动力。

感恩"疾病"。有的癌症患者抱怨，"恨死了，怎么这么倒霉，生了这样的毛病，我招谁惹谁了！"我说，你们不要恨，你越恨，身体的不良反应就越大。"恨"的情绪会使你血管收缩、血压升高、心跳加快，整个内分泌系统甚至整个免疫系统都被破坏了，癌细胞就更有机可乘了。

于是，她们反问我，"难道还要我谢谢它？"我说，"对！谢！"因为没有任何其它疾病能比癌症更能让人反省人生的。只有得了这个病，我才会彻彻底底地自我反省了。我把自己整个的人生都翻个个儿在想：为什么人家不会生这个病而我会生，有没有我自身的问题呢？

我有时候也会和疾病对话："嗨，你饶了我吧，你已经教训我了，我知道了，我肯定洗心革面、改邪归正，饶了我吧。"

用这样的心情对待疾病，也是让自己细胞恩宠的一种方法。

所以，我喜欢采用"战胜疾病"，而不用"战胜病魔"的说法，其理由就在此。

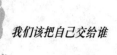

"恩宠细胞"法宝五：干自己喜欢的事

"干自己喜欢的事"。

喜欢的事就是自己的兴趣所在，干自己有兴趣的事，心情肯定是非常愉悦的，细胞当然会得到恩宠，对身体很有利。

得知自己患了非常严重的乳腺癌，情绪一度低落。这时，我看到一则报道：

一个法国女孩得了宫颈癌，动了8次手术、7次化疗，人都快撑不住了，她想自杀。有一个朋友问她，你最喜欢干什么？她说，我最喜欢在自己家乡的湖面上划船。那个朋友说，"好，咱们出院吧！"她出院以后，那个朋友就陪她去划船。刚开始，她只能由人扶着坐在船上，慢慢、慢慢地她能不用扶，自己坐了。

然后，她试着自己划。每天都坚持，从半小时到1小时，到几小时，后来，她划得越来越好。两年以后，经检查，身体的所有指标全部正常。她终于康复了。再后来她得了1996年世界女子划水冠军（这是洪绍光教授讲的一个经典案例）。

当时，医生曾对我说，你的乳腺癌病情很严重，若不放化疗，或许给你的时间只有1年半。但看到这个案例，我突然觉得自己的病情还没有到法国女孩的那个地步，我为什么要趴下呢？

于是，我决定干我喜欢的事：读书与写书。

读书是输入，写书是输出。

这一进一出，收支平衡。

平衡就健康！

我思忖着这个法国女孩之所以"恩宠细胞"成功的3个要素：

第一，干自己喜欢的事，让自己的身心充分愉悦，这是治疗疾病的一种良策；

第二，在湖面上，环境怡人，负离子充分，有利于疾病治疗；

第三，划船，运动量大，有氧运动让细胞的改邪归正大大提速。

与那个法国女孩相比，让我耿耿于怀的是，至今没有一个"环境怡人、负离子充分"的生存环境，这成了我养生的一块"短板"。

如今，我股骨头坏死的趋势已完全被抑制，并能行走自如了，但运动量较大的有氧式散步，恐怕还是不能马上进行。于是，我选择了道家养生的静坐法，静止生动，恩宠细胞，如今，已初见成效（将在第五章详细汇报）。

当然，最让我得意的是，终于找到了"写作能提高健康指数"的依据。

美国乔治城大学医学研究中心的一项新研究发现，写作可以提高人们的健康指数。此项研究设计71名白血病或淋巴癌患者，调查包括一次写作前调查、20分钟表达性写作、一次写作后调查以及可选择的3周后电话跟踪调查。

研究主持人南希·摩根介绍，所有参加"写作疗法"的人都认为自己对疾病的看法发生了巨大改变；而且，3周训练后，他们都感觉体质更好，生活质量更高。

南希·摩根还表示，这项研究成果不但对一些患者适用，对健康人也有积极的意义。

看了美国医学专家的研究结论，我更乐意在键盘上遣词造句，排兵布阵，宛如兵马大元帅。我在写作的乐事中，恩宠着细胞。

"恩宠细胞"法宝六：坚定信念，激发神性

心理学家说，信念是人类文明中被疏忽的却是最强大的部分。

众所周知，政治信仰是一种信念，宗教信仰也体现一种信念。医学上也是这样。信念会调动自身的免疫细胞，增强自愈力。

2007年9月12日，美国《环球时报》报道这么一个例子：

旧金山有个11岁的女孩叫安琪，得了一种神经系统方面的怪病，情况是越来越不好了，医学上判定要终身瘫痪了。于是她进了一个康复医院，那位康复师非常好，每天早上给她做2个小时的理疗，而且在帮她做理疗的时候就对她说：

"安琪，医生给你做完理疗，你回到床上就想：理疗做完以后我就马上会动了，我马上就会站起来了，我马上就会出去跳舞了。"11岁的安琪很听话，她天天

做完理疗后就这样想,盼望自己很快就能站起来。

有一天,安琪突然感觉床动了,一会发现房子也动了,还发现走廊里面一片嘈杂声。半小时以后,医生进来了,小女孩说:"医生,我会动了,我会动了,真的,床也动了,房子也动了。"

医生非常爱护她的说法,说:"是,你再坚持想下去,你就真的很快会好起来的。"其实刚才是旧金山发生了地震,但是医生不想告诉她灾情,而是告诉她,就是你想了之后你才动起来。

在这种信念的支持下,大概没过几年,这小孩真的能坐起来、能走、能跳了。这是一个非常好的人文医学的案例,也是"大脑决定健康"的有力举证。

"大脑决定健康",这种说法,一般是要经过很长一段时间才能起效果的。如果是在短时间,有没有这么好的效果呢?

再看一个案例:一个旅馆里面,住着两个人,其中一个人有哮喘的病史。一天晚上,那个有病的人突然感到胸闷。他对另一个人说,"老兄啊,你赶快去开窗,我闷死了!"那老兄就摸黑爬起来去开窗,可不知道窗子的插销在哪里,怎么也打不开。床上那个人说,"你快一点快一点,我憋死了!"那人想,救命要紧,先把窗户砸碎,让空气进来再说。于是,随手拿起一把椅子,"哐!"玻璃被砸碎了。床上睡的那个人说:"好舒服,好舒服啊,"慢慢地两个人就睡着了。第二天早上起来一看,那窗户仍旧好好的,没砸碎啊。原来昨天砸碎的不是窗子而是穿衣镜啊。

这个例子属于"明示式"的心理作用,虽然比"信念"低一层,但也有"恩宠细胞"的效果。玻璃被砸碎的听觉、相信空气进来后我就不憋气了的"信念",使紧张的细胞得到恩宠,人就放松了,症状也缓解了。

以上两个例子说明:坚定信念,最大的作用是能激发出我们自身蕴藏的"神性"。

什么是"神性"?"神性"是人性当中最具建设性、最有生命力的力量,每个人身上都有,但我们却浑然不知。

请看下图:

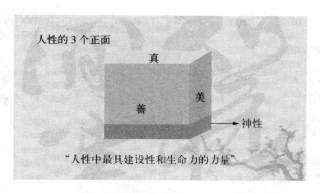

人性的3个正面

真

善 美

→ 神性

"人性中最具建设性和生命力的力量"

人性有6个面，前3个面是正面，叫：真，善，美；后3个面是反面，叫：假，丑，恶。这6个面构成整个人性，而人性的最底层就是"神性"。

"神性"这种最具建设性、最有生命力的力量，是需要我们在信念的指导下挖掘出来的。这种最具建设性、最有生命力的力量，一旦被激发出来，其坚韧和活力是人在常态下无法想象的。

这是一种超然的坚韧和活力，它恩宠细胞的能力超强！

2005年至2009年，我遭遇连环绝症，有腿不能走，有手不能提，身心也一度陷入低谷。可我最后能如此滋润地活着，靠的是什么？

靠的就是我始终坚信的一种信念——

我是在命运的跑道上跨栏杆，咬咬牙，跨过这道坎，跨过去就是艳阳天！

就是这种"信念"，将自身那股最具建设性、最有生命力的力量——"神性"给激发出来了！

于是，全身的细胞得到充分的恩宠，感到浑身充满活力，自愈力大大提升，我赢了！

最近，我在思考：每个人都有"神性"之说，是不是与禅宗"人人皆有佛性"的观点异曲同工？佛学研究颇有造诣的上海作家沈善增对"人人皆有佛性"作了诠释："佛性即是生命力。"

沈先生的话说得好，言简意赅，明了。

这是生活的真理，生命的真理，不管我们称它什么，我们其实都非常需要它。

2010年7月的一天，我在网上看到了一则消息，给我那自创的"神性"理论以有力的科学支持。

2008年3月17日，美国南佛罗里达大学健康科学研究中心的首席科学家威斯里教授向全世界宣布：心脏可以分泌救人最后一命的激素，它不仅可以在24小时内杀死95％以上的癌细胞，而且对其他绝症也有极好的治疗效果！

科学家是用数据说话的。

威斯里在小白鼠身上做了无数次试验，然后挑选了100个自愿者，分别对他们处于各种情绪状态下的心脏激素分泌情况进行了跟踪采集，发现人的情绪越高昂，心情越愉悦，人的心脏分泌的那种激素就越充沛。

反之，人处在痛苦、担忧、抑郁等消极状态时，心脏几乎完全停止分泌这种激素物质。

由此，千百年来困扰人类的绝症自愈"底牌"被彻底揭开了——

只有在身患重病时保持心情愉悦、积极求生的患者，心脏才有可能分泌救命的激素，当这种激素达到一定量的时候，才能杀灭体内的癌细胞或抑制它们的生长，从而达到不治自愈的生命奇迹！

而那些因为绝症整日忧心忡忡，活在痛苦绝望中的患者，则永远没有这种自愈的机会。

由此看来，上帝其实给所有绝境中的生命都留下了最后一道出口，这也是上帝送给人类的最后一件礼物。只是这一张终极底牌，人类不走近生命的尽头，往往看不到它！

我将此种力量，命名为"神性"。

我坚信自己就是赢在"神性"上的！

"恩宠细胞"法宝七：认可与被认可

人活着的价值，从社会学意义上说，就是被认可。同理，如果你对别人的行为，也有能力做出"认可"的判断的话，起码可以说明你还具备一定的审美能力。

所以，人，无论是认可别人，还是被别人认可，都是人与人之间产生良性互动的"元穴"。

认可者必须具有愉悦之心、仁爱之怀、成人之美之善念；被认可者必产生自尊之心、奋进之力、向上之志。

因此，从生理学意义上说，认可与被认可，都能让人产生机体的健康因子，恩宠细胞。

我记得2003年，在修订我的专著《公关语言艺术》第四版时，书中就增加了我们"认可"别人的意义和方法。当时的我就认为：学会认可，学会欣赏，学会赞美，比责怪、批评更能达到人际沟通的目的。

我在专著中运用了行为科学上一个著名的"保龄球效应"：保龄球练习场上，一学员一球打过去，倒了5个瓶子，还剩下5个。面对这样一个确定的事实，教练有两种评价语言：

（1）"怎么才击倒了5个？"

（2）"好，已经击倒了5个！"
上述两种评价语言其沟通效果是截然不同的。

经历了两场大病痊愈后的我，今天再谈这个问题时，可能更多了一些生理学意义上的认识。我的亲身体验告诉我：当要认可别人前，你不仅要善于发现他的优点，还要善于放大他的优点。

而整个操作过程，是一个美学意义上的欣赏过程。它确确实实能促进你自身愉悦的、开心的健康因子的产生。而"被认可"方，又会因为被你认可、被你赞赏，而以"感激"的信息反馈给你。这种利己又利他的事，你何乐而不多为呢？

《女人可以不得病——我的康复之路》是我患乳腺癌后的心路历程，没想到一本小小心作，却引起了很多读者的共鸣。

有两个场景和两封信，让我体会到"被认可"的喜悦。

场景一：上海肿瘤医院乳腺外科病房。

上午10点钟,医生刚查完房,病房恢复了安静。

3床的丈夫,像往常一样,坐在妻子的病床前,手里又捧起《女人可以不得病——我的康复之路》这本书,朗读该书的最后一章《身、心、灵与乳腺疾病》。

他,一个河北石家庄的男人,自从妻子患乳腺癌进病房的第一天开始,就为妻子朗读这本书,每天读一节。尽管妻子也有阅读能力,但他知道,有丈夫声音的阅读,更能让妻子感到文字的温度。

这种温度,同样温暖到病房内其他3位同病相怜的女人。

以上场景,是乳腺癌病人张小姐热情向我叙述的,作为该书作者的我,欣慰、感动……

场景二:台湾同胞洪先生的上海卧室。

子夜,已近"知天命"之年的洪先生,临睡前习惯地拿起放在枕边的书——《女人可以不得病——我的康复之路》,此书他已看了N遍了,但每读一遍都会有更深的感悟。

开始阅读,洪先生为作者的跌宕经历而起伏;再次阅读,又为书中所阐述的道理而信服;后来再读,觉得眼前会出现一些"哲学"界面,令人折服……

以上场景,是洪先生亲口告诉我的,作为该书作者的我,深感欣慰。

这本写给女人的书,居然会引起男人重复阅读的欲望!

我始料未及。

再讲讲两封信。

一封是中学同学郭慧英从温哥华发来的邮件。

潘:拿到你的书第十天了,再和你聊聊你的书,不奇怪吧。因为你的书是那种可以随时随地重读的。有时候它在我枕边,有时候在沙发茶几上,有时候在洗手间,反正只要一有空闲,就爱翻看。

说实话,最初我并不看好你的书,不就是死里逃生吗。文人笔下那可怜病人这类事情听多了。再则,我的朋友中出书的不少,看了后,好像也都不怎么样。我有个朋友写的《一个上海女人的温哥华》,蛮有意思的,但我也只是看一遍就放进书柜了。

你这本书不同，我一直很纳闷，为什么会"十看（目前尚未看到百遍）不厌"，主要原因是，你把生病的个人经历与大众的命运联系在一起了。你不是在"晒"自己，而是把自己的经验提供给大众。你的经验和一般人的"坚强"又不同，你有实质的、可用的信息让大家分享。而这些信息，横向、纵向、第三维向，都探讨得非常深。

另一封是"80后"男孩孙晔佳发来的短信。

尊敬的潘妈妈：

看了您的这篇《妈妈当得"不及格"——我对儿子说》的文章，深有感触，而且受益匪浅。您应该发表出来，让更多的儿女受益与感动。因为我们这一代孩子均养尊处优，不太理解长辈。您与儿子的故事绝对是两代人之间沟通的润滑剂，您真是一名伟大且合格的母亲。

谨代表我们这一代人向您致敬！

两个场景和两封信，让我沉思：

人的生是以"死"为照的；

而死，却并非是"生"的对立面，

也可以作为生的一部分永存，

比如"书"。

知足的我，感到细胞得到了恩宠！

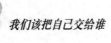

婚姻场中女人经

点亮心灯，走出抑郁

我突然发现一个规律：10月份，我很忙。

为何？

国庆节？非也。

我的出生日期是1950年10月30日，生日？也非也。

答案：10月是全球"乳腺癌防治月"，而我这个人被有关方面认为是一本很好的活教材。

2007年10月26日，我被市妇联等单位邀请在上海图书馆作了《女人可以不得病——身、心、灵与乳腺疾病》的演讲。那天，在回家的路上，我的手机短信铃声不断，短信中用得频率最高的一个词是"精彩"。

看了后，心里乐乐的，马上向同车回家的两个妹妹说，"咱们下馆子，吃饭去，今天我买单！"

从这以后，我不时地接到许多女人以及不少男人的电话，咨询的话题大多是有关身体保健和情感婚姻之类的，看来我演讲的一些理念和他（她）们产生了共鸣。

一天傍晚，我打开电脑，收到一封带有两个惊叹号的、主题为"求救！有关忧郁症！"的邮件。这是我讲座的一位听众为她的女朋友来求助的信。她的女友是南京一家公司的总经理，因被工作压力、情感婚姻等问题所困扰，长期失眠、抑郁，情绪非常低落，不能自拔，曾在前几年自杀过，近期又萌发轻生的念头。在南京看过心理门诊，医生只开了两个药就完事了。服药后，未见效果。求潘老师救救她！

我马上回复，建议她吃吃"黛力新"，并愿意与她电话沟通，做一些心理疏导。第二天一早，我突然接到南京那位女士的电话，说她昨晚一宿没睡，心里非常难受，精神要崩溃了。想马上驱车来上海见我。我同意了。

我预感，她病情比较严重，必须由专业的心理医生来诊治。

下午1点半的时候，她到了。是她丈夫开车送她来的。

她，看上去40岁左右，中等身材，面色蜡黄蜡黄的，脸上写满了"不悦"、"焦虑"和"无助"，可能是她长期失眠的原因，人很瘦，一副病态样。总之，找不到一点点"女总经理"的风采。

女人见女人，我心底泛起阵阵的怜悯、同情。

我陪他们去一家很有名的心理咨询中心，挂了当天最高级别的主任医生的号。挂号费158元。

在候诊的时间，我突然想起媒体曾报道的美国有一家心理诊所，它是《夫妻——最亲密的敌人》一书的作者、一位著名的心理学家开办的。他办的心理诊所就是为了解决夫妻间存在的问题。去他那里的很多夫妻都是面临离婚危机的。他教他们怎么吵架，要大声地当着很多人的面吵架。在吵架的过程中，双方把很多积怨都释放出去了，然后高高兴兴地回家。

我想，这种酣畅淋漓的心理疏导方法，大概不太适合"家丑不可外扬"的中国夫妇。因此，我对今天的心理咨询更多了些期许。

当时钟指示下午4:50的时候，我们被主任医生微笑着请进了诊疗室。

诊疗室有十五六平方米，里面很简单。放着一张有电脑的办公桌，桌前有3张椅子，医生和病人斜角对坐，便于沟通；中间是病人家属座，因为他也是医生希望沟通的对象；而我是旁听者，自然坐在远离主要沟通区的靠墙的沙发上。我那么愿意陪他们来的另一个原因是：想学两招"专业"的、"科班"的心理辅导方法。

"你今天来咨询什么问题？"和蔼的主任医生轻轻地问。

"我活着没意思……我想死……"她边哭边颤抖着说完这两句话。

"什么原因导致你有这个想法的"医生继续问。

接下来，是那位女士长达20分钟的叙述，中间有两三次是带着哭腔的。

原来，她所主持的那家公司，是和丈夫大学毕业后共同创建的。经过十几年的奋斗，公司已像模像样了。两人分工明确，他管技术，她抓销售。公司业务不错，但夫妻间的感觉却找不到了。7年前，因丈夫的婚外恋，使她原本的神经衰弱更加厉害，整夜整夜地失眠，安眠药都无济于事，以至于自杀过一次。后几年，就这么凑合着过呗。她总觉得丈夫并不爱自己，一肚子的话没地方说，做什么也没劲，很苦恼。近来，她偷看了丈夫的手机短信，似乎感觉他……

"我打断一下"，医生转向她丈夫："你认为你妻子说的情况属实吗？"

"基本是事实"，丈夫首肯。

"你的情况我基本清楚"，医生明显是不让她继续说了，接下来医生开始埋头写病史，我们都不发声音，怕打扰了他的写作。大约过了五六分钟，我远远望见医生写满了一页，又翻过去写，写了半页。医生开始用桌上的鼠标点击电脑屏幕，说：

"你患的是中度抑郁症，我给你开3个药，其中两个是帮助睡眠的。"医生在电脑里输入了患者的身份证号码后，转过脸，对患者说：

"你先吃两个星期的药，然后再复诊。今天太晚了，没时间对你进行心理辅导了，我下面还有一个病人。"接着，医生又对她丈夫说：

"对她好一点，不要让她有轻生的想法。"边说边起身，把我们送出诊疗室，下面一位病人进了诊疗室。

我看了一下时钟：5:25。

看一个病人用半个多小时，平心而论，这在当今的医院确实是很奢侈了。但问题是面对一个想自杀的抑郁症病人，难道医生就这么寥寥数语地让病人回去吃药？

我纳闷。

"我多么希望医生能给我多说点。"显然，她很失望，很不满意。

她丈夫不语。

她丈夫的眼神告诉我们："这不，跟南京的医生一样嘛，害得我那么累地沪宁来回跑。"因为他本来就不太愿意送她来。

此时，正值下班高峰时段，他们的车子是外地牌照，上不了高架马路，只得行驶在拥挤的地面上。从上海的西南角到我家的东北角，一路下来估计需要1个多小时，可以有刚才正规心理门诊的两倍时间。

我想，在送我回家的路上，潘"医生"应该开始工作了。

她和我并排坐在后排。

"你为什么说，丈夫不爱你"我一开始就抓住女人情感婚姻最大的"死穴"发问。

"他出差在外，从来不给我嘘寒问暖的问候；我曾经苦心编织一些有异性喜欢我的谎话，可他听了却若无其事；我们平时除工作外的话，很少很少。"她振振有词的3条理由，好像第二条还有点充分。男人这个动物是很小气的，而她丈夫居然会不"吃醋"？

"我刚才听见你咨询医生，问自己能否再怀孕？"这是打开她心结的第一把钥匙，所以我要追问她。

"是的。"

"第一个孩子多大了？"

"12岁，是他坚持要生二胎。"她说。

"你想一想，如果他不爱你，不爱这个家，那他完全可以解散这些关系，与别人去组建新的家庭，自然会再生一个孩子，又何必要向你发出邀请来实现这个愿望呢？"

她一声不响地听我说，我看了一下她的眼神，好像有些认可。

在这个关键问题上，我希望有她丈夫的赞同票。于是，坐在汽车后排的我，身体开始往前面驾驶座位上靠，并用右手指有意识地往他肩膀上点了一下，示意他表态。

"潘老师说得对，你老要我回答我不善说的那3个字，我不说，你就整天胡思乱想，'作'得要命，还时不时地重提那个旧事，搞得我一点心情也没有。"

他的话，实在，是真话，我信。的确不是每个男人都喜欢用"我爱你"的有声

语言来回应老婆的，而女人这个听觉动物却非要穷追不舍，于是，男人就是再爱也爱不起来了。

她的丈夫，虽然身材并不高挑，但外在的形象却比她得分高。看上去比较内向、稳重，话不多。根据我的分析，他并不想离婚。不想离婚，是不是因为妻子是长期搞销售的，手里有绝对的客户网络，害怕釜底抽薪？抑或是孩子的因素？还是财产分割的因素？要不，就是两人缘未尽情未了？

我一下子实在无法判断。但这些，此时此刻，对我来说无关紧要。重要的是他"不想离婚，"这一点也恰好是她的心愿。因此，我认为，解决他俩的问题，应该不会是两条平行线，而是两条有焦点的斜线。

我顿时信心倍增。

我们的交谈继续着。

"你有没有感觉到丈夫也有对你好的时候呢？"我开始引导她自我否定。

"有"，她回答得很快。

"比方说……"我努力让她在自己的丈夫面前说出来。

"晚上他会经常抱着我睡觉。"这句话，她说得慢慢的、轻轻的，很有情调。

我转脸看见她神情中透着一种女人的满足感，但我无法看清她丈夫的表情。

"好了，你是需要丈夫一句应付性的'我爱你'呢，还是需要经常性的温暖怀抱？"

"你不是不知道，我这个人是不喜欢多说的。"没想到她丈夫抢在她前面说话了。

"我知道，你是比较内向的，可我……"她不好意思地回应丈夫。

"你这叫'哪壶不响提哪壶'啊，你知道吗，男人最烦的就是这点。"我趁机敲打她。

"我并不是只要听好话的人，他有些事做得实在让我放心不下。"她开始摆事实了。

"一次，我听见丈夫在安排朋友间的节假日郊外活动，并告知大家不要带家属。我想，是不是他们都带情人，所以不带家属？为此，我哭了好多天，又失眠了，觉得自己活着没意思。"她又开始流泪了。

"你这个想法为什么不跟他沟通？"我问。

"我怕沟通不好会吵架"，她说。

"不带家属就是我有情人？你就是生活在自己的逻辑里！"丈夫显然不高兴了，好像受了冤枉。

这时候，我不想当裁判，而给他们讲了一个故事。

故事的主人翁叫小黄，小黄和她丈夫分别是不同公司的白领，小日子过得不错，还有一个 5 岁的宝贝儿子。自从丈夫晋升为经理后，她发现丈夫有了婚外恋情，但她一直没吭声。

不久，小黄主动找了一个出差的机会。晚上，她在当地往家里打电话，没人接。打丈夫手机，关机。于是，给丈夫发了条短信："我丢了一件宝贝。"

两小时后，收到回复，问丢了什么。

再回复："你的忠诚。"

没有回复。

半夜，小黄睡不着，又给丈夫发去短信："我和儿子感谢你给了我们富足的生活，但是如果把最珍贵的东西丢了，我们宁愿不要这些。"

接下来几天，双方都没有联系。小黄不胡搅蛮缠，让丈夫充分思考。

临回去的一天早上，小黄收到丈夫的短信："老婆，我愿意帮你一起找回失去的宝贝，可以吗？"

在那个陌生的城市，小黄放声大哭。也许，她丈夫终于明白，那个让他一时心动的女孩可以给他激情，但是却永远不会包容他睡觉时刺耳的鼾声，不会在他醉得不省人事的时候彻夜守在床边给他倒水、擦汗，收拾吐得一地的狼藉，更不会在 7 年里的每一天早上把胃药包好放在他的包里……

小黄回到家后，也没再提起这件事。

随着时间的推移，生活慢慢地、慢慢地恢复了它本来的面目。他，全心全意地当起了好丈夫和好爸爸。

日后，小黄对小姐妹们说，想起那段日子，虽然心里还有些隐隐作痛，但是转过头，我还是笑了。也许，这就是婚姻吧，总是没有十全十美，总有些瑕疵。但是漫长的人生旅途中，有什么不可以用宽容和谅解来释怀的呢？

我的故事讲完了，但眼前的这两个听讲人却还沉浸在故事中，他们无语了。

"这个女人很智慧！"她带着欣赏、带着内疚说了一句。

"潘老师，你的挂号费收518元都不贵！"她丈夫夸了我一下。

"那好，那我可以发财啦！"我高兴的是他俩听懂了这个故事。

我抓紧还剩的一点时间，快速讲了我的故事……

当他们知道，面前这个活得滋滋润润的潘老师的种种苦难后，惊呆了！

"怎么样，和潘老师比，你还想死吗？"她丈夫问她。

她笑了，这是我第一次看到她笑。

这时，我到家了。

在我下车时，我的两只手被他们四只手紧紧握住。

第二天，我收到她和他的短信，告诉我，他们昨晚过得很好。

我回复："我相信，你们会一直过得很好的。"

名人英达，在主持《夫妻剧场》这档电视栏目时曾调侃：像我这样一个在婚姻场上"劣迹"斑斑的人，是主持这档节目的最佳人选。因为我经历得多，思考得深，更有资格谈论夫妻、说说情感和婚姻。

我，不也是吗？

我的女人观

女人的生命观

一个人：年轻时需要读点文学书，中年时可以读些哲学书、历史书。而今，经历了大灾大难的我，即将跨入老年了，该读一读久违的佛学书了。

让佛学，抚平沧桑；

让佛学，宁静心脏；

让佛学，净化血液；

让佛学，舒理脾胃；

让佛学，强健骨骼。

佛学里很多人生哲理，细细品味，努力践行，她能让你享用一生。比如，人间佛教现代律仪中有一条：人应该把握时间、善用空间、和谐人间。三"间"一体，人生不空过。

"时间如何把握、空间怎么善用、人间何谓和谐？女人的'三间一体'该是啥样？"我将这一命题，思考了许久，并记下了自己对这些问题的所思所想。

我先讲讲"把握时间"。

女人怎么把握时间？从宏观上讲，这是女人的生命观。女人必须替自己把握好几个人生的时间节点。这个时间节点，从30岁开始，每10年算一个节点。每个时间节点内，有它必须完成的"女人经"。如果"过了这村，再要这店"的话，错位就发生了。而一旦错位，那你就要为自己的人生"错位"付出代价了。

所以，女人们要认真规划的是这样一张时间表：

30岁之前我必须干什么；

40岁之前我应该干什么；

40岁以后我不能干什么；

50岁之后我不该干什么；

60岁以后我决不想什么；

70岁以后我应该是什么。

30岁之前，女人必须干的事是"修炼"。

修炼什么？

第一修炼内涵。

没有内涵的女人，犹如一碗没有内容、没有调味品的清汤，淡而无味。

修炼内涵包括言谈举止、仪表仪态。文明得体、情商光盈的女人,才能在事业和生活中增加成功的资本。

第二修炼脑袋。

懂得修炼脑袋的女人,她时不时地会散发出一种具有知识含量的灵气。灵气不足的女人不是美丽的女人。

第三修炼性格。

据统计,婚姻失败的第一元凶是性格不合。女人要修炼阴柔的"若水"性格,因为"女人是水做的,家庭不能缺'水'"。

第四修炼气质。

气质是人的知识内涵、心理状态、处世哲学等诸多因素在脸面上的自然流露。

一个女人,漂亮不漂亮爹妈给的,但一个人的气质却完全是可以后天修炼的。

气质高雅的女人越看越美丽。当然,女人只要努力把前3项修炼好了,良好的气质也就水到渠成了。

30岁之前一定要把这4点修炼好,因为这是我们女人以后安身立命的资本。

40岁之前,女人必须干的事是"布局"。

布局什么? 想结婚的结婚,想生孩子的生孩子,想丁克的丁克,想当快乐单身汉的就当快乐单身汉……都可以,但最好要把"局"布好。

40岁之后,女人不能干的事是"拼命"。

中医认为,40岁时,人的五脏六腑都强盛到了极点,从此就开始衰弱了。特别是女人,皮肤开始松弛,脸面的光泽开始减退,有的人白发会毫不留情地蚕食黑发的地盘。所以,女人更应该"四十而不惑"。

"不惑"什么呢? ——"不拼命"和"不折腾"。

如今的职场女人,与男人同台竞争,同场拼搏,还要完成"相夫教子"的岗位职责。身心疲惫，让今天的白领女性，更年期足足提早了5年。

看看法国女人，40岁时她们是集体过生日的。为什么？为的是提醒自己：我40岁了，工作不再是为了生活，工作应该是一种享受。你看人家多善待自己啊！

中国女人，觉悟吧！

50岁之后，女人必须干的事是"静心"。

心静，则万物莫不自得。

中医还认为，女人40岁开始的衰老还是外在的衰老，而从50岁起，真正的衰老从五脏开始了。女人也随即进入真正意义上的"多事之秋"——更年期。

这个阶段的女人，很容易失眠。

美国一项针对女性的最新研究表明：如果女性平均每晚睡眠时间不足7小时，那么她患癌症的概率会比每晚保证充足睡眠的人高47%。

禅语：淡漠以清心，日日是好日。

我的4个字："随遇而安"。

万一实在睡不着，宁可吃一粒安眠药，也不要硬挺到天明。不然，不仅会加快自身"机器"的折旧速度，还会产生更可怕的结果。

曾经有一位男士说，你们女人50岁就不想大干了，这么早。我说对，你看，45岁的女人叫"半老徐娘"，而45岁的男人却是"魅力男人"。这是女人和男人的差别。

60岁以后，女人应该是"看风景"：

看自然风景，看人文风景，看艺术风景。

看自然风景，让我们心旷神怡，趁自己腿脚还利索；看人文风景，让我们回味人生，趁自己头脑还清晰；看艺术风景，让我们陶冶情操，趁自己思维还敏捷。

"看风景"的女人，最不应该想的是什么？

有一个故事：

30年前，一座小镇上，沿街住着一位六旬老太。她经常手捧一把茶壶，坐在家门口看来来往往的行人。一天，一位商人看中了老太手中的这把茶壶，想以10万的价格买下它。30年前的10万，天价啊！当他说出这个数字时，老太先是一惊后又拒绝了。因为这把茶壶是她家的祖传。

虽没卖壶，但商人走后，老太开始失眠了。她会自觉不自觉地起身，看看茶壶是否安在。她有点想不通，一把普普通通的茶壶，现在竟有人要以10万的价钱买下它。

老太的一些邻居，知道她有一把价值不菲的茶壶后，经常挤破门，有人甚至开始向她借钱。她平静的生活被彻底打乱了。这，让她非常不舒服。

当那位商人带着10万现金，第二次登门的时候，老太再也坐不住了。她招来左右邻居，拿起一把榔头，当众把那茶壶砸了个粉碎。

一锤定太平！

老太又恢复了往常平静的生活。据说她还健在，今年已经90多岁了。

此故事，有人不大认可：不想发财也不宜砸古董啊！难道卖了，就不能平静？

60岁以后的女人，最不应该想的是什么？
答案：想发财。

现在的70岁女人，已不是"古来稀"年代的人了。

但从养生的角度，还是应该"看破放下，清净自在，于静处品人生"。

进入老子《道德经》中所说的"致虚极，守静笃"的境界，完全应该以一种虚空的心态，去守静与守笃。"守静"就是守住安静的心情；"守笃"就是守住实在。

我的这些"女人生命观"，是学习佛学后得到的一种感悟。每每演讲这些内容，很能引起女性朋友的共鸣。有一位60多岁的女性，听完我的课，激动地对我说，"明天我就去辞职！"我对她说，你还有几个60岁啊，回归家里，于静处品品人生吧！

对女人来说，什么是福？"明白了"就是福。明白了，就知道该怎么做了。

但好多女人往往是明白了，却已经人老珠黄了。

所以，女人应该早觉到悟到，早得益啊！

我再讲讲"善用空间"。

空间是环境。人与环境的关系，中医提倡"天人合一"。

"天"（自然界）有风、寒、暑、湿、燥、火6种气候变化。人必须顺应"天"的变化来安排我们的衣食住行，"道法自然"。而不能逆向操作，简单机械地认为"人定胜天"，特别是冬天不能与"风寒"拼筋骨。

中医讲：血得温则行，血得寒则凝。只有注意防寒保暖，气血才能运行通畅。

法国女人是全世界最浪漫、最时髦的女人，也是全世界体质最差的女人。她们绝大多数患有关节炎，因为她们在大冷天都喜欢穿短裙。

现在，有许多年轻女孩，喜欢穿"露脐衫"，将身体前面的"肚脐眼"（中医称之为"神阙穴"）和对应身体后面的"命门穴"给露了出来。这两个中医穴位（其重要性从它们的穴位名称上可见一斑），一旦进了风寒，结果就是"病从寒中来！"

女人在空调环境中，一定要保护好自己身体上的3个部位：膝盖、肚子和肩部。为什么现在20多岁的女孩，都会得"五十肩"（一般是50岁以上才得的肩周炎）呢？这是吊带衫惹的祸。

我多讲讲"和谐人间"。

人间有3种情感，爱情、亲情和友情。而爱情却是女人永恒的话题。

一个男人和一个女人相识、相恋，最后相爱了。它的逻辑起点，我想来想去，无非是以下4种。

第一种是喜爱。

这种爱，或许是因为漂亮的外貌；或许是由于高雅的气质；或许是丰富的内涵、可人的性格；或许风情……总之，对方的主要优点正是自己所渴望的。由这样的起点而产生的爱情，具有审美意义。

第二种是怜爱。

这种爱，一般是由怜悯、同情产生的。由这样的起点而产生的爱情，具有人性意义。但能持续多久，很难说。

第三种是恩爱。恩爱绝对是互动的，没有一种恩爱只是单方面付出的。恩爱历来都是你敬我一尺，我敬你一丈。由这样的起点而产生的爱情，具有互动意义，而且往往是天长地久。

第四种是敬爱。敬爱的基础是欣赏，不是一般的欣赏，而是欣赏到崇敬、崇拜。"敬爱"的最高境界是互相欣赏，甚至互为"粉丝"。由这样的起点而产生的爱情，具有偶像意义，两人相敬如宾，互相映照，是一幅浓浓的、很耐看的山水油墨画。

周遭这样的爱情不多，所以也就很经典了。这也是如今社会上的"白领剩女"们所向往的爱情。

"白领剩女"，她们大多是这样炼成的：

一是足够的独立，无论经济还是精神，不需要仰仗任何人；

二是对自己很自信、很满意；

三是看透婚姻与家庭，不过如此；

四是找不到能让我"敬爱"的，宁可不嫁。

"白领剩女"的爱情观，不无道理，符合"宁缺毋滥"的取向。

"白领剩女"们说：

爱本身就是一块领地，它有自己的绿荫、小道和房屋，甚至有自己的太阳、月亮和星辰。

爱情是两个人的事情，而婚姻是一群人的事情。

爱情是花前柳下，蜜而不腻；婚姻是一地鸡毛，闻风而飞。

所以，爱情和婚姻不是一回事，不要硬性延续。

"白领剩女"的婚姻观，不全无道理，符合"现实主义"的标准。

我们不讨论婚姻究竟是不是爱情的坟墓，只探讨进入婚姻的女人们，如何用佛学思想来和谐婚姻中的"一地鸡毛"。婚姻中的"鸡毛"，一旦满天飞舞，置身于其中的我们，将会怎样呢？

天下没有不吵架的夫妻。在每次吵完架后，问问自己：如果"他"是我业务往来的一位客户，你会那样对待他吗？

否。

你会抑制自己的脾气，更会谦让对方一点。因为你知道，不这样，就会一拍两散，谁也得不到好处。

结论：我们应该像对待工作一样对待婚姻。

最近几年日本厚生省人口调查结果显示：夫妻不和，经常吵架生气的婚姻，女人容易得乳腺癌，男人容易患心血管疾病和溃疡病。

美国的调查结果是：凡是乳房外侧的乳腺癌患者，绝大多数都曾有情感问题发生，或有离婚经历，或有夫妻不和。发病期为9~10年。

我惊呆了，这两个调查，跟我自身的情况非常吻合。

我好奇地着手调查我本子里的乳腺癌病人：12个外侧患病的，有情感问题的占9个，比例为75%；还有10个是内侧患病的，有情感问题的只占2个，比例仅为20%。而且发病期基本都是9~10年。中国女人的情况，验证了日本人和美国人的调查是对的。

后来我学了中医，找到了乳腺癌这一患病的原因：人体有12条经络，其中有数条经络跟乳房的健康有关，特别是两条厥阴经是走乳房的外侧的，这两条经络与个人的情绪波动密切相关。

推理终于成立了：情志致病。

我之所以能在自己55岁时"培育"出一个乳腺癌，现在看来，我的两段婚姻是"功不可没"的。

这也是我著书立说，演讲传播的理由：

告诉天下的女人，时刻注意调整自己的负面情绪，这样我们可以少得病，不得病，或起码可以不得大病。

婚姻中的女人，对待那"一地鸡毛"，我告诉姐妹们，头脑里要有一条逻辑链：

"我生气我会不快乐——我不快乐我就会生病——所以我就不应该生气。"

但凡是人都有"生气"的本能，于是，我给出一副对联：

不会生气是傻瓜，不让生气是高人。

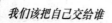

横批是：

傻瓜只做3分钟。

3分钟以后你就应该明白，再生气我那每天20个裂变的细胞就修复不了了，就要得大病了，你将付出的是生命的成本啊！

婚姻场中女人经

2007年7月美国医学界公布最新研究成果发现：离婚的女人更容易得病。在离婚2至3年内，70%的女性有心理问题；到离婚10年以后，37%的女性会爆发出许多身体疾病，比如癌症。可见，离婚对于女性身心的伤害是致命的。

中国的情况可能大大超出这个比例。在中国，刚离婚2年中，如果女性是被动离婚的，那有心理问题的比例不是70%，而是将近90%。因为中国女性更容易为情所困。

我以生命的代价反思：女人应该如何重视自己在婚姻场中的身心健康问题。

我梳理了一套婚姻场中的"女人经"。

婚姻场中的女人：不要太哲学、太理性、太有思想

作家周国平曾在一次女性讲座中说："哲学不属于女人"。

我是一直被人误读为"哲学"专业的学者。所以，当时听了很不服气。难道中国哲学界就没有女学者？难道大学哲学系不招女学生？

细而一想，不对，这是周国平向女人透露男人们的心底话，准确的解读是：

"在婚姻中，男人不喜欢太哲学的女人。"

我努力思考：女人的职场角色和婚姻角色。

女人如果在职场中很有见地，很能干，一般来说，男性也是会很欣赏的。职场上的男女如双兔傍地走，安能辨我是雄雌？但在婚姻场中就完全不同了，双方的角色是一定得辨雄雌的。

从中医的阴阳学说来解读婚姻中的角色：

男人是阳，女人是阴，阴阳互补。

所以，婚姻中的男人就应该像男人，女人就应该像女人，并让男人有点担当。

就像《泰坦尼克号》里那样，等到真的有大难当头的时候，男人挺身而出说，"女人和孩子先走"。而不是女人站出来，说"男人和孩子先走"。

但现实生活中确实存在：男人不太像男人，逼得女人像男人；也有女人像男人的，逼得男人像女人。

有人认为，如果婚姻是这种情况，女强男弱，只要双方能够重新构建一个新的平衡，其实这也没什么。事实上我们看到，周围确实有这样的夫妻，完全是和谐的。

但是这是个全新的自我认知啊！如果自己的认知还停留在原来的那个版本上，那就很难去重新构架一个新的平衡模式了。一旦遇到具体问题时，这个婚姻往往就会出现问题。

我曾经和许多女人谈论过这个话题：婚姻中的女人如果太理性、太哲学、太有思想，男人会觉得很可怕，你的眼睛像X光一样，什么都给你照亮了。

而如果你的哲学、你的思想、你的知识，并未赢得男人，却时时想当老师，同样也会令男人扫兴。

看来，女人在婚姻场中要么表现得"简单中的单纯"，或"单纯中的简单"；要么呈现出一种"大智若愚"式的朦胧美；要么遵循郑板桥老先生的教导："难得糊涂"。

高举"以情动人"的女人，男人觉得更可爱。

婚姻场中的女人不能太理性。

婚姻场中的女人：要把握好示弱和逞强的时机

婚姻场中的女人，既不能一味地"示弱"，也不能处处"逞强"，这何时"弱"，何时"强"，还真得把握时机。

宋丹丹在接受杨澜采访时说了一个小故事：

宋丹丹跟英达离婚以后，她再婚了。再婚后很幸福。有一次，她将出差，丈夫给她整理行李，发现箱子太小了，就换了个大箱子。

宋丹丹在旁边说，"怎么会放不下呢，肯定放得下，你看我，一定能把它们放下"。于是，宋丹丹就亲自动手，挤呀挤呀，满满一箱子。而后，关上箱子。当她很得意地回头向她丈夫示意的时候，突然发现丈夫一脸的不高兴。

她纳闷。丈夫却很认真地对她说："你剥夺了人家享受幸福的权利。"丹丹想：哎，这下有事了。晚上丈夫跟她说，为爱的人哪怕做一点小事，都是一种幸福。我想帮你理一个箱子，你都不给我这点幸福的权利吗？

丹丹反思。她说，"这是我的问题呀。不就是个箱子吗，管它大箱子还是小箱子，我干吗那么较真呢！"

还有一个例子：李连杰的女友的一句话。

李连杰到香港去闯天下，办公司，刚开始，由于经验不多，赔本严重。李连杰一脸的沮丧，但他女友鼓励他说，"没事，大不了倾家荡产，还有我呢，我养你"。

李连杰甚是感动。

这两个例子，正好是婚姻场中女人的两端：该示弱的时候要示弱，该逞能的时候要逞能。我在想：女人在大事面前表现出来的坚强，有时候会超过男性。但是如果事事都好强，样样都逞能，未必是爱情的福音。所以，婚姻场中女人要把握好"示弱"和"逞强"的时机，那才是女人的一种爱和智慧。

婚姻场中的女人：爱是一种选择，而不是一种义务

婚姻场中的女人应该懂得：爱是一种选择，而不是一种义务。

这种选择不包含必须改变对方的义务，也就是我们不能要求自己的丈夫，必须怎么怎么做。"怎么做"是他的考虑，而不是我对他的一种要求。不要误将"选择"当"义务"，误因"爱你"而"改变你"。

在婚姻场里, 我们只能 "习惯你应该习惯的, 接受你应该接受的"。尽管, 这些 "习惯", 你原本并不习惯; 这些 "接受", 你原本也并不愿接受。但因为你选择了他, 你就应该在认知层面倒过来, 成为你应该习惯的、应该接受的。

因为男人是树, 女人是藤。

藤绕树, 藤与树都能活;

树绕藤, 树与藤都活不好。

而生活中的我们, 往往是: 你非常地爱他, 但你又无法容忍他的种种 "不是"。于是, 想尽办法改造他, 而他又不那么愿意被改造。结果呢, 矛盾迭起。你就会陷入深深的痛苦中, 甚至身心疲惫。与其这样, 还不如习惯他、接受他, 逐渐达到互相同化的境界。

因为家不是一个讲理的地方。

家是一个讲妥协的地方。

懂得妥协艺术的女人,

是智慧女人,

是可爱女人。

我们常说, 婚姻有4种状态: 第一是 "可仪" 状态; 第二是 "可以" 状态; 第三是 "可忍" 状态; 第四是 "不可忍" 状态。

除非你的婚姻真的是处于第四状态, 不可忍了, 那才另当别论。你另作选择吧, 也不要互相折磨, 赔了身体。

婚姻场中的女人: 打死也不说的一句真话

婚姻场中, 我们不能保证自己绝没说过一句假话, 有时善意的谎言, 真还避免不了。但女人必须清醒: 打死也不说的一句真话。

这句真话, 源于很多男人探寻自身价值的一句询问。

不是问: "你爱我吗?" 而是问: "你离得开我吗?"

说实话, 现在这社会, 谁离不开谁啊! 特别是一些较强势的女性, 马上很直

白地说:

"怎么离不开你,我离开你不要活得太好"!

这可能不是假话。

当下有的女性确实钱赚得比男人多,购房购车,全能搞定。

但是聪明的女人却打死也不会说这句"真话"。她们心里很清楚,我就是离得开,也说离不开你。这不光是给对方一点做男人的尊严,更重要的是向他传递你的智慧:婚姻的维系有比物质更高的"黏合"因子。

婚姻场中的女人不要表现得太独立。

婚姻场中的"人"字,这一撇一捺是互相支撑的。

婚姻场中的女人:要学会反思

在当今这个价值多元的社会,婚姻场中的"语言"是共性的,而"语法"却是个性的。每个人都在用自己的方式完成自己的表达:

有努力践行"在天誓作比翼鸟,在地愿成连理枝"婚礼誓言者;

有中途开小差者:或单纯性精神出轨的,或单纯性肉体出轨的,抑或灵与肉双出轨的。

当然,更多的是虽无任何"出轨"迹象,可就是活不到一块儿,拧着呢。

我有幸看到了下面这个故事:

在陕西农村,有一对中年夫妇,男的高中毕业,女的文化程度不详。婚姻是奉父母之命。近20年来,日出而作,日落而归,生儿育女,一切都按部就班,平平常常。

改革开放了,男的进城当了农民工。遇到了一位非常心仪的女性。于是,他也就不太回家了,然后,电话也打得越来越少了。家里的那个女人心里很明白,女人的第六感觉嘛!但她不声不响,一如既往地善待男人,你回来也好,你不回来也罢。

一天,回了家的男人找他妻子谈话。说:"他妈,今天我想跟你说件事,咱俩十几年过得咋样?"其实那个女人心里很有数,她说:"他爹,你说吧。"

那个男人说："我们两个人过得平平淡淡，从婚姻角度来说……"

女人打断他，叫他不要讲大道理，有话就直说。

于是，他说："其实这十几年来，我们只有过日子，而没有那种精神层面的交流。以前孩子小，现在小孩也大了……"

女人要求他直截了当地说。

他说："我想咱们是不是分手吧，家里所有的东西都给你，你看行吗？"那个女的就问他，"你想定了没有？"

男的说，"定了"。再问他，你是不是外面有人了。男的如实地告诉她，我有了一个怎么样的女人。

女的听完以后，不哭不闹。

冷静了少许，说："好，我同意。"停了几秒钟后，接着又说："他爹，我非常地感谢你，这十几年来你那么痛苦，那么委屈地陪着我们娘三，我真的很对不起你。10多年了，你都是这么苦着自己。你现在找到幸福了，你走吧，家里的事，有我。你别惦记。"

那个男的一声不吭。又过了几秒钟，女的说："我不懂手续，你说咋办就咋办。"

然后又说："我给你两句话：你的胃不好，不要饱一顿饥一顿的。你烟抽得太多，这对身体也不好。"说到这个时候，那个男的忍不住了，大哭。他不是抱着自己妻子哭，而是抱着自己的头大哭。女的拿了一块手巾给男的，让他擦眼泪。然后又说了底下一句话："你在外面如果过得不好，咱家这大门永远给你开着。"

故事的第二段，那个男人就和他心仪的女人结婚了。

故事的第三段，若干年以后，这一对为爱情而结合的夫妻分手了。

故事的第四段，那个男人又回到了结发妻子身边。

这个故事，令我震撼！让我惭愧！促我反思！

先说说我对自己第一段婚姻的反思。

原本是小说中的故事，却在现实中变成了我的事故——我的学生介入了我的婚姻。在情感领域我被自己的学生PK，最终：情感破裂，婚姻重组。我太没面子了，以至于郁闷成心脏病。而此病居然成了我的顽疾。

当时的我根本没有那位农村妇女的这种胸怀和境界，没有这种强大的自我反思能力。我只是一个劲地恨那个学生。

如今反思自己，我才认识到夫妻两人出现这种情况，应该说这个婚姻肯定是有裂缝的，这个裂缝甚至已经大到能够让旁人插足的地步了，难道就没有当事人我的问题吗？

因为人们容易固执己见，于是就将自己的思想筑成一道墙，而"反思"则是这道墙的门和窗。我们必须推开门，打开窗。

再说我的又一次"反思"。

2008年6月，我向3年前转身离我而去的伴侣发了一封e-mail，倾吐了自己"反思"的5个阶段。

第一阶段：我同意您离开，因为我患的是大病，生死未卜，执意让您留下，未免太自私。

第二阶段：一旦当您真的离开，我突然感到空前的无助、无尽的委屈。知道您此次离开非彼此暂别，真的是永远离开了。爱与恨交织着。怀着如此的心情生活，让原本虚弱的身体更是每况愈下。

第三阶段：为了活命，我进行人性反思：努力寻找您离开的合理性。您当时身体也有疾，年龄又大我10岁，为自己考虑一点，完全合情合理，完全符合人性。我为什么不能宽厚待人呢？

第四阶段：我学了佛学，懂得感恩一切。包括对您的感恩，感恩您陪伴我度过了最艰难的时刻。在我们生活的10年中，总是您照顾我的多。所以，从那时起我开始不恨您了。

第五阶段：这是我最近的觉悟——反思自身，让自己进步。您之所以最后选择离开我，可能因为我身上有诸多不是，让您不值得选择为我留下。事实上，并不是每一个乳腺癌患者的伴侣都选择转身的。

断绝了两年半联系的今天，我鼓起勇气，主动向您发邮件，告诉您我的思和想，让您释怀！

这封e-mail发过去以后，3年的坚冰打破了，我们现在能通话了，能互相问个好，"化干戈为玉帛"，大家不互相仇恨。

醒世歌曰：静坐常思自己过，闲谈莫论他人非。

一个眼睛应看别人的好，

另一个眼睛要看自己的非好。

这是我学习佛学以来的又一感悟。

近来，我再次反思：

我的那本《女人可以不得病——我的康复之路》中，用了一些篇幅写我得大病后，伴侣转身之事。现在回想，这些文字也有许多不妥。更何况，我们曾经相爱过。

所以，我决定在今天的这本书中删除这些章节。

时过境迁，我们都应该向前看，活得更好些！

曾子曰：吾日三省吾身。

圣贤之言，我仔细体会，从而多多得善！

婚姻场中的女人，若能学会反思，

就会让自己有长进，更成熟，

更能在婚姻场中沉着地化解一切危机，

自信满满地迎接"柳暗花明"！

儿子，妈妈当得"不合格"

惊世的"5·12汶川大地震"，让差点被边缘化的诗歌突然大放异彩，人们每读一次就被感动一次。有一首题为《母亲的雕像》的诗歌，让我N次地心动、情动、泪水动。

孩子不知道什么叫死亡，

含着母亲丰满冰凉的乳房，

如畅饮着源远流长的黄河长江；

她不知道什么是悲伤，

只有在饥饿时才哭啼叫嚷，

是雏鸟总眷恋母亲温暖的胸膛。

一息尚存的母亲，

以其最后的体力拉起衣裳，

濒临死亡的大爱，

以其沉重的手臂亮出乳房。

吸吮乳汁的女儿，

有了生的希望；

渐渐离世的母亲，

成了一尊雕像。

我的视线，转向了另一个画面：

一家羊肉粉丝馆的后院，厨师准备宰杀笼里最后一只肥羊。肥羊凄惨大叫着被从笼里拉出来。厨师准备下手时，肥羊后腿猛地下蹲，很快生产出两只小羊羔。目瞪口呆的厨师，在经过内心挣扎后，放下屠刀说：好险啊，差点就一刀三命。闻风而来的人都欷歔感动：这母羊真伟大，竟然在生死关头，挣扎着保护腹中小羊的命！

低级动物和高级动物一样，一样具有伟大的母性精神！

这种天生的强烈的保护幼仔的欲望，是母亲生命中最奇妙的本能。这些震撼人心的举动，一切缘于母爱！

母亲的雕像和两只羊羔，让我的思绪回到了30多年前……

1977年5月22日晚上10点半，我那黄毛几簇，体重3.7千克，用大嗓门来报到的胖小子终于从我腹中窜出，乐得我忘记了三进三出产房的艰难与酸苦。

我没有大多数母亲分娩时的阵痛，只感到腰酸绝顶，酸到吐苦水。

"当妈妈了"！儿子从此融入了我的生命，我的家。

我的家居住在上海典型的弄堂亭子间。亭子间的长乘宽足足有9平方米。一般的亭子间都是朝北的，可我的亭子间却是朝南的，而且东南方向各有一扇不小的窗，门朝北，所以使得这只"螺蛳壳"很阳光，并冬暖夏凉。这在70年代的中国，年轻人能拥有这样一间独立的婚房，就是"小康"了。如今，"小康"之家再添丁，让我着实感到："美！"

"美"的日子，只让我过了不到10天。

我们突然发现出生才过1周多的儿子，有点烦躁，食欲不佳，并伴有低热。于是，他爸就赶紧抱着儿子去医院。

我独自在家，度时如年。

可焦急地等回来的只是丈夫一个人。

"儿子住院了，他臀部的皮肤感染了，长了一个小脓包，需要开刀引流。医生说，大约两周左右可以出院。"

"啊？开刀？这么小的孩子？"我心疼得大哭。"那他睡在哪里？我们能不能陪他？"

"不能陪。他睡在暖箱里，有医生照顾，你放心吧。"丈夫宽慰我，因为坐月子是不能哭的。

这天，夜，特别长。

我的乳房胀得难受，必须不停地起身，用奶吸吸奶，促进乳腺正常分泌。这是儿子的粮食，我得好好将"粮库"保管好，等儿子出院，保证有高质量的粮食让他享用。

掐指一算，离儿子两周出院的倒计时还剩4天。

那天，我发现丈夫从医院回来的脸色不对劲，反复询问后才得知，医生发现儿子的肾脏有问题，情况还很复杂，初步诊断为：由先天性马蹄肾而引起的"肾盂积水"，必须切掉一只坏死的肾，才能保住性命。但现在孩子太小，经不住大手术，所以得分两步进行。先做个小手术，插管引流，将积水排出，才能保住另一只肾。然后把插着引流管的儿子接回家，疗养1个月后，再住院，实施大手术。

丈夫还说，医生认为儿子要经历大手术，不适合母乳喂养了，你把奶回掉吧。

我目瞪，我口呆！

这是在讲别人，还是在说儿子？

我听完，居然一动也不动。

我的头、心、双手、双脚，整个人从上到下都凉了——

因为天塌了！

我和丈夫都哭了。

"我们上辈子作了什么孽啊?!"

无人回答。

"老天爷，您对我怎么都行，只要放了我的儿子！我求您了！"

……

坐什么月子?

我得去医院看儿子。

医生破例让我在非探视时间进了病房。

儿子躺在他的"屋子"里。

当我走近暖箱时，他睁开双眼望着我，我噙着微笑的泪水，与他对视。好多天不见了，他好像长大了些。两只眼睛：一只大些，双眼皮；一只小些，单眼皮。儿子真会做人，爸爸、妈妈各遗传一只。眼睛、鼻子、嘴巴组合在一起，还挺招人的，难怪护士小姐们都很喜欢他，经常会给他很多特殊的待遇。

"你儿子真漂亮，很乖的，胃口很大。你放心吧，不要来了，回去好好养身体，以后有得你操劳了。"护士长看见我脸色不好，走路也不稳，劝我赶快回家。

我发现自己走路像踩着棉花似的，而且脚跟很痛。

为了儿子，我必须回家养好身体。

7月中旬，儿子回家了。

医嘱：引流管的伤口处每天要用酒精棉球消毒，并贴上消毒纱布，千万不能感染；每日早晚各服0.125克的消炎片SMZ，捣碎后，和着水吞服，小心呛到气管；尽量让他多吃点牛奶，长得强壮些；特别是这根引流管，无论如何不能让它滑脱，否则，他又要吃苦头了，要到医院重新插上的。

显然，我们必须一丝不苟地承担起"特级护理"的职责，才能让儿子少遭罪。

婆婆把我们三人接到了她16平方米的家。婆婆曾经当过托儿所所长，护理婴儿有经验。

时值大热天，那时的中国人，家里都没有空调。为了儿子，我们费了很大的劲，才凑足了购买一台12寸台扇的资金。

儿子的右腹部，插了一根引流管，很难用平常的姿势抱他。所以，医生不主张我们多抱他。

最艰难的是每天3次在儿子睡的小床里帮他洗澡，必须3个人一起分工合作：一人将他托起，两人小心翼翼地将他整个身体分段洗：动作既要轻，又要麻利，特别是要巧妙地避开他右腹部的伤口处；更换温水，既要迅速，又要稳当，不能溢在他的小床上。

这个出生才两个月不到的婴儿，却已经让他经历了两次"无影灯"下的刀光针影。每想到他还要再见一次更大的刀光针影时，我仿佛陷入了一个无法逃脱的炼狱，一片一片地割的是我的肉，一滴一滴地淌的是我的血……

看着儿子吃苦，我有"入炼狱"的感受，因为我是他母亲。

经受了身体劫难后的儿子，一定会更健康。有这样坚定的信念，也因为我是他母亲。

孩子出生100天，也是一个庆祝日。一般爸爸妈妈都会特意为孩子照一张"百日照"。我们也要给儿子过这个节日。他爸向人借了一台135照相机，认认真真地给儿子照了一组特殊的"百日照"——尽管儿子是躺着的，但他笑得很灿烂。

这100天来，我们都不会笑了。

今天，儿子笑了，我俩笑了，老人笑了，一切都笑了！

当儿子体重增加到5.5千克的时候，他再次入院。医生经过对儿子的体检，各项指标很满意，随后就安排手术。

术前医生找家属谈话。

手术风险如何如何大，这么小的孩子完全有可能下不了手术台。即

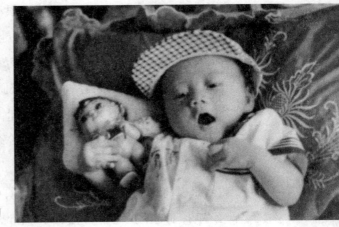

这就是儿子的"百日照"

便手术成功，还要艰难地过感染关，一只肾脏的排毒能力只有50%，云云……一大箩筐的恐怖语言，顿时又一次让我跌进了冰窟。

"这个孩子，以后跑医院，就像跑外婆家，麻烦大着呢！我们可以给你们开个证明，再养一个吧！"医生说得如此轻松，当然他也是一片好心，有医院证明，就不违反当时"只生一个"的计划生育国策了。

我边摇头边抹泪，眼眶里始终是湿漉漉的，一片混沌……

儿子手术很成功。

他住了1个月的医院，白天是丈夫和婆婆轮流陪着，而我只能在下班后到医院替换他们。

那个时候的医院，不像现在，家属陪夜可以向医院租躺椅睡觉，而是每个病床只配备一只板凳，这一只板凳是无法睡觉的。我只能和衣爬在儿子的婴儿病床边，打个瞌睡而已。就这样，我在儿子身旁度过了30个难眠之夜。

这期间，发生了一件事，让我30年都忘不了。

儿子的病房有3张病床，靠窗的并排有两张，儿子的床在窗的右边。

有一天，窗左边的病床新进了一位男婴儿，出生5个多月，他和我儿子患的是同一种病。来自农村，具体哪个地方我已经忘了，但我清楚地记得，他的床头卡上的名字，叫"殷军"。

可怜的"殷军"面色蜡黄，看上去脸很小，而五官就显得特别大了。他比我儿子大两个多月，体重却比我儿子轻。但他很乖，不怎么哭，见他老是那种呆呆的眼神，似乎在向他能环顾的空间发问：我属于这个世界吗？

几天后，殷军动了手术，还输了好几袋血，但是一直高烧不退。

"你这孩子，腹部已严重感染，肾功能也不好，就医太晚了，情况不乐观，你们要做好准备。"医生查房时对陪在旁边的孩子母亲说。

母亲听了，一声不吭，同样是那呆呆的眼神。她也许在说，我们农村人不懂呀；或者是说，我们没钱看病呀；也可能说，已经看了很多地方了，都查不出到底是什么病呀；抑或，事到如今，什么都不想说了……

有天傍晚6点钟左右，我拿出一包从单位食堂买来的包子，递了两只给殷军的母亲，她不肯拿，说吃不下。随后，又不说话了，一直呆呆地看着病床上瘦得掉了形的儿子。

我的心，一阵酸楚：同是天涯沦落人！

晚上11点钟，中晚班护士交接班查房时发现：殷军脸色发青，呼吸很弱，脉象不好，情况危急，马上呼叫医生抢救，但陪床的母亲却不在。

我也不知道，那位母亲是什么时候离开的，大概我刚才迷糊了一阵。

大约抢救了三刻钟，一块大白布盖上这个小小的"生命"。

我双手立即紧紧地抓住儿子病床的床栏杆，紧紧地，紧紧地，好似抓住儿子的手。"孩子，快握紧妈妈的手，妈妈带着你向前走。"我的心在呼唤！

我当时在心里默默地做出一个决定：我必须去做绝育手术，我对儿子不存二心，他就一定是我的！

次日早上，护士告诉我，殷军的母亲昨晚偷人家东西，被人送到了派出所。刚才派出所来电话，核实她的身份。

"她不陪儿子，而去做小偷？不可思议。"小护士不解地说。

没有不可思议，作为母亲的我——理解：她为了救儿子。

她是小偷，还是一位伟大的母亲？

我们举起的左手是不能随意撼动的法律，我们举起的右手是遮蔽不了的母爱。在她无法逃脱法律的无情之时，拜托各位：不要再冷漠地称她为"小偷"。

儿子终于出院了。

整个医疗费用，让我瞠目！

我和丈夫是同一个企业单位的。那时的医疗体制，家属可享受半"劳保"，即有一半的医疗费用单位可以报销，而另一半则是自负的。

单位发扬了革命人道主义的精神，把我们自负部分的费用先给垫上了，以后每月从我们72元（我和丈夫都是那个时代的标志性工资：36元）的工资里扣10元，总共扣163个月。也就是说，等到儿子14岁时，我们才能还清这笔相当于现在水平近24万的债务。

能让我无息贷款，解决燃眉之急，我实在心存感激！

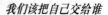

我们是幸运的。

因为我们是"单位人"。

计划经济年代,很多供给都是按人头配给的。

我们三口之家是小户,小户的鱼、蛋、肉、糖、粮,甚至香烟、火柴、肥皂等都是最小量的,这当然是非常公平的。但我碰到的"不公平"是儿子术后需要大量的营养,而"最小量"的供给是远远不够的,比如牛奶和鸡蛋。

先说牛奶。牛奶是那时的短缺产品,所以它必须被计划为只有两类人可以享用:婴儿和有医生证明单的病人。儿子既属前者,又属后者。因此,牛奶的需求量是满足了,可双倍的费用,让我的经济又紧了一层。

再说鸡蛋。小户的鸡蛋量是每月1斤。1斤蛋10只,只够儿子10天的量,每月缺口两斤。怎么办?买计划外的高价蛋,我实在囊中羞涩。

我动起了不增加费用负担又保障供给的脑筋——用香烟票换鸡蛋,反正丈夫不抽烟。与农村烟民资源互换,"石油换大米",各得其所。而这种计划经济中的"市场行为"在当时是违法的,也违反党员的纪律。

每次党的"组织生活",当要求党员进行"斗私批修"的时候,我心怦怦跳,几次想主动坦白交代自己那"违法乱纪"的事,可为了儿子的鸡蛋,终究没有勇气"自我揭发"。

为了给儿子最好的营养,我们夫妇节衣缩食,但每月的经济还是捉襟见肘,相当拮据。我再次想到了做绝育手术。首先,是实现我曾在儿子病床前许下的愿;第二,我绝育以后,儿子就是标准的独生子女了,可以提前3年享受每月5元的"独生子女费"。而当时的政策是:孩子必须满4周岁,除非夫妇已有一人绝育。

每月5元的"独生子女费",1年就是60元,3年就是180元。这个数目,对解决巨大的债务,虽然杯水车薪,但分摊在每个月中,着实是能解决一些实际问题的。

"一箭"能"双雕"的事,我绝对应该做!

我做通了丈夫的思想工作,开始打听哪种绝育手术最不痛。

报纸上报道了上海有一家大医院，开始试行一种"无痛无切口不流血"的药物绝育方法，是将药物直接打入输卵管，使其结痂堵塞，达到绝育的目的。我看了很高兴，居然能让我心想事成。

医院妇科门诊手术室的候诊室。

"你们谁先做？"护士手里拿着一张名单，对着我们5位准备做新式绝育手术的女士。

没有人回答。

"我"。既然来了，后做还不如先做，我跟护士进了手术室。

手术做完了。真的无痛。我准备回家休息。

怎么回家？叫出租车，还是坐公交车？前者要花5元钱，后者只要5分钱。当然是坐公交车回家。

一到家，我就感到肚子不舒服，腿一软，下身一股热流涌了出来。

"血，流血了！"带着体温的血，顺着裤腿一直流到脚跟。"不是说不出血的吗？"

我心里有点紧张，那时的家中都没有电话，无法与医院联系。我先让自己镇静镇静，而后一想，估计是刚才坐公交车颠的。我收拾干净后，马上平躺休息。

我完成了一件我想干的事。

心里是舒服的。

那个时代，有一件事，既光荣又能赚钱，就是"献血"。

我报名参加单位的献血。

当时的献血待遇是：献200 ml血，获营养费18元，公休3天。报名人的名字是用大红纸，贴在单位大门口的墙上，凡进出的人都能看到，真是光荣得鲜艳。

"医生，我身体很好，我能多献100 ml吗？"

在给我手臂静脉处消毒的医生，停下她的动作，抬头看看我，我朝她自信地微笑着。随后，我看见她将储血的袋子换了一只，我知道她同意了。

我拿着一张写有300 ml献血量的卡，先去指定的窗口领取献血费27元整。

相当于我一个月的工资啊！然后，去休息室领取一杯热牛奶、两块蛋糕。我刚要走，发食品的同志就叫住我，"等等，你还有一包饼干。"

献完血，大家都在休息室里吃营养。突然，有人问，你怎么比我们多一包饼干？

"医生一不小心多抽了我100 ml血。"我一语予以搪塞。

这包饼干，蛮高级的，隔着塑料袋都能闻到阵阵香味。这么好的东西，带回去，给儿子吃。

我参加了单位3次光荣献血，每次都如法炮制我的小技巧。

1977年高考制度恢复，我如久旱的禾苗逢甘露！

作为"老三届"的我，如果考上全日制大学，当时的政策是：带薪读书，但没有奖金等其他福利。我的家庭经济是不允许我"没有奖金"等福利的。而如果读函授大学，因为是全业余的，家庭经济不受任何影响。

我没有选择地选择了这条路。

1978年春季，我考取了华东师范大学中文专业本科函授班，学制5年。

走在这条路上的我，成了五栖人物：白天是一所技校的校长，并兼任政治课和语文课的教师；每周三个晚上是社会上一所业余学校的语文兼课老师；剩下的时间，除了当一名函授大学的学生外，肩上还有每天必须承担的两个角色——妻子和母亲。

这条路，很难走；这条路，很累。

我实在没有足够的时间陪伴儿子，看看儿子的身体也没大碍，于是我就用兼课换来的钱，将3岁的儿子送了近两年的全托。

我终于倒在了讲台上。

同学们立即把我送进了医院抢救。医生诊断：急性阑尾炎并穿孔。急诊开刀，住院。

那年，我33岁。有人说，三十三，乱刀斩。

我印验了？！

当我履历表的"学历"一栏中，能填上"大学"时，我进了上海电视大学，当起了一名大学教师。

在高校当教师，"函授大学"毕业的学历身份，我感到很有压力。于是，不得不别夫离雏，去广州暨南大学读研究生课程。

儿子正在读小学三年级，是最需要妈妈的时候，我却不在他身边。

广州回来后，我发表的3篇论文，编写了5万字的高校教材，接着评上了高校讲师，并成为该校公共关系教研室主任。我开始拼命地著书立说，向着通往"教授"的大道上，快马加鞭！

人生路上，什么时间该干什么，什么时间不该干什么。其实是不能错位的。可我们这一代，历史让我们大大地错位。而我们又必须为这种"错位"付出沉重的代价。

那个时期，上海四川北路一弄堂的亭子间里，总有一盏灯是通宵亮着的。

那盏灯下，有一位伏案疾书的女人。

那个女人将"蝴蝶牌"缝纫机的台面当桌子，桌面上除了书、稿子、笔、台灯，还有"鸡仔饼"、浓茶或浓咖啡，冬天的时候，还会多一瓶"五加皮"。

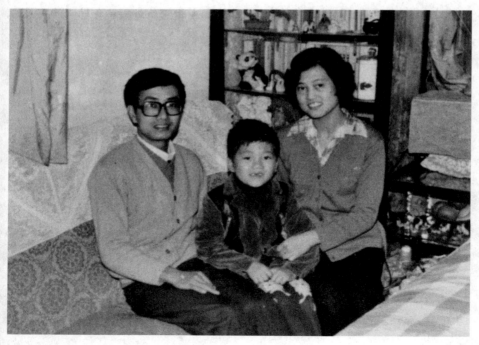

我曾居住了13年的9平方米"鸟巢"一角

一般到凌晨4点左右，弄堂里"乒乒乓乓"的奶瓶撞击声响了，送奶人推着牛奶车送奶来了。这个时候，那个女人会"迷糊"两小时。然后，6点钟准时给家人弄早饭、洗衣服等，加入邻居们忙碌的上班进行曲中。

那个女人就是我。

1988年，党的阳光照耀到我家了。

学校分给我二室一厅的新公房，我们终于从居住了13年的9平方米"鸟巢"中搬出来了，并有了一间朝思暮想的书房。80年代末的高校教师，这样的住房条件令好多人羡慕啊！

正当举家庆祝既无外债，又无内债的时候，暴风雨来了！

我班上的一名女学生出现在我的家庭里。

从此，家里"地震"不断，所有的"美好"都被埋进了瓦砾堆里。

终于有一天，我和他都扛不住了，"家"就顺势彻底倒塌了。

而后，情感重组。另一个家的主角是：他和她。

这一"震"下来，让40多岁的我，从此就患上了心脏病。比我得心脏病更严重的是：16岁的儿子，身心不得不再次遭遇伤害。

这是"命"吧，我只得承受。

人啊，人！

……

2008年7月的一天，奔60的我与30多岁的儿子，促膝深谈。

母子俩，一页一页地翻着我们的历史……

"妈妈把你带到这个世界上，既没给你健全的身体，也没给你完整的家庭，妈妈当得不合格。儿子，妈对不起你。"怀着愧疚，我对儿子说。

"这也不能全怪你"，儿子说。

"起码，没给你完整的家庭，妈是有责任的。妈当时为什么不能为了你，而委屈点自己呢？这个世界上，有多少母亲，是为了孩子而不离婚！可你妈妈做不到。这就是妈的自私。妈真的没当好'母亲'的角色。妈妈今天向你忏悔！可往日不可追啊！"

儿子递了杯水给我,示意我别说了。

"妈,你这一生也不容易。现在我只有一个希望:你好好活着。"

"是的,妈一定好好活着!"

这是我和儿子的约定。

外一篇: 我家的三任保姆

自从2008年末,我因股骨头坏死坐上轮椅,便觉着不请保姆,独独一人的我,恐怕是难以生活了。

保姆中介所给我推荐了5位保姆,上我家让我面试。她们都来自浙江农村,是一个村上的。年龄嘛,30多岁的两位,40多岁的两位,还有一位50多岁。

那位50多岁是她们的头,满脸的皱纹。她在上海已经干了10多年了,她用自己多年干保姆的钱,在家里盖了新房,娶了媳妇。这次返乡,她带领这4位老乡来上海谋职。

她在我面前显得很老到,用"洋泾浜"的上海话,向我一一介绍她的"属下"。表情中丝毫没有竞争上岗的意思,体现了"领导者"的谦让和大度。

其实,当五张面孔一起扑向我的眼睛时,我已经心有所向了——穿着半高靴、系着格子围巾、白净的鹅蛋脸,笑起来有点"电",全身上下一点泥土味都没有的那位,她与同龄的另一位30多岁的并排而坐,两者对比,着实让人感慨:什么叫"天壤之别"。

心想,这种保姆带出去,蛮"扎台型"的(上海话,意为"出风头")。

我煞有介事地履行完面试程序,然后宣布:录用我心仪的那位"鹅蛋脸"。我让"鹅蛋脸"明天一早来我家上班。

才过了两个多小时,"鹅蛋脸"就来对我说,她干不了保姆,让我选其他人吧。

我问何故?

她说自己在家乡是承包鱼塘的,干得很好,家里经济条件在村上摘冠,但从来没有出过远门。这次结伴来上海,是想来见识见识,玩玩的。

"那你为什么来面试？"

"我来看看，'面试'是咋回事？"

我晕。

"鹅蛋脸"事件让我尝到以貌取人的味道。接下来，我矫枉过正，马上决定录取5位中脸蛋最"难看"的一位：38岁的小刘。

小刘上班的第二天，陪我去做PET/CT检查。

检查完毕，差不多3个小时。

上午10点，在返程的路上，我发现事先帮小刘备好的早餐，她居然没吃。她告诉我，你检查结果没出来，我吃不下早饭。

我一听，就感动，"这人良心真好！"尔后一想，我与她才接触了一天，就会有如此深厚的"阶级感情"？觉得她未免有点矫情。

5天后，我住院进行针灸推拿治疗。

小刘随我住进了医院，按我制定的食谱，负责我的一日三餐。而医院的伙食让给了她吃。

"早餐肉松、鸡蛋、榨菜，各选一样；肉包子、蛋糕、淡馒头，各选一样……"医院食堂的人员进病房登记明日的伙食。

"榨菜，淡馒头。"小刘回答。

以后连着3天，小刘的早餐都是选"榨菜，淡馒头"。

我思忖，小刘早上是吃素的？我决定问一下。

"因为榨菜、淡馒头便宜，我想让你省点钱，你看病要用很多钱的。"小刘回答。

我告诉她，就是你一样不选，只要你还住着院，伙食费照付，这是规定。

此时她让我的"感动"如火堆里浇了油一般腾地升了起来。我暗暗地问自己，是谁偷走了你的"感动"？是时光，是缺乏信任，是虚假泛滥？抑或都不是！我感到汗颜，汗颜自己很"小人"，将人家的一片善心误认为是"矫情"。

我从小就养成了阅读报纸的习惯，如今腿坏了，成了标准的"宅女"，阅读量自然猛升。每天至少浏览七八份报纸杂志。当我吸取了丰厚的营养后，同时也产生了垃圾。于是，我让小刘去弄堂口把收废品的人叫上来，卖掉堆在走廊上的废报纸废杂志。

本可以5分钟就完成的事，小刘去了近1个小时，叫上来的却不是弄堂口的，而是远隔两条马路即运光路上的。

"弄堂口的废报纸收购价每斤3角5分，辉河路的每斤3角8分，而运光路的每斤4角。"原来小刘在"货比三家"，为让我每斤多卖5分钱，她饱受了1个多小时的寒风凛冽。

小刘的好是在比较中更显现的，特别是比较了我的第三任保姆。当我试探性询问，废报纸卖多少钱一斤时，她回答："我不知道，这些废品还问什么价格。"这时，我会更想念小刘。小刘的心灵就像《巴黎圣母院》中那个敲钟人卡西莫多。

小刘也有许多搞笑的事。

好几次，晚上6点掀开电饭锅盛饭时，她会惊叫："锅中的米是生的，我忘了插电源"。

她经常对我说，"今天地上干净，不扫地了"。

每到晚上8点，她就会哈欠连天，没了神气。她告诉我"我在家里是黑八点睡到亮八点，除非农忙"。

4个月后，小刘必须回家了，农忙要开始了。村上凡是外出打工的，都把承包地给她家了，所以她家拥有近百亩地，足够评上"地主"了。

21世纪的地主，不是管雇农的，而是管机器的。夏收时节，她和丈夫去租用收割机，并亲自开着机器下地收割，收割社会主义新农村的喜悦！

送走了小刘，43岁的来自河北农村的小赵，成了我的第二任保姆。

小赵刚来的第二天发生了一件事：我让妹妹帮我往交通卡里充值500元。妹妹因赶着上班，就将交通卡放在大楼底层我的报箱里，并让我通知小赵取报纸时拿上来。

经历了3次大手术后的我，记忆力像遭遇大利空的股市股指，单边大幅度下滑，一点探底回升的迹象都没有。这不，我又将妹妹的话失忆了。

中午，妹妹来电询问交通卡之事，我才想起问小赵，你上午到报箱取报纸时，有没有一张交通卡？

开始小赵以为是漏在报箱内了，当她证实报箱内没有后，与我进行了一番对话：

"交通卡是用纸包好的,还是裸露的?"

"我妹妹说是用草纸包的。"

"我拿报纸时,是有一小叠草纸滚落下来,我没有捡起来,还当是谁恶作剧,将草纸塞了进来。"

"那你去看看地上的草纸还在吗?"

"我刚才下去看报箱时,已经考虑了这个问题,但地上干干净净,没有任何东西。"小赵回答的思路无懈可击。

"今天的事情,三方面都有责任:你妹用草纸包交通卡,导致我不会重视;潘老师你没有事先告知,让我不知情;我开报箱时,发现有东西滚落,不应该置之不理。"小赵条分缕析,如此到位,我这个教授,除了说"对,对",还能说什么?

"我负三分之一的责任,赔你200元,潘老师,请你在我这个月的工资里扣除吧!"她还真的责任到位啊!

"你思路清晰,脑子聪敏,我免去你赔的200元。"我赞赏地说。

小赵于是"哈哈"大笑。

聪敏的第二任保姆给我带来的方便也是在比较中更显现的,特别是比较了我的第一任和第三任保姆。

比如,我交代这个菜该怎么烧,对小赵,我只要写在纸上,她不仅"按图施工",还有创新和发展。

其他两位我就没那么省心了,第一次我必须亲临厨房,手把手教授,可第二次、第三次……N次后,她们还是对我说"忘了"。然后,郑重其事地说,"我们农村人,不喜欢记事,记太多的事,头疼"。

面对这样的保姆,我……

5个月后的一天,小赵又很认真地与我对话:

"潘老师,我在你这里干得很开心,但我必须回去了。"

"为什么?"我很不想再换人,所以,我着急地问。

"我的计划生育卡到期了,必须回去体检,要不然,不仅要罚款,而且名声也不好,会被人误会在外干'超生游击队'呢。"

"体检不就是几天嘛，我放你假就行了。"

"潘老师，你腿不好，一天都不能脱人，谁陪你去医院治疗啊？"她的话在理。

其实，小赵想回去的另一动因是想翻造房子，她几次在我面前说，别人家早就住新房了。这对好胜心很强的她来说，始终是心头的痛。

我理解。

我的第三任保姆：大柳，46岁，来自湖南农村。

大柳的性格不一般，说话不仅嗓门大，而且量也多，每天有N个"为什么"追着你回答，以至于我的空间顿时少了安静，让我好痛苦了一阵。

有一天，大柳又追着问我"为什么"：

"老师，为什么你们城里人夫妻睡觉要'AA制'？"这个问题很新鲜，我倒要反问她。

她说，以前每天帮东家的夫妇俩整理床铺，看见他们都是各人一条被子的，这不就是各睡各的AA制吗？于是，她很不理解地批判城里人，这叫什么"夫妻"！

接下来，她开始得意地自我介绍她的夫妻经。

"我和我丈夫从结婚那天始，就是光身子睡一条被子的，我钻在丈夫的手臂下……"

"什么钻在手臂下，是投入怀抱中。"

"对、对，是投入怀抱中，他还不停地抚摸我的胸部。所以，我们农村女人很少得乳房的毛病，不像你们城里女人，好像个个都得什么乳什么生。"

"乳腺增生。"我再次纠正她。

不过，她说的这话，确实有点道理。曾记得，一位中医乳腺外科的医生对着许多前来就诊的女性说，"回去叫老公每天晚上睡觉前，按摩你的乳房，顺时针36下，逆时针36下，乳腺小叶增生就会改善很多"。

我当时听了很不理解，为什么一定要老公的按摩，自己按摩难道就不行吗？今天，我自学了中医后明白，这里面有阴阳平衡的原理。

"咦，为什么哭了？"我这一说，她居然哭出声来了，还不停地用左右手的手背擦着"哗哗"流下的眼泪。我真是奇了怪了！

"老师，你知道吗，自从我这几年出来打工，每回回家，和丈夫睡觉已经没了以前那种感觉了。"她带着哭腔说。

"怎么会呢,小别胜新婚,难得在一起,应该更亲热啊!"我觉得不合常理。

大柳擦干眼泪,为我一一道来。

"出来这几年,我从不习惯一个人睡觉,不习惯穿衣服睡觉,不习惯戴胸罩,到慢慢习惯了这一切,现在回家又要恢复那些习惯,我倒觉着不自然了。我害怕呀,再这样下去……所以,我决定再干两年,攒够了儿子读大学的钱,就再也不离开丈夫了。"

这番话,让我觉着,她确实比许多女人更懂得"男人"。

大柳说她是村里的"三八红旗手"。

这位"红旗手"说话喜欢用反问句,经常是这样回答别人问题的,"难道我一定要这样吗?""我为什么就不能那样做呢?"

此时,我会告诉她,用这种语气说话不礼貌。

她说,"跟你们城里人说话,真累!"

我,惊讶。

这位"红旗手"喜欢用手背擦鼻涕,然后是将沾满鼻涕的手背往自己衣服的后襟擦。

此时,我会告诉她,这个动作不文明,要改用面纸擦鼻涕。

她回答,"我帮你节省面纸"。

我,摇头。

这位"红旗手"端饭或端菜,她的大拇指常常有一半是深入在碗的饭中或菜中的。

此时,我会告诉她,这个动作不卫生。

她说,"你们城里人那么讲究卫生,可你们还是老生病呀。"

我,无语。

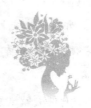

本章话题: 女人要和自己的生命更好地相处

点评嘉宾: 林　华(作家,女性问题研究专家)

记者提问: 秦　畅(上海人民广播电台首席主持人,"金话筒"奖获得者)

林华: 认识潘肖珏老师已经有很多年了,来往虽然不多,但印象很深。喜欢她,是因为她的干练和爽快,这在高校老师中似乎是有点可爱的另类。每次和她合作,都有一种身心愉悦的感觉。

3年前,我突然得了严重的失眠症。我把自己当成了一只白老鼠,惶恐不安地四处求助,从西医到中医,从心理医生到江湖高人,可见效似乎都不大。就在我极度沮丧的时候,接到了潘肖珏老师的一个电话。她是知道了我情况以后特意来帮我的。

直到这时候,我才知道她已经和死神打了一场遭遇战。她赢了,而且赢得非常漂亮。更为难得的是,她居然还在病中完成了一个华丽的转身,给自己的学术研究打通了一条新的路。一场大病让一个女人创造了一个奇迹,这样的故事也只有发生在潘肖珏老师身上。这让我想起了佛学中的一句话:"自觉觉他。"这是一个很高的境界,潘肖珏老师做到了,和她相比,我非常惭愧。

很快,我就收到了她的第一本书《女人可以不得病》。看完后很长一段时间,我的脑子里就一直盘旋着一句话:"钢铁是这样炼成的!"因为我们这一代人对这句话太熟悉了。

也就是从那天起,潘肖珏老师的电话成了我的健康专线,我的身体一发生状况，首先想到的就是和她通电话。听到她脆亮的声音，我就心定了几分，再被她三言两语一开解，我的前方就会依稀出现一道希望之光。

如今，潘肖珏老师转型后的第二本书《我们该把自己交给谁》马上就要问世了，作为朋友，我有幸先睹为快。一打开就被吸引住了，读完后还回味了半天，然后，一个命题跳出我的脑海：女人要和自己的生命更好地相处。

潘肖珏老师在本章中所说的"恩宠细胞"的若干个法宝和那些女人经，都是关于一个女人如何把自己托付给自己的真实感悟。女人的一生在生理上、心理上遇到磨难要比男人多，有些甚至是无法与男人交流的。所以，女人要学会独立作战，不仅要靠自己的胆量、常识，更要像潘老师那样用自己的智慧。

我觉得这是一本无法用传统标准来评价的书，同时是一本功德无量的书。这是一本能够教你方法的书，又是一本能够让你获取力量的书。我甚至觉得这是一本每个人都应该读一读的书，尤其是女人。

因为生命对我们是何等的重要，如果我们懂得了如何与自己的生命更好地相处，我们的人生不就能够过得更加美妙吗？因为这每一点都是潘肖珏老师正在做的，所以书中的每一句话都能说到你的心里去！

秦　畅：谢谢潘老师的坦诚，您的真诚比您战胜疾病的故事更打动我。当您亲自揭开既往岁月那一个个疮瘢时，我能体会到，您已经可以笑对过去。所以，在读这些章节时，并不觉得您是在梳理女人远离疾病的良方秘录，更像是倾听您与自己的一次心灵对话。可是，读懂自己，好难啊？您觉得呢？

潘肖珏：我认为女人要读懂自己，首先要将自己站在角色的对面审视自己，然后与自己对话。

比如，你是老师，那就站在你学生的角度读自己；你是妻子，那就站在你丈夫的角度读自己；你是媳妇，那就站在你婆婆的角度读自己……其实这就是换位审视。

我们容易固执己见，容易太"自我"。所以，必须跳出自己读自己，跳到对方的角度看自己,才能在镜子中发现"本我"原来是这样的,那我该明白,接下来如何修炼自己。

这样读自己的女人是智慧的,她会拥有她应该拥有的一切。

秦　畅: 与生俱来与后天修为决定一个人的成长轨迹,但"性格决定命运"。于是,您提醒我们:女人须修炼。这些道理大家都懂。可是,知易行难。婚姻场的"女人经"从哪里念起呢?

潘肖珏: 婚姻场的"女人经",应该始于婚前。女人经过恋爱,在思考是否应该与这个男人步入婚姻时,首先念一念"匹配经"。何谓"匹配经"? 就是冷静审视自己和对方是否匹配,抑或是否能共同生活下去? 因为恋爱中的男女都很不理性,而婚姻生活是不能不理性的。所以,步入婚姻前的女人必须非常理性地念念这个"匹配经"。

男女之间一般有3种配对状态:

第一类是"鸽子"和"鸭子"的配对;第二类是"苹果"和"生梨"的配对;第三类是"大饼"和"油条"的配对。

"鸽子"和"鸭子"的配对是一种艰巨的配对。

原本"鸽子"和"鸭子"是生活在两个完全不同的环境中,如果你们要配对生活,其中必定有一人(或是"鸽子",或是"鸭子")要做出牺牲、做出让步,心甘情愿地被对方同化(或像"鸽子"那样,不再习水而活;或像"鸭子"那样,从此习水而活),否则,是生活不到一块儿的。当然,女人指望自己改变男人,同化男人,不是没有一点可能,但任务相当艰巨,失败的概率很大。只有当你愿意为这个值得牺牲自己的男人而付出,方才有可能"匹配"。

你愿意吗? 请冷静思考、理性思考、三思而行,为自己的选择负责。

"苹果"和"生梨"的配对是一种合理配对。

"苹果"和"生梨"种类相同,同属水果类,但又是两个不同的独立个体。如果你们要配对生活,必须认真做好一件事:学会嫁接,当好"米丘林"。谁来充当呢? 或是你,或是他,或是你和他。"米丘林"的职责就是将两个不同的独立个体,嫁接出你中有我、我中有你的共同体"苹果梨"——家庭,这其实就是婚姻的意义。

你愿意充当"米丘林"吗？你懂得什么叫"嫁接"吗？你希望自己学会"嫁接"术吗？请扪心自问，拷问自己后，请制订实施计划，让你们的匹配更合理。

"大饼"和"油条"的配对是一种绝配。

大饼和油条，曾是上海人的经典早餐。因为单吃"大饼"太干涩；单吃"油条"太油腻，只有把大饼裹着油条吃，那就油而不腻、干而不涩，恰到好处。所以，如果你们是这样配对的，那就是绝配。但世界上不可能有一成不变的状态，再好的绝配，如双方没掌握好火候，或因大饼太干而裹不了油条，或因油条太油而腻透了大饼，于是，"绝配"照样会遭遇不匹配。

爱情和婚姻不是一回事，前者浪漫，后者现实。你有足够的心理准备吗？你有细致、周到、全天候的维护"绝配"的实施计划吗？这一切，请你准备好了，再"进城"。那你就会赢得"天造地设"的一对恩爱夫妻的赞誉。

建议步入婚姻前的女人，先念念这个"匹配经"，婚姻场的女人经从这里念起。

第五章
医学的最高境界是养生

- 人，免不了生病，但不能一生病，就马上想到：吃药。
  "凡药三分毒"，药毒猛于虎。

- "现代医学之父"希波克拉底早在2 400多年前，就提出"我们应以食物为药，饮食是你首选的医疗方式。"

- 战国时期的名医扁鹊说："君子有病，期先食疗以疗之，食疗不愈，然后命药。"所以，医疗首选是饮食。

《黄帝内经》中有句名言:"圣人治未病"。

唐代名医孙思邈又发展为"上工治未病,中工治欲病,下工治已病"。

"973"首席专家、广州中医药大学终身教授、全国名老中医,已经93岁高龄的邓铁涛先生一直致力于中医养生的研究,他呼吁"上工必须治未病",医学应以养生保健为中心,使每个人的日子过得更愉快、舒适、潇洒。

北京中医武国忠医生干脆说:"医学的最高境界是养生,养生的最高境界是应变,养生之道就是应变之道。"

我理解,我们养生的目的其实就是为了让自己"优活"。

什么是"优活"?

"优活"就是活得优化,活得自在,活得科学;

"优活"就是活到天年,无疾而终。

天年是多少岁?天年是120岁。

所以,"优活"是不容易的,古今中外有几个人能做到?

任重而道远啊!

但是,如果我们从现在开始就将生命呵护好,善待好,健健康康地走完生命的旅程,还是有可能的。这就是养生的目的。

当然,达到目的的手段,我以为,除了情志调适,还应该包括饮食、运动和环境诸方面的调整。

下面我将自己摸索到的点滴体会这块砖头抛出来,请读者品析。

饮食养生

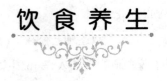

医疗首选是饮食

人，免不了生病，但不能一生病，就马上想到：吃药。

"凡药三分毒"，药毒猛于虎。

"现代医学之父"希波克拉底早在 2 400 多年前就提出"我们应以食物为药，饮食是你首选的医疗方式"。

战国时期的名医扁鹊说："君子有病，期先食疗以疗之，食疗不愈，然后命药。"所以，医疗首选是饮食。

中国最早的医书《黄帝内经》说："大毒治病，十去其六；常毒治病，十去其七；小毒治病，十去其八；无毒治病，十去其九；谷肉果蔬，食养尽之。"这不明明白白地告诉大家：饮食治病治十分嘛！

饮食治病治十分，有的人不相信，说太夸张了。按这样说，医生也不需要了，医院也可以关门了。

要回答这个问题，就让我想起，曾几何时中西医之间的一番对话。

中医说：肾开窍于耳，肝开窍于目。也就是说，肾亏会影响耳朵，肝旺也会影响眼睛。

于是，西医说，请拿出细胞学和解剖学的证明。

中医不予回答，因为这是两套系统，不属于一个思维模式。

但大量的临床证明：凡是对肾脏有影响的药物，都会对听神经产生副作用。

两年前，西方的医学家终于发现：人的肾脏和听神经，都是同一个胚胎细胞分裂而生成的。哇，这一来西医和中医终于握手了。

由此可见，之所以有人武断地说，"饮食治病治十分"不可能。关键是如今人们对"饮食治病治十分"的很多原理和操作，还尚未能够完全认识，包括为什么要提倡癌症患者应"天天生食五蔬果"。

好友小琴来电，满是疑惑地向我叙述她老公在上海的一次治病经过。

小琴的老公是个高鼻子蓝眼睛的美国人，一位生物学博士，在纽约一所大学当教师，他和小琴结合后，也受聘于上海两所大学当兼职教授。于是，夫妇俩就"纽约"、"上海"来回住。

上周她老公感冒发烧，体温高达39℃，但他坚持不上医院，也不吃小琴给他买来的退烧药、感冒药和抗生素，急得小琴对着老公直吼：

"你再不吃药，会烧坏脑细胞的！"

可她老公却给自己开出这样一张处方：

（1）柠檬汁1 000毫升/天；

（2）天然维生素C片500毫克/次，每天2次；

（3）天然松果菊片1粒/次，每天3次；

（4）生嚼洋葱每天2次；

（5）燕麦鸡蛋粥；

（6）全休3天。

就这样一张没有任何"药"的处方，竟然让她老公很快痊愈了，小琴惊呼读不懂。病愈后的老公很得意地给小琴上了一课，教育她应该如何读懂身体的信号。

比如最常见的感冒"发烧"，这个信号是人体免疫系统对侵入的病毒、细菌或滞留在体内的毒素发起"战争"的信号。这时你应该抓住这一机会，帮助免疫细胞快速清除体内的有害物质，支持身体完成"发烧"的过程，因为这是人体难得的一次"大扫除"。而这张"处方"中的食物就能起到这个作用。

就拿处方中的"柠檬汁"为例，柠檬含有丰富的维生素C，具有抗菌、提高免疫力的功效。感冒初期喝柠檬汁，可以减少鼻涕，祛痰作用也强，感冒也就去得快，而且还开胃生津。

小琴并不接受其老公对她的"再教育"，强词夺理地对我说，咱们中国人对待感冒"发烧"历来是服退烧药降温、服抗生素消炎，哪有生吃洋葱来治感冒的？

中国人跟外国人就是不一样。

我不同意她的说法，中国的老祖宗也不同意她的说法。

中国传统医学的理论中还有一条原理，叫"药食同源"。也就是说，许多食物，它既是食品，同时也是药品。如果用它来治病，绝无药物的毒副作用。小琴她老公那张"处方"中的"洋葱"，就是最好的说明。

"洋葱"姓"洋"，它的祖籍在国外，并被外国人誉为"菜中皇后"。

"洋葱"是一种大众蔬菜，人们知道它有多种药用功能，除了降压、降脂、降糖的"三降"功能外，还有抗感染、抗癌、抗衰老的"三抗"功能。感冒期间吃洋葱，就是发挥它的抗感染功能。

洋葱的辛辣味，有时让人讨厌，但就是这种讨厌的"辛辣味"，却能帮你杀死感冒细菌和病毒。当然必须是生嚼，才能淋漓尽致地显现洋葱的抗菌本领。所以，小琴她老公将"生嚼洋葱"作为他治疗感冒的"君药"，不无道理。

一位中医外科医生曾对我说，洋葱对治疗发炎的伤口有惊人的效果。把两个大洋葱捣成糊状，放在杯中或碗中，将伤口用洋葱气味熏10分钟，疼痛即止，伤口愈合加快。

有一篇报道，标题为《枕边放洋葱治失眠》，具体方法很简单易行：取洋葱适量、洗净、捣烂，置于小瓶内，盖好。睡前打开盖，闻其气味，10分钟即可入睡。我试过几次，果然屡试不爽。"洋葱"竟能替代安眠药，让我兴奋得立即告诉那些苦度黑夜的朋友们。

当然，洋葱治失眠也是因人而异的，并非"百发百中"。对那些顽固失眠者，收效甚微，甚至无效。

我还看到过一则故事，在20世纪60年代，一位法国人的一匹爱马患了血管栓塞症，病情严重。兽医用遍各种药物，均无效果。后来这匹马因为偷吃了存放在马厩里的洋葱，竟然奇迹般地活了下来，原来栓塞的血管居然通了。这件奇事一经报道，立即吸引了医学专家的目光——洋葱有溶化血栓的功能。

近年来，中国营养学专家极力推荐"洋葱"为心血管病人之必须。但洋葱不宜久煮，洋葱中的许多有效成分属于油脂性挥发液体，若长时间烹调，这些成分就挥发了,剩下的只有纤维了。

黄金搭档营养佳

我在《报刊文摘》(在剪报时,忘了记下日期)上看到一则《卫生部副部长的午饭》的短文,报道了我国卫生部一位官员的午饭:一点蔬菜、半个红薯、一些水果、一碗小米粥。当我看到这些内容时,就在揣摩这位记者的用意,不会是宣传我国高级干部生活的节俭,也不会是明示中国官员作风的廉洁,其真正的目的可能是用卫生部副部长的健康午餐,警告人们在大鱼大肉面前大快朵颐的不健康意识。记者是以这种方式,在规劝中国的老百姓:注意饮食的健康,警惕病从口入!

无独有偶,《健康时报》(具体日期不详)也披露了一份现时中国最高领导人的基本食谱,这份震动世人食谱的编撰人是北京医院营养科一位曾姓主任。

早餐: 半杯牛奶

一盘凉拌小菜:海带丝、胡萝卜丝、青椒丝

一个麻酱咸花卷

一小碗小米粥或莲子羹

上午点心:一小碗银耳莲子羹或麦麸

中餐: 什锦沙锅(里面放10种以上的食物)

一两左右的红豆饭或薏米仁饭

下午点心:半杯酸奶

几粒坚果

晚餐: 萝卜丝鲫鱼丸子

小米粥

这是一份当今中国人饮食的"中央文件",我很是认真地学习,吃透其中的精神,然后是"首长挥手我前进"。

"文件"精神很显然是6个字：清淡、少量、多样。

这张食谱中有两个主题词："小米粥"和"莲子羹"。

小米和莲子，它们在饮食"多样化"的理念下，居然可以出现两次，足见其重要性。特别是"小米"。70多年前，中国共产党领导中国人民靠"小米加步枪"来闹革命；今天，"小米"又被用来武装中国人民奔小康。

为什么"小米"总是不"小"呢？

我带着疑问，走进书本。

原来，小米虽然姓"小"，但它对人体的营养价值却比大米"大"。比方说，维生素B_1和胡萝卜素的含量都超过大米。它还有一个优秀的品质——钾高钠低，比例为66:1。这种营养的比例正好符合人体的所需。它不像芹菜，在给你所需要的"高钾"的同时还搭给你所不需要的"高钠"。

中医认为，多食小米，可健脾，可以让人保持充沛的体力。

"人无完人"，当然"物"也无"完物"。小米也有缺点，它缺乏一种听起来很专业的东西，叫"第一限制氨基酸"。但不要紧，只要将小米与豆制品共同食用，就能够发挥蛋白质的互补作用，变成一种完美的食物了。

我知道了这一知识以后，就隔三岔五地煮一碗薄薄的小米粥，另加一包黄豆粉，这不就是黄金搭档了嘛！每每在享用它的时候，觉得美滋滋的。因为在品尝人间美食的同时，我找到了一条饮食真理：食物都有它的"黄金搭档"，找对它的黄金搭档，就找到了它的最大价值。

据这条真理，我发现了许多食物的黄金搭档，同时也高效地解决了一些改善身体不适的饮食疗法。

比如说，补钙。这是女人也是所有人一生的命题。

我仔细想想：年幼时有利于长个儿，需要补钙；怀孕时帮助胎儿生长，也需要补钙；进入中年，压力大、睡眠不好，骨质开始流失，还需要补钙；更年期激素水平下降，更需要补钙；到了老年，仍应继续补钙，否则骨质疏松症将会给你带来莫大的危害。

一般人都认为最好的补钙食物是牛奶，但有人和牛奶不能亲和，喝了牛奶，不是拉肚子，就是过敏。对我来说，牛奶还不能多喝，毕竟过多地摄入糖分和脂肪，对现在的身体很不利。

当我知道有两种食物可以搭档食用后，补钙的问题就解决了。

这两种食物就是"芝麻+山药"。

芝麻，原来我只知道它含有丰富的维生素E和维生素B_1，能帮助通便。但不知道它还是补钙的高手。每100克黑芝麻含钙量是780毫克，是同等重量牛奶的六七倍。当然，芝麻如此高的含钙量必须由它的"伴侣"——山药来帮忙，才能比较充分地被吸收。所以，这个高效的补钙作用是芝麻和山药的共同杰作。

我尝试过芝麻和山药的各种烹饪方法，最后能拿来推荐的方法是"芝麻山药泥"。

首先，将100克山药洗净、去皮、切块，上锅蒸熟后捣成泥状。然后把炒好的黑芝麻捣成泥，将山药泥和芝麻泥合二为一，按自己的喜好调味即可食用。

营养学家告诉我，如果将山药芝麻泥作为晚餐的主食，不但有助于促进食欲，而且即使多吃也不会发胖，因为山药的脂肪含量低。我想，这可美死了想保持身材的女人啊！

我收集了几个餐桌上的"哥俩好"：

（1）玉米＋豌豆＝强防癌

玉米是个好东西，具有很强的抗癌作用。但它的赖氨酸含量低，与高含赖氨酸的豌豆以3：1的比例混合食用，可以起到蛋白质互补作用，提高食物的营养价值。

（2）豆腐＋海带＝体内碘的平衡

豆腐营养丰富，人见人爱。我们经常用老豆腐炖鱼，据说这样吃能大大降低人体内的胆固醇。然而，营养学家经研究发现，豆腐所含的皂角苷成分会造成人机体碘的缺乏，因此，过多摄入豆腐也有问题。

海带含碘多，但多食，有可能诱发甲状腺肿大。

如果将豆腐和海带同食，正好互补。我们既不用担心因豆腐中的皂角苷多而影响碘的吸收造成"甲低"，也不用害怕因海带中碘多而引起"甲亢"，从而使体内的碘元素处于平衡状态,人会更健康。

（3）荠菜＋蘑菇＝抗流感病毒

荠菜属绿色蔬菜,是富含维生素C的食物。蘑菇是高蛋白、低脂肪的健康食品。这两种食物巧妙结合可以预防流感。这是因为:摄入维生素C究竟能否预防流感,关键在于人体内是否有足量的铜。铜离子可积聚在流感病毒表面,为维生素C提供攻击的"靶子",从而置流感病毒于死地。

（4）黑木耳＋生姜＋苹果＝强降血黏度

黑木耳是人体血管的"清道夫",现在人们都有所知晓。而生姜有溶解血栓的作用,知道的人却不多。医生会对患心血管的病人说,多吃苹果,因为苹果中的很多营养成分有利于降血脂和胆固醇。

食疗专家说,如果将这三者搭配食用,将"强降血黏度"。

"黑木耳＋生姜＋苹果"的制作过程和饮用方法:

将两大朵黑木耳泡发后洗净,鲜姜切末,苹果切片。然后,将黑木耳、苹果加水500毫升,煮开后加入姜末即可。此汤每天可饮用500毫升。

食物也像我们人一样,各有各的特点。人们日常摄入的食物有几十种,每种食物只含有部分营养素,若在膳食中注意将含有不同营养的各种食物巧妙搭配,这些"哥俩好"将不但有利于人体更好地吸收其营养成分,使营养价值成倍增加,还可以减少其中的副作用,对我们的健康更有利。这就是:黄金搭档,事半功倍。

乳癌阴影口中消

国际上医学专家特别强调,若想预防癌症,人们应该坚持良好的饮食养生之道。其理由是,饮食对致癌的影响率高达35%,比吸烟的影响力还高（吸烟为30%）。

我收集了公认的20种防癌的蔬菜明星:

熟红薯、生红薯、芦笋、西兰花、卷心菜、花菜、西芹、茄子、甜椒、胡萝卜、金针菜（黄花菜）、荠菜、芥蓝、芥菜、雪里蕻、番茄、大葱、大蒜、黄瓜、大白菜。

以上排名绝对分先后，防癌能力强的列前，弱的列后。根据天气，根据体质变化，酌情挑选，反复轮流吃，搭配吃，吃出健康来。

其中可以生吃的：卷心菜、西芹、甜椒、胡萝卜、番茄、黄瓜、大白菜。

这里特别要提到的是"雪里蕻"，此菜抗癌，我已经从一名中医癌症专家那里得到证实。但至今我有几个疑问没有解决：

（1）雪里蕻是新鲜的，还是腌制的？

（2）如果是腌制的，那不就与腌制食品易致癌的说法相违背吗？

（3）是不是雪里蕻腌制的时间、咸度有讲究？

（4）据说腌制的雪里蕻是与豆腐同煮的，那它抗癌的机理是什么？

以上这些问题，我等学疏才浅，实在没有功力能一一解决，非常企盼有关专家为我们答疑解惑。

我又罗列了防治乳腺疾病的食品：

（1）水果：柑橘、猕猴桃、山楂、苹果。

（2）蔬菜：海带、西兰花、白菜、苦瓜、芋头、大蒜、葱头。

（3）荤菜：螃蟹、鲨鱼、青鱼。

（4）调料：咖喱、胡椒。

以上这些食物，绝大多数都符合中医治疗乳腺疾病"软坚散结"的理论。但是不是适合每一个人，那还要依据各人的体质进行筛选。

"苦瓜、猕猴桃、螃蟹、酸奶"等这些大寒的食物，虽然都是抗乳腺癌的良品，但因为我脾胃虚寒，所以这些食物，对我来说，冬天是禁食的。大暑天可根据自己的舌苔，浅尝而止。反之，你若逆"道"而吃，反而会让自己的体质"雪上加霜"了。

日本女性和韩国女性，近些年来，乳腺癌发病率急剧下降，究其原因，她们经常吃海带胡椒汤。我将她们的这一食疗方改良了一下，并取名："海带番茄护乳汤"。不仅我自己经常吃，还请很多女性朋友品尝。她们一个劲地夸："既防病，又治病，还美食啊！"

（1）**海带番茄护乳汤**

材料：海带120克、排骨（去肥肉）200克、西红柿30克、生姜、葱、胡椒、黄酒。

制作：第一步：海带洗净浸泡，排骨洗净、焯水。

第二步：将海带、排骨加黄酒和生姜大火煮15分钟，小火炖1个半小时。

第三步：放西红柿、胡椒、盐，不要味精，炖5分钟后，加葱花。

海带番茄护乳汤内的"排骨"也可以换成"鳖甲"60克，效果可能更佳。当然，口味就逊色了。

（2）**扁豆与豌豆**

有媒体报道了科学家新发现的3种抗癌食品：豆类、坚果和燕麦，因为这些食品中含有可以抵制肿瘤生长的天然成分。

伦敦大学的科学家说，他们在小扁豆和豌豆中也发现了这种成分。这类食品中富含能够抑制磷酸肌醇3-激酶的物质，而促使肿瘤生长的正是这种酶。

科学家的这一发现可以帮助研究人员研制新型的抗癌药物。

这一信息对普通人来说，可依此来调整自己的饮食结构，防病于未然。

而对已经患病的人，包括乳腺癌患者，看到这则消息，则是欣喜如狂。因为我们又多了"打仗的子弹"。作战时，充足的武器装备总比"弹少粮缺"好啊！

（3）**西兰花**

我认真地将所有的抗癌蔬菜梳理了一下，发现针对"乳腺癌"的确实不少，其中最让人怦然心动的要数属十字花科的"西兰花"。

国内外专家一致认为，"西兰花"含有的吲哚类（植物激素）具有对抗致癌物质的解毒功效。但是，对"西兰花"的烹调方法，国外专家们的说法却是大相径庭。

日本专家说，抗癌成分之一的吲哚类是水溶性的，如果采用水煮或者炖的烹调方法，大约一半都会流失到汤汁中去。不加水的烹调方法是最好的，建议用微波炉烹调。

美国《读者文摘》刊登的科学家意见却是要吃不经微波炉处理的西兰花，因微波照射可使西兰花含有的抗癌物质损失97%。

像这样矛盾的两种说法,我干脆都避开,而用他们都可以接受的"既不加水又不用微波炉的烹调方法"——隔水蒸的方法。

（4）咖喱

"咖喱"是一种调料,居然有阻止乳腺癌扩散的作用。

我紧紧地抓住这一信息,仔细探讨:它是商家的广告语,还是科学家的研究成果?

原来,关于"咖喱"的这个了不起的功能是世界抗衰老医学会主席罗博特·高德曼博士在其一本专著中公布的。

全球第一篇关于咖喱的药用价值的研究文章发表于1970年,到现在为止,在医学文献检索系统上已有1 700多篇文章。可以说,咖喱的药用价值已经引起了全世界的关注。

咖喱可以抵御感冒。一位印度医生说,流感很难在印度流行,就是因为人们天天吃咖喱,把流感消灭在了萌芽状态。另外,印度的老年痴呆发病率远低于其他国家,也与食用咖喱有密切关系。

英国的最新研究指出,进食咖喱可以舒缓头痛,效果甚至较服用阿司匹林为佳。因为咖喱含有茴香、姜黄及红椒粉等香料,而这些香料蕴涵丰富的、有治疗头痛效果的"水杨酸"。因此,食咖喱可以缓解头痛,而且治头痛的安全性也胜过阿司匹林。

崇尚清淡的日本人害怕辣椒和花椒,却也热衷于咖喱。当美国营养学专家说,咖喱还能帮助减肥后,美国人更是将咖喱宠爱有加。

科学家发现,咖喱粉中含有一种叫做"姜黄素"的成分,能够抑制人体某些部位癌细胞的生长,包括乳腺癌。

当我正式认可了"咖喱",就开始了与咖喱的亲密接触。我的体会是"食指大动",胃口大开,但似乎腰围也大增。不是说咖喱减肥吗,怎么我会反着来呢?原来是我近期的"收入大于支出"所造成的,并不是"咖喱"的错。

（5）全橘茶

国内外的研究表明,柑橘的果肉、果皮和种子富含多种可以预防和对抗癌症

我的脾胃"八宝粥"

我最得意之作是用食疗的方法治好了我的脾胃虚寒症。

那是我一次病毒性感冒的经历。先是从典型的上呼吸道感染开始,随后转入肠道感染。自觉症状是隐隐腹痛、大便溏薄、舌苔发白、胃口差。吃了3天黄连素,也用了两个星期的"益生菌"来改善肠道的菌群失调问题,效果不明显。我又服了中药的经典方"理中汤",症状减轻了,但老有反复,一直持续了1个多月,体重减轻了3千克(6斤)。我心理负担很重,怕"癌"在作怪。经检查,否定了。

这时候,我知道自己是由于当初攻击病毒性感冒时用药太猛,中医称之为伤"阴"过盛而导致的脾胃虚寒症,这是需要慢慢调理的。于是,我想到了试一试饮食疗法。

我停了所有的药,让肠胃休息休息。又马上看了许多食疗的书,经过仔细推敲,我开出了针对自己症状的食疗方"八宝粥":

血糯米＋薏米仁＋山药＋白扁豆＋板栗＋生姜＋红枣＋百合＝八宝粥

这"八宝粥"中的每一"宝",我都有充分的选择理由。

"血糯米",糯米是米中之王,而血糯米又是糯米之佳品。脾是后天之本,气血生化之源,以"血糯米"补脾养胃,调和气血,胜过一般的白大米;

"薏米仁",以它的营养丰富得到"嘉禾"之美称。它有健脾利湿的药用功效。用它的目的:一来是对症下药,解决我"舌苔发白"的湿邪症状;二来又可以抗癌;

"山药",可益气养阴,滋补脾肺,特别是它具有补而不滞、不热不燥的优点,很适合我的脾虚症。另外,它的收敛作用,有助于改善大便溏薄的症状;

"白扁豆",中医认为它入脾胃二经,具有补脾止泻、解暑化湿之功能。扁豆还可以刺激体内淋巴细胞转化为杀瘤细胞,有抗癌的功效,当然绝对要用之;

"板栗",属于坚果类食品,营养特点是它的碳水化合物含量高。我选它的理由：一是来源于一张治疗脾胃虚弱、食少腹泻的食疗验方——栗子山药姜枣粥；二是我的喜好，喜欢吃板栗。当时正值冬春交替之际，超市里还有速冻的板栗卖，这让我很高兴；

"生姜"和"红枣"，在"中国药膳学"里它俩是绝配。生姜含挥发油、姜辣素、氨基酸，能驱寒解毒，促进消化，增进食欲；红枣能补脾生津液，又养血安神，维生素C含量也高。两者在"八宝粥"中的作用是一阳（驱寒）一平（养血安神），相得益彰；

"百合"，用它的目的是润肺清热。有人说，你不是脾胃虚寒吗？怎么还要"清热"呢？我当时除了脾胃虚寒，还有喉咙干、红的症状。用中医的术语是"下焦寒，上焦热"，所以，"寒者热之（用生姜），热者寒之（用百合）"。这样的思路，是不是符合中医的"辨证施药"？我是在学习中。

"八宝粥"里要放糖吗？绝对不能放！

白砂糖是危险食品。医学专家指出，因为精制而成的白砂糖不含纤维素，所以糖分会如洪水般涌入血液，这样会使血糖值急剧增高，使白细胞的工作效率快速下降，身体的免疫系统就无力和"入侵者"战斗了。

"八宝粥"淡而无味，怎么办？那就吃一点点腐乳，这可是一个不二的搭配。

腐乳和豆豉以及其他豆制品一样，都是营养学家所大力推崇的健康食品。腐乳的英文名是"大豆奶酪"，就是中国的"素奶酪"。

腐乳的优点是：由于制作过程中经过了霉菌的发酵，使蛋白质的消化吸收率更高，维生素含量更丰富。又因为微生物分解了豆类中的植酸，使得大豆中原本吸收率很低的铁、锌等矿物质更容易被人体吸收。所以，有些贫血的患者，医生会要求他吃点腐乳。还有一些素食者，营养学专家会告诫他：常吃腐乳。

但腐乳的缺点也是明显的，盐分太高。所以，只能"一点点"而已。

煮"八宝粥"有学问。

"血糯米、薏米仁、白扁豆"，这3样要先行动。把它们洗净后，用净水浸两小时，让它们充分膨胀，然后再煮。煮到半熟时放板栗、生姜、红枣；煮到八成熟时再放山药和百合，直至炖成"你中有我、我中有你"那种黏糊糊状。如果8样食物一股脑儿一起煮，那就会成"隔生粥"——"你我分明"，烂的太烂，生的太生，很难享用。

我服用了自制的"八宝粥"，3天后，症状大大改善，继续1周，症状基本消失。我高兴地告诉许多朋友，让他们分享我的"饮食治病治十分"的体会。

古人云："五谷为养，五果为助，五畜为益，五菜为充，气味合而服之，以养精益气。"我理解这段话，一是说每类食物对人体有不同的生理作用：五谷是养命的，五果是帮助消化的，五畜是起补益作用的，五菜是充实身体的；二是说各类食物要"混吃"，才能互补，才能够"养精益气"。

少林寺果林老和尚，现年103岁，仙风道骨，精神矍铄，声如洪钟，健步如飞，貌似六十开外。有人求长寿之道，师父说："每日一碗十谷健康粥。"

在以后的日子里，我的主食是多谷杂粮饭，至于其中的具体内容是根据自己的身体状况进行组合的。比如说，睡眠差时加点小米和莲心；大便干燥时放些麦片和红薯；想换换口味时掺和些花生和赤豆。反正是丰富多彩，以补充每日新陈代谢所需之要素。

花样粥香飘四季

《本草纲目》推崇"药食同源"，倡导吃药延年不如无药养生。经过历代医家临床实验证明，常食营养粥，摄生自养，可以达到保健强身、延年益寿的效果。记得著名诗人陆游有一首推崇食粥养生的诗：

> 世人个个学长年，
>
> 不知长年在目前，
>
> 我得宛丘平易法，
>
> 只将食粥致神仙。

中国航天员的饮食也非常注重食粥，请看营养专家为杨利伟设计的早餐粥——莲藕瘦肉枸杞粥。

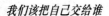
专家的点评：这款粥的点睛之笔在于添加了莲藕和枸杞。

莲藕中含有黏液蛋白和膳食纤维，能减少脂类的吸收，这就与肉粥的功效相得益彰。而早上吃枸杞补肾效果好。综合看来，莲藕瘦肉枸杞粥具有消除疲劳、健脾和胃、补肾和促进新陈代谢的作用。

专家一致认为，此款粥不失为上班族的早餐首选。

我根据"天人合一"的理念，自己琢磨了几款四季时令花样粥。上海东方电台饮食节目的美女主持林枫，邀我在电波中与听众朋友分享过这些花样粥，今儿再让粥香飘入铅字，您不妨尝尝？

春季韭菜虾仁粥

理由：春季冰雪消融，柳丝吐绿，阳气生发，万物萌生，是天地阴消阳长的转折期。我们养生的原则是：扶阳养肝。

功能：韭菜含有挥发性精油及硫化物等特殊成分，散发出一种独特的辛香气味，有助于疏调肝气，增进食欲，增强消化功能。初春时节的韭菜品质最佳，晚秋的次之，夏季的最差，有"春食则香，夏食则臭"之说。

韭菜与虾仁配菜，能提供优质蛋白质，同时韭菜中的粗纤维可促进胃肠蠕动，保持大便通畅，有效排毒。

原料：韭菜，虾仁，鸡蛋，食盐，麻油，大米。

做法：

（1）虾仁洗净水发胀，约20分钟后捞出沥干水分待用；

（2）韭菜择洗干净，切成小段备用；

（3）鸡蛋1只，打破盛入碗内，搅拌均匀加入少许淀粉、麻油调成蛋糊，把虾仁倒入拌匀待用；

（4）待大米粥九成熟时，放入待用的虾仁蛋糊，等粥翻滚时再加入待用的韭菜和适量的盐，并用大勺将粥调匀起锅即可。

（5）此粥不能隔夜。

夏季薏米红豆粥

理由：夏季天地阴阳相交，万物生长茂盛，但酷暑高湿笼罩，暑为阳邪，湿为阴邪。

我们养生的原则是：消暑祛湿，清热养心。

功能：薏米仁在《神农本草经》中是列为上品的。它可以治湿痹，利肠胃，消水肿，健脾益胃，久服轻身益气。

红豆，在中药里称作"赤小豆"，也有明显的利水、消肿、健脾胃之功效。因为它是红色的，红色入心，所以，它能补心。

原料：薏米仁，红豆，莲子（去莲心）。

做法：

（1）薏米仁和红豆等量，莲子少量用水浸泡3小时以上；

（2）此款粥，怎么煮也不会稠，汤很清。所以，不必加大量的水，用炖锅炖烂即可；

（3）千万不能为了稠而加大米。大米是长在水里的，含有湿气。加了大米，那薏米仁和红豆祛湿的功效就全无了。

秋季木瓜百合粥

理由：秋季是阳气渐收，阴气渐长的季节，万物成熟到了收获之时。此时的气候，虽秋高气爽，但风高天燥。

我们养生的原则是：润燥养肺。

功能：木瓜含有钾、维生素E、维生素C、胡萝卜素、叶酸等多种营养素。木瓜不含油脂或胆固醇，但含丰富的水溶性膳食纤维，可以减缓糖分与脂质的吸收，改善肠胃道的酸碱环境，避免由秋燥而引起的便秘。

百合能润肺止咳、清心安神。新近的研究指出，百合在体内能促进单核细胞的吞噬功能，提高人体免疫力而防止癌症。

原料：木瓜，百合，黑芝麻，大米。

做法：

（1）木瓜洗净，去核，用调羹将木瓜肉挖出待用；

（2）百合洗净，掰开，待用；

（3）大米粥八成熟时，放入待用的木瓜肉和百合，将粥调匀；

（4）粥成后，撒一些熟的黑芝麻。一来让粥增加咀嚼度，二来黑色点缀，有色彩感；

（5）若要放糖，建议放冰糖。

冬季羊肉麦片粥

理由：冬天的季节里，天寒地冻，万物凋零，人体的阳气也随着自然界的特点潜藏于内。

我们养生的原则是：敛阴护阳，祛寒就温。

功能：中国古代医学认为，羊肉性热、味甘，适宜于冬季进补。羊肉是助元阳、补精血、疗肺虚、益劳损、暖中胃之佳品，是一种优良的温补强壮剂。

燕麦不仅营养丰富，而且医用价值也很高。美国一位长期研究燕麦的专家指出，胆固醇过高的人，吃燕麦食品十分有益，而且不用担心有副作用。每天食用125~150克燕麦麸皮，持续6~7周后，胆固醇可降低20%，低密度的有害胆固醇至少可减少25%。

专家点评：在各种粮食当中，以燕麦的钙含量最高，达精白大米的75倍之多，大麦次之。论其维生素、蛋白质和膳食纤维含量，也远远优于大米、白面。尽管燕麦中的钙吸收率不如牛奶中的钙，仍然对预防钙缺乏有益。

原料：羊肉，燕麦，大米，葱，姜，黄酒。

做法：

（1）燕麦用水泡开备用；

（2）将羊肉焯水后放入水中煮，加姜和少量黄酒，放适量大米；

（3）煮成粥，出锅前放入燕麦，再煮5分钟，放入适量盐拌匀，飘上绿绿的葱花，即可。

鲫鱼糯米四季粥

理由：此款粥四季皆宜，但冬季更好。在寒风凛冽的冬季，鲫鱼的味道尤其鲜美，所以民间有"冬鲫夏鲇"之说。

功能：补中益气，健脾和胃。

鲫鱼的生命力很强，肉质细嫩，肉味甜美，其营养成分十分丰富，含蛋白质、脂肪、维生素A、B族维生素等，还含大量的铁、钙、磷等矿物质。

以黑鲫鱼为例，每百克黑鲫鱼中，蛋白质含量高达20克，仅次于对虾，且易于消化吸收，经常食用能够增强抵抗力。

其次，鲫鱼有健脾利湿、活血通络、和中开胃、温中下气的药用价值，对肾脾虚弱、水肿、胃溃疡、气管炎、哮喘、糖尿病患者有很好的滋补食疗作用；对产后妇女来说，则可补虚下乳。

原料：鲫鱼2条（半斤一条），糯米（一把），葱白，生姜，无糖藕粉，胡椒，细盐。

做法：

（1）将鲫鱼去鳞、去内脏、去头（去泥腥味、去污染）洗净，与糯米同时放入锅中，加水适量，先用急火烧沸，后改用文火煨至烂熟；

（2）生姜和葱白切成碎末，先放姜3~5克，与葱白同煮5分钟；

（3）加入调糊的少量无糖藕粉勾芡、胡椒、细盐，稍煮即成（有人说，糯米已黏，为什么还要加无糖藕粉勾芡？一是糯米量很小，才一把；二用藕粉是增加调脾胃的力度）；

（4）不放油脂和其他调料；

（5）不能吃冷的；

（6）不能与鸡肉、羊肉、狗肉同食，否则，易生热；

（7）吃之前，先小心翼翼地将鱼整条捞出，然后，鱼和粥分开吃，避免鱼刺扎喉。

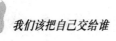

运 动 养 生

人每天应该有一定的运动量，这是养生必须的功课。

有人说，一般的规律是：60岁以前的运动是以"动"为主；60岁至70岁以前的运动是动静结合；70岁以后的运动是"静"为主，静止生动。

当然，每人的体质不同，所以要因人而异。

美国62%的癌症患者，确诊后能生存5年以上，其中的秘诀之一就是"动嘴又动腿"。"动嘴"就是多吃水果蔬菜，每天至少5种蔬果，用这种自然疗法加速身体的排毒。"动腿"就是多运动，每周至少运动5天，每天不能少于30分钟。让健康细胞活动起来，以正祛邪，激发肌体的自愈力。

对照美国的经验，"动嘴"这一条，我自认为已经做得不错了。但"动腿"这方面，由于双腿患有股骨头坏死，虽然病情趋于好转，但很多运动还是受阻："游泳"不行，怕滑怕摔；打"太极拳"也不行，马步的架势做不了；做"气功"吧，可我不知怎的，这"气"就是沉不到"丹田"；"跳舞"、"瑜伽"就更不行了……至今没有找到一条适合自己的运动方式，只得散散步而已。所以，总感到自己气血调节得不是最理想。

没有办法的办法，我选了两项：深呼吸和静坐。

深 呼 吸

一天，一篇标题为《每天深呼吸5分钟，相当于给内脏做按摩》的文章吸引了我。我觉得这个运动比较适合我目前的身体状况。于是，认认真真地学着做。

所谓"深呼吸"，就是吸气时小腹要跟着收缩；呼气时，小腹要跟着放松。用医学的语言是小腹的鼓荡能带着腹腔和胸腔一起运动,这样不但吸氧量多,而且腹壁前后运动加上膈肌的上下运动,还能使胃、肠、肝、胆、脾、肾等各器官得到"按摩"(蠕动),加强了这些脏器的气血循环和功能的发挥。

刚开始练习的时候,只做了五六下,就觉得很吃力,勉强做完十下,就要躺些时间。但1个月后,我就可以增加到二十下,半年后,又增加到三十下,一直保持到现在。

医生告诉我:日常生活中,我们每个人都在呼吸。然而,我们平时的呼吸都是无意识的反射动作,每次吸进肺部的气体容量很有限。事实上,呼吸频率越快表示呼吸量越小,好不容易吸进的氧气还来不及发挥作用,就又被送出去了;加上短促的呼气,更使得废弃的二氧化碳继续残留在肺里。因此,与其做高频次的短呼吸,不如经常提醒自己做深呼吸,帮助加速体内废弃物的代谢,净化血液。

这个"深呼吸"运动,做得好,身体会感到阵阵发热,而且全身会有一种微微的飘逸感。可惜,这不是每次"深呼吸"运动都能享受到的。

以 静 生 动

2010年年初,我开始学习道家养生方法。

道家提倡:生命在于慢动,生命在于静止生动。这一理念,让我顿觉眼睛一亮。特别是道家讲究的"静坐"内修法,对我这个腿不能跑、手不能提的三等"残疾人",是一种福音。

我急速买了因是子(我国著名教育家、养生家蒋维乔的别号)的静坐书籍,反反复复看了个仔细,又请教了一位道人,在理论与实践两方面都做了充分准备的前提下,选择了5月1日,正式开始静坐。

我的静坐当然不能盘腿,而是在椅子上正襟危坐。

书中阐述了静坐有诸多的要领,我归纳一下,其实就是4个字:放松、入静。

刚开始两周的静坐,我一点感觉也没有,简直是"枯坐"。我有点耐不住了,问问同样在练静坐的刘玉超,他说当天就有感觉;看看书中的许多案例,最晚的9天也有感觉了。莫非我又成了例外?

原来,我太想成功了,这就叫起了"妄念"。

在这样状态中的"静坐",是徒有虚名的:形静而神不静。

静坐,最难的就是祛除"妄念"。人一坐下来,脑子就由不得你控制了。一件一件事情,清清楚楚地挨个儿地"过电影"啦,你刚把它拉回来,没几秒钟,它又开始"放风筝"了。

因是子书中说,克服这一问题,可以用默念数字来解决,从1数到10……

这叫"以一念抵万念"。我尝试后效果不错。

5月21日晚上,我静坐到20分钟时,就感到双手手心有强烈的刺感。几分钟后,全身有"蚁感",即像蚂蚁在爬的感觉。大约坐到半小时,身体开始发热,微微有汗。我随即收功,马上上床睡觉。

一觉到天亮!舒服!

我有点奇怪,人一动不动地坐着,居然会出汗!

原来这就是"以静生动"!

在肢体不动的时候,血液从肢体回流到内脏,内脏"动"起来了,这一"动",可贵的阳气就被保存、被激发,然后被吸收。人的生命全在"阳气"二字上做文章。只有阳气旺盛,人体的自我康复能力才能正常发挥。

后来,静坐的体会多多:有时腹中会发出"咕咕"的响声并放屁;有时会打嗝;有时髋关节处会有刺痛感;有时手术过的右手臂会发胀……其实,身体的这些部位都是原来的病灶所在,这就叫"气冲病灶",是好现象!

当然,坐着毫无感觉的"枯坐",照样时有发生。

高人告诉我,不必担心,一切顺其自然。自然产生的"气"是生命之"真火",刻意用其他手段产生的"气",是"泛火"。

同年7月28日上午9点50分,我突感心脏不适,憋气,心悸,腿软。口服"丹参滴丸"后症状稍有改善,但还是难受。此时,我想到了"静坐"。

坐定后,我先用意念在心脏处,几分钟后,将其引至脚底的涌泉穴,又过了几分钟，感到脚底开始微微发热了。此时，我默默地念"六字诀"中对应心脏的"呵"字，念了7遍。

半小时后，我开始躺在床上，做道家的先天大卧功：四肢摊开，好似躺在绿波轻漾的湖面上，忘记呼吸，身心轻安，人似一个"皮囊"……我，舒坦了。

此时，我坐起来，检查血压和心率。

血压从先前的130/85 mmHg降到110/72 mmHg，心率从96次/分降到78次/分。

一切恢复正常！

有人问，"六字诀"是咋回事？

"六字诀"是南北朝梁代的陶弘景在《养性延命录》中提出的，是一种以呼吸吐纳为主要手段的健身方法。其特点是通过发声与呼吸来调整、控制体内气机的升降出入，即在呼气时发出"嘘、呵、呼、呬、吹、嘻"6个字的音，它们分别与人体肝、心、脾、肺、肾、三焦相对应，再配合吸气，来达到吐故纳新、平衡阴阳的健身目的。

这样的养生，虽妙不可言，但却是可遇而不可求。

每次不要太刻意，慢慢地就会功到自然成！

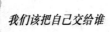
环 境 养 生

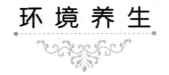

人的养生环境分自然环境和人文环境。

前者是自然性的,后者是社会性的。

社会性的人文环境是一种文化。

文化是习惯的力量,而人是习惯的奴隶。

为什么人要屈服于习惯? 因为人要面子。

那么,面子又是什么呢?

面子的本质是关系。人是生活在关系之中的。

所以,个人是无法改变文化的。

要么你被所生活和工作的文化环境同化,要么你因无法接受这种文化环境而选择离开,去寻找适合你的文化。

两者必居其一,否则,你置身于其中,将会相当纠结,与养生相悖,给健康带来隐患。

而自然环境是"神"造的,改造自然环境,应该有利于生态的改善。否则,就会破坏天然的养生环境。大道理,谁都明白,可就是抵挡不住种种诱惑。为了GDP,人类付出了影响养生的惨痛代价。

下面我着重介绍我所采用的环境养生方法: 音乐调身心和负离子净化环境。

音 乐 调 身 心

我从《解放日报》获悉,沪上始现癌症现代音乐疗法。我喜出望外,赶紧打电话联系,预约治疗时间。

一间20平方米大小的治疗室,内有5只坐着让人很舒服的大沙发。和蔼的护士出现在我们面前,微笑着自我介绍,然后帮我们一一量血压,测心率、呼吸、体温。这时,进来一位30多岁的年轻女医生,她就是音乐指导师。我们进行了几分钟的友好互动,治疗室的灯光暗了下来,音乐就开始了——

"请闭上眼睛,开始深呼吸,调整呼吸,吸气,呼气。当你吸气时,把所有的烦恼聚集起来;当你呼气时,把聚集的烦恼统统吐出去。现在请把全部注意力放在头部,默默地对自己说,头部放松了,放松了,越来越放松了;四肢放松了……胸部放松了……背部放松了……全身放松了……(又换了一首音乐)你在一片大草原上,蓝天白云,百鸟齐鸣(这时耳边响起了清脆的小鸟声),你感到心旷神怡……"

半小时后,我们睁开眼睛,回到现实中。

音乐指导师开始问大家各自的感受。

"我在手臂放松时,瞬间感到一种漂浮感;大概治疗到一半时,感到全身发热,几分钟后又正常。"我抢着第一个说。

"那你有没有看见大草原?"指导师问。

"大草原?……好像有……"为什么回答得如此吞吞吐吐,因为后5分钟的时间,我的思想在开小差,我在想怎么把这个音乐疗法"拷贝"回去,所以体会就不深了。

"我的感觉是想抬腿,但怎么也抬不起来,人感到软软的。"坐在我边上的另一位治疗者说:"大草原我是看见的,但感觉一点都不强。"

每位治疗者都说了一遍,各人的感受都不一样。

护士小姐又来帮我们量血压,测心率、呼吸和体温。

这时,我发现我的指标跟治疗前都发生了变化:血压从120/80 mmHg下降为105/70 mmHg;心率从86次/分下降为71次/分,呼吸从20次/分下降为16次/分,但体温还是维持原来的36.8℃,没有达到"体温"上升的理想状态。

第一次治疗就改善了75%的指标,我已经很满意了。

接着,那位可爱的指导师给我们讲了音乐疗法的奥秘。

原来,被治疗的人是在音乐和音乐治疗师的引导下进入一种被称之为"转换状态"的意识状态（一种游离于意识和潜意识之间的状态）中自由地发挥自己的想象力，让你在愉悦的环境中深度放松，大脑皮层受到音乐的影响，恩宠每一个细胞。这样身体的种种不适，比如焦虑、抑郁、失眠、高血压、心动过速、疲劳综合征，甚至癌症等许多慢性病，都会在优美的旋律和自我的想象中，慢慢地、慢慢地改善，甚至消失。

身体不适，可以不吃药，不打针，用音乐，用意念来调节，来修复。天下还有这等好事！妙哉，妙哉！

其实，音乐的种种妙用，我早就听说了：奶牛场放音乐，产奶量可以直线飙升；养猪的农场主让猪边听音乐边吃食，猪的食欲大增；在黑暗的水中给饲养的鲤鱼播放古典音乐，即使光照受限，鲤鱼也能超出正常速率生长；在即将临产的产妇耳边回荡舒畅的音乐，会大大减轻产妇的分娩痛苦，缩短产程等等。但今天的亲临体会，还是让我新鲜了一下。

于是，我反省：自己每天都有意识地听音乐，为什么没有如此的感受？

我琢磨着：听音乐时我是睁着眼的，而且是边做事边听音乐的，是顺便带带的，不是一门心思用意念的。这不是成了"背景音乐"？

我突然想起英语中"Hearing"和"Listening"这两个词。前者我们往往译成"听见"，指的是一种声音的存在；而后者则译成"倾听"，是一种心理层面的活动。恍然大悟了，音乐疗法是"Listening"，而我每天嘴里跟着音乐随便哼哼的是"Hearing"。

一位刚从美国回来的朋友告诉我，他原先患有胃神经官能症，去当地的内科就诊，医生开了这样一张处方：德国古典乐曲唱片一张，每日3次，饭后放听。他遵照医嘱，很快就把病治愈了。

"这么灵，奇怪，奇怪！"我不由地赞叹。他却说："告诉你，更有趣的是在美国，音乐还可以治疗癌症。"他给我讲了一个真实的故事。

美国癌症治疗中心之一的罗索哈特医院音乐治疗主任金泰尔，她本人就是癌症患者。1975年她患了乳腺癌，病情很快恶化，被送进医院。在医院里，她目睹癌症病友一个个死去，情绪十分低落。正当她在准备后事时，会弹钢琴的父亲为她弹奏了一些乐曲，以减轻她精神上的痛苦。令人十分惊奇的是，音乐就像魔术师一样，不但愉悦了她的心情，而且慢慢驱赶了病魔，使她奇迹般地活了下来。病愈后，她以极大的热情参加了美国癌症协会组织的音乐治疗工作。如今，她已经成为世界知名的音乐治疗专家。

朋友一口气向我叙述完，我兴奋地对他说，"帮帮忙，找找她，我要找她！"

"你找她，人家还要找你呢！"

"找我？"

"美国人说，真正的音乐治疗鼻祖在中国。"他自豪地说。

我开始了"寻根"工作。

两千年前的《黄帝内经》就提出了"五音疗疾"。

《史记》云："故音乐者所以动荡血脉，通流精神而和正心也。"

走进中医的音乐疗法，好似走进了一个"五五相环"的大迷宫。

中医认为，我们常说的五行木、火、土、金、水，会产生角、徵、宫、商、羽五音；而我们人体的肝、心、脾、肺、肾五脏，又会产生怒、喜、思、忧、恐五志。这五行和五音之间，互相呼应，又与五脏、五志相连，所以对于五音的运用，可以起到调节五志的作用。中医的音乐疗法是根据角、徵、宫、商、羽5种民族调式音乐的特征与五脏、五行的关系来选择曲目、进行治疗的。

这一段文字，我等一般人看不懂。

内行人给我举了一些例子，让我稍稍有了明白。

"暴躁"性格的人，在五行中属"火"。这类人做事豪爽，好胜心强，但遇到挫折易灰心丧气。一般情况时，适宜听些徵调音乐，如《步步高》《卡门序曲》等，这类激昂欢快的乐曲，符合这些人的性格。但如在情绪急躁发火时，应听《二泉映月》《汉宫秋月》等，能缓和、制约、克制急躁情绪。

"愤怒"的人，在五行中属"木"。他们在愤怒万分、心头压抑时，应听角调音乐，疏肝理气，如《春风得意》《江南好》、克莱德曼的现代钢琴曲等。在愤怒已极、大动肝火时，应以商调音乐，佐金平木，如德澳夏克的《自新大陆》、艾尔加的《威风堂堂》等。

哇！好有学问啊！看来我是自学不了的。难怪美国著名肿瘤医院安德森中心非要与中国中医科学院合作，进行中医音乐疗法的肿瘤病临床验证。

英国科学家发表的一项研究报告显示：心律不齐的患者（或快的，或慢的）听适当的音乐有助于调节心率，从而协助治疗心律失常。他们的处方是：快速型心律失常患者应选用情调悠扬、节奏徐缓的古典乐曲，如《梁祝》《二泉映月》等；缓慢型心律失常患者应选用情调欢悦、节奏明快的曲子，如《节日圆舞曲》等。我将此方法介绍给有关朋友，他们反馈的信息是：效果非常明显！

中国的中医武国忠医生根据中医理论和中国的民族音乐，研究后开出了一张音乐处方：

《胡笳十八拍》　　　补肝

《紫竹调》　　　　　补心

《十面埋伏》　　　　补脾

《阳春白雪》　　　　补肺

《梅花三弄》　　　　补肾

有媒体报道，上海中医药大学一女生给自己开出的失眠处方——贝多芬的《月光奏鸣曲》，治愈了困扰她多时的失眠症。从此，她潜心研究音乐疗法。后来，一位38岁的张先生自愿加入了她的音乐实验。患失眠症1年多来，张先生常常在床上辗转反侧两小时才能入睡，而每晚熟睡的时间只有三四个钟头。自从指导他听巴赫的《歌德堡变奏曲》3个月后，张先生的熟睡时间延长到6小时。

我的睡眠一直不好，于是，我马上去找巴赫的《歌德堡变奏曲》，市场上根本没有。问互联网要！从网上下载后，才发现乐曲的节奏相当明快，听了有一种振奋感，这样的效果居然会催眠？晚上试了试，不灵嘛！看来，乐曲的作用是因人而异的。

寻找负离子

科学家对中国广西巴马人为何长寿进行了研究，发现上帝几乎把世界上最好的生命资源都放到了巴马。人类健康的4大要素——空气、水、阳光、磁场，巴马都占全了，而且是全世界最好的。

在这4个要素中空气是最重要的，人离开水3天还可以存活，离开阳光几个月甚至几年也可以存活，磁场更没法和空气的重要性相比。

医学证实，人离开空气5分钟就会因大脑缺氧而死亡，空气当中的负离子是人类长寿的重要因素。比如广西巴马的"阴阳山"和"百魔洞"的空气中负离子含量最高，达每立方厘米7万个。那里百岁老人的卧室负离子含量高达2万个。

我咨询了专家：现在人们一般卧室的负离子含量仅为800个左右；即便是郊区的别墅，卧室的负离子含量最多也就是2 000左右；如果你的卧室是过度装修的话，那负离子含量几乎为零。

我为什么如此关注居住环境的负离子含量？

为了养生！

在医学界，负离子被确认是具有杀灭病菌及净化空气的有效手段。其机理主要在于负离子与细菌结合后，使细菌产生结构的改变或能量的转移，导致细菌死亡，最终降沉于地面。

医学研究表明，空气中带负电的微粒，具有促进人体新陈代谢，提高人体免疫力，增强人体机能，调节机体功能平衡的作用。由于负离子具有杀菌、除臭、清除一氧化碳和氨气的作用，同时可以清除和消灭依附在灰尘上的细菌、病毒等，因而常被当作一种医疗手段使用。

我看到一则资料，数十位患有慢性病且久治不愈的人（其中两位还是医学专家），结伴前往广西巴马长寿村居住3个月后，他们的顽固性皮肤病、过敏性哮喘、心脏病、失眠症等，竟然一并消除了。

据考证，负离子对人体7个系统（循环系统、消化系统、呼吸系统、内分泌系统、神经系统、骨骼系统和血液系统）的近30多种疾病具有抑制、缓解和辅助治疗作用，尤其对人体的保健作用更为明显。

我终于明白了，美国的一些癌症患者为什么把"搬到农村去生活"作为他们治疗的第一手段。

我开始寻找生活中的负离子。

（1）尽可能淋浴，淋浴产生负离子；

（2）家里最好经常洒水，洒水时会产生少量负离子（这点我不敢做，易滑到）；

（3）室内放置阔叶植物花木，光合作用会产生负离子；

（4）到公园的湖边散步，多到树林下锻炼；

（5）尽量多开窗通风，并尽可能多做深呼吸；

（6）练静功；

（7）室内使用能产生接近大自然负离子的产品，这样能持续改善自己的生活小环境。

养生首先养阳气

现代人的基础体温，在高科技生活中逐年下降。

空调、洗衣机、吸尘器等家电产品的普及和以车代步的生活方式，使人们的体力活动明显减少。有调查显示，在这50年中，我们的基础体温降低了近1℃。

据研究表明，基础体温降低1℃，免疫力会降低30%以上。

于是，日本医学界向人们警示：病从寒中来！

而中国的中医学界更是高呼：养生就是养阳气！固护阳气，才能百病不生！

他们说，也只有阳气旺盛，人体的自我康复能力才能正常发挥。

有中医医生著书立说，指出养阳气有3种方法：灸疗、站桩（应该包括静坐）和多食阳性食物。

我尝试过3种灸疗：温针灸、化脓灸和悬灸。我想谈谈我用化脓灸养生的经历。

"化脓灸"是艾灸这一文化瑰宝中的一朵奇葩。

我为什么要施"化脓灸"？

我是从一张有关健康的报纸上知道"化脓灸"的作用、原理和适应症的。"化脓灸"是中国传统医学的一种灸法。它施灸烫伤局部组织，产生无菌性化脓现象，通过无菌性炎症分泌物的长期刺激，增强免疫功能，起到治疗和保健作用。

俗话说，"若要安，三里常不干"。这句话的意思是如果想要身体安康，就要使足三里常常保持湿润的状态。那么，如何保持这种"不干"的状态呢？古人常采用的是"化脓灸"。据说，施了"化脓灸"，好比每天补食一只老母鸡。

目前，"化脓灸"常用于慢性肠胃病的治疗和体虚的调理。

我觉得我的体质，符合"化脓灸"的适应症。

我找到了上海岳阳医院针灸科刘立公医生。刘医生对肿瘤病人的灸疗颇有研究。

"你的乳腺癌生在哪一边？"刘医生问。

"右边"，我回答。

"你坐这张椅子，把右腿搁在凳子上，裤腿拉到膝盖处。"刘医生边说边做准备工作。他将艾绒做成圆锥形麦粒大小的9壮艾炷，然后在我右腿的足三里穴位处涂上酒精，放上1壮艾炷，用蚊香点火，艾炷很快燃烧。艾炷烧尽，最后烧到皮肤时，一阵刺心痛，并伴一股皮肤的烧焦味。我不由地叫了起来，刘医生迅速用手指把它按灭，同时用左手拇指、食指、中指按摩穴位周围来分散我的注意力，减轻我的痛苦。

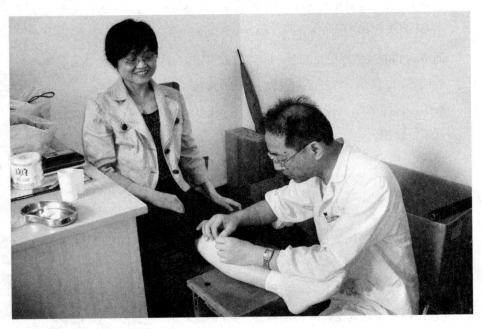

刘立公医生在为潘肖珏做化脓灸

足三里穴位处被烧焦了，我痛得汗都出来了。

刘医生问："要不要打麻药？"

"不要"，我回答得很爽快，我想当一回"江姐"。

很多人围在旁边看，我有点得意，他们在夸我："蛮坚强的。"

然后，第二炷又开始点燃了……

同样的过程我经历了9次，但痛感好像是在递减。

大约15分钟后，整个过程结束。

刘医生在那个足三里穴位处，贴上一张一元硬币大小的黑膏药，说是帮助这个地方化脓的。

医嘱是：

(1) 灸疮化脓的时间因人而异，是三五天，还是一周两周，看各人的体质。体质好的，

化脓更快。你自己要注意观察。

(2) 灸后多食营养丰富的食物，促进灸疮正常透发。

(3) 灸后不影响正常活动，不影响洗澡，但不能太劳累。

(4) 化脓后，每天要换药，并保持创面清洁，避免感染。

(5) 大约需要1个半月的时间，才能排尽脓液，而后就待其自愈、结痂。

医生说的5条，我最担心的是第一条。因为在《针灸资生经》里，有一句很恐怖的话："凡着艾得疮疡，所患即瘥，若不发，其病不愈。"我担心自己那个足三里穴位处，一直无动于衷，那岂不就"其病不愈"吗？

一周过去了，我那个地方真的"无动于衷"。

我好害怕！

我有点后悔了，因为它让我增加了心理负担。

到了第10天，我感觉右腿的足三里处有点痛痛的，掀起膏药一看，我欣喜若狂，化脓了！而且那个"脓"化得真叫"认认真真"：有一点点稠，淡淡的黄白色，量不少，无味。

刘医生检查后说，"很好"。

自从化脓后，我的睡眠一天比一天有质量，食欲又回来了。大约3个星期后，困扰我多时的脾胃功能恢复正常：让我的"进口"与"出口"平衡，不再发生"顺差"和"逆差"了，而且很少患感冒。

"化脓灸"让我成了吃好、拉好、睡好的"三好"健康人。

世界上恐怕没有哪一个国家能将一根针、一棵草发展成千年的文化，也没有

哪一个民族像中华民族那样用炙热的情怀来对待这根针、这种草。

世界上更没有哪个器具、哪种植物能够数度救民免疾苦。

这个器具、这一根针就是——银针！

这种植物、这一棵草就是——艾草！艾草成就了艾灸。

银针和艾灸结合，就是中华最古老的医疗保健奇术——针灸。

在全世界最挑剔的国家——美国，每年的10月24日被定为"针灸与东方医学日"。如今，中医治疗在美国并不局限于华人圈，据统计，每10个成年美国人中，就有1人接受过中国的针灸治疗。

有一位邵先生，在美国开诊所。他用针灸和中药给美国人治病，已有12年的历史。他说："美国人很实际，有效果他就会再来。来我这儿的95%以上都是靠病人介绍病人，很多人是在西医看不好的情况下才来看中医的。"

最典型的案例是时任白宫妇女儿童保健委员会顾问的派吉·皮格女士，受坐骨神经痛的折磨长达数年之久。西医为她做过手术，可结果却是"神经没有问题"。尊贵的皮格因此不得不随身携带一个板凳和枕头。而用中国的针灸治疗是她在绝望时的无奈选择。结果，扎了不到10次，皮格的症状就减轻了。奇迹般痊愈后，皮格和她的丈夫——美国国家卫生研究院肿瘤研究所所长，从此就成了这根小小"银针"的义务广告员。

这真是"越是民族的，就越是国际的"！

而在针灸的故乡——中国，哪天是针灸日啊？！

或许是因为如今的人太依赖"手术刀"而不太习惯使用"针"？也或许是因为对自己太熟悉的东西，往往易忽略？再有，就是如当今无须再设"三九男士节"一样，"针灸"已不必强化了？

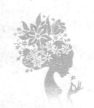

本章话题: 养生的最高境界是应变

点评嘉宾: 黄　平 (上海中医药大学医管处处长, 五官科专家)

记者提问: 秦　畅 (上海人民广播电台首席主持人, "金话筒"奖获得者)

黄平: 作为一个临床医生, 既往我所关注的是治病的疗效, 总觉得养生是预防医学的范畴。作为潘老师的两本记录她5年来不断与病魔搏击历程的书籍的首批阅读者, 我看到了"三分治, 七分养"、"饮食治病治十分"的妙处, 也逐渐体会到运用中医养生理论指导患者或是有健康需求者不得病、少得病、更不得大病是多么的重要!

潘老师可谓是集诸多"绝症"于一身——股骨颈骨折、乳腺癌、股骨头坏死、冠心病, 一波接一波, 来势汹汹! 各科专家均颇感棘手! 起先大家都觉得是她"太倒霉", 但随着中药和针灸推拿等治疗的深入和显效, 真正的病机找到了——气血亏虚、经气阻滞。

5年来, 她从疏肝理气到健脾益气, 从养心补血到益肾填精, 从温通经络到气充血盈, 逐渐的她体重增加了, 面色有华了, 最近的一次PET检查又OK! 这其中, 她一次一次地在变换饮食配伍, 调整通经活络的方法……大家从这本书中看到了她归纳整理的相对完整有效的"养生方法", 这其中最难能可贵的是她从不自觉的求变中, 感悟到了中医养生的最高境界——人的应变能力的重要性!

养生, 第一要"养正性", 就是要有正常的、有规律的思维活动和生活方式, 就是保养自己的正气; 第二要"顺自然", 就是要顺从一年四季的气候变化, 同时要随时适应周围的环境，尤其是在对待外界事物的影响方面，要有自我控制、调适情绪的能力。做到了情志坦荡、随遇而安，才是顺应自然的精华所在。——这就是老子的养生智慧！

中医养生理论的哲学基础是"天人合一"，而"阴阳五行学说"是其具体体现。就是所谓"天以阴阳而化生万物，人以阴阳而营养一身"，只有掌握了"天人相应"的哲学观，懂得"应变"，才能掌握养生之道，才能"未病先防、已病防变、瘥后防复"，既可以不生病，更可以不生大病！

秦　畅：："养生"是一种生活方式，而您所认同的养生境界更渗透着浓浓的中华传统文化精神。可对于大多数普通读者而言，也许养生就是从广播、报纸包括您的书籍中"摘抄"一些方法和理念，这是否又会与"因人而异"、"因时而变"相冲突？找到适合自己的，难吗？有何建议？

潘肖珏：您提了一个非常好的问题。任何渠道得来的养生知识，我们都可以"摘抄"，但切记全盘照搬，这中间一定要有一个过滤程序。这个"过滤"就是对照自己的情况，择善而从。当然，有的我们一眼就会识别，比如，"咖喱可以防癌"这一说法，如果你是内热很重的人，你就应该知道"咖喱"不适合你。因为咖喱所含的胡椒、生姜等都是偏热性的调料，所以，常识让你将这条养生知识过滤掉了。

再比如，"小麦草能改变人体的酸性体质，能抗癌，能增强免疫力。"很多癌症病人都纷纷加入了饮小麦草汁的行列。于是，一些脾胃虚寒者立马出现胃部极度不适。那么，实践告诉你，小麦草对你不合适。可见，这种"过滤"又是通过自己的尝试而得出的取舍。

我在过去的5年中，类似的这种尝试经历了很多，有点像"神农尝百草"了。所以，找到适合自己的养生方法，是要付出代价的。

对此，我建议：事前要做好功课，尽可能地减少因求养生而付出的代价。

做功课的渠道：向有关医生咨询，向经历过的人请教，向网上搜索，向专业书求教，等等。

秦　畅：轻轻地合上这本书，读者不仅从图片上认识了潘老师，甚至从字里行间听到了您这5年来始终爽朗的笑声。接下来，您怎样安排自己？您也需要帮助吧？

潘肖珏：我还是一个给自己定年度计划的人。接下来的一年，我要干的事有：

（1）读一些中医经络学和《黄帝内经》关于二十四节气养生方面的书，然后，制定和完善自己的养生计划，并付之于实践，增强自己的体质；

（2）研究"心态决定状态"的理论依据和临床价值，并尝试实践着做一些量化分析；

（3）将从事以上的这两项工作所悟出的体会记录下来，思考成熟后，再进入写作。有没有出版意愿，那要看我写的东西，有没有传播价值；

（4）若有机会以讲座或对话的形式与大家分享、交流，这也是我很愿意做的事。

我需要的帮助，可能是在从事第二项工作时，最好能有临床心理医生的帮助。

第六章
"长征"胜利，我的感恩

◉ 世上万事皆与"缘"相关。

◉ 事成事败，人亲人疏，皆有顺缘或逆缘，尚有父子缘、夫妻缘、同事缘、师生缘、佛缘等等，这几年的时间，我和几位医生从医缘演绎成了朋友缘。

◉ 如今，"长征"胜利，我要感恩我的治疗医生以及我的父母。

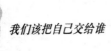

感恩我的治疗医生

千里寻觅“铁杆中医”：彭坚医生

我这一生中，倒还真是成功了几件“心想事成”的大事。

比如2008年底，我集乳腺癌、心脏病、高血压、脾胃虚寒、股骨头坏死，这五大疾病于一身时，就想找一位中医全科医生为我一并排忧解难。

我“心想”了大约1个多月，终于“事成”了。

2009年元月的一天，好友薛可来看我，临走时，放下一本精装16开的书，说这是其丈夫余明阳让我转交给于文医生的。

转交的是书，又不是私人信件，我自然就先睹为快了。

这本书拿在手里是有点分量的，400页的大开本，加上精制的硬皮封面。出版社是人民卫生出版社，属国家一级出版社。

这年头写书的人比看书的人多，所以，一般人看书，会先看看该书出版社的级别，那也是快速辨别图书质量的一种方法。

书名《我是铁杆中医——彭坚学术观点与临床心得集》，作者彭坚，1948年出生。这个年龄在中医界属于“正当年”。

主题语“我是铁杆中医”，好似拍着胸脯发出的“口号”。其中的“我”字，是一个大大的行楷书法，傲立在方正黑体“铁杆中医”的前面，抢眼球！

与文绉绉的副标题“彭坚学术观点与临床心得集”，语体混搭！

封面上作者的相片，依稀透出医者的儒雅，反差左上方那个张扬的“我”字。

封底的作者简介和内容提要，更是两极相向：

学者与官员——湖南中医药大学教授、湖南省政协常委；

学院族与草根族——医史研究生学历，出身名中医世家并当过中医学徒；

理论与实践——学术观点、临床心得；

感性与理性——心路历程、医案分析。

"不一致"就会产生好奇心。好奇心更驱使我立马阅读。

看书先看"序"和"跋"，这是我一贯的阅读习惯，也是快速认识作者、认识该书的路径。

我一口气读完了书的"导论"和"后记"，对作者的人和作者的书，都有了清晰的印象。

"这不就是我寻觅的'中医全科医生'吗？"这一判断，让我放下正在看的《思考中医》，转而思考"铁杆中医"了。

看完全书，觉着彭医生称自己"铁杆中医"，确实有他"铁"的理由：

他出生于薪火相传的中医世家。祖父辈就有5人行医，其中伯祖父的医术"饮誉三湘"。父辈又有两位医者，彭医生从小就在家中耳濡目染，早早就拜二伯父彭崇仁（湖南省名中医）为师，学习中医。

所以，从基因的角度，彭医生就是天然的"铁杆中医"。

他比他的长辈幸运，能进入中医高等学府深造，有"医学史硕士"的桂冠，又底气十足地在大学讲坛上主讲《中国医学史》，凭着自己30多年的中医临床经验，硬是

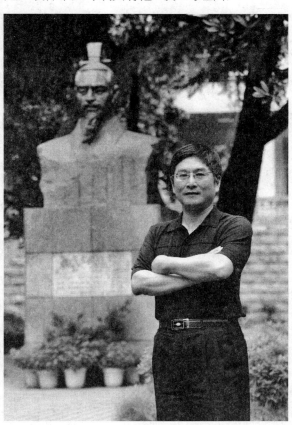

彭坚医生

将直笔笔的"医学史"呈鲜活灵动状。

所以，从职业的角度，彭医生就是当然的"铁杆中医"。

他典型的中医师徒相授的学习方式，使他虽不具备西医的系统知识，但却有扎实的中医功底；他虽没有在分科严格的中医医院看门诊、查病房，却能在什么病都必须看的药店诊所坐堂；他看病的手段不用拍片子、不拿听诊器、不开西药，使的全是本色中医、纯中医的招数：望闻问切、汤散膏丸，却治好了许多西医治不好的病，病种涉及内外妇儿、五官皮肤、骨伤肿瘤等。

所以，从经历的角度，彭医生就是必然的"铁杆中医"。

历史上，中医是"世袭"相传，传内不传外，有的还传男不传女。所以，"秘方"是中医世家的命根子。但手头这本书的作者彭医生却非常OPEN，他在将近300页的"临床篇"中，毫无保留地公开祖传的和自己的经验方，并将用方的心得体会写得细之又细。仅凭这点，这位彭医生的人品就让我肃然起敬。

在我们的周围，不绝于耳的是西医瞧不起中医，中医也不买西医的账。

可这位从不开西药的"铁杆中医"，对西医却丝毫没有"白眼"。他认为，西医、中医虽各有各的哲学基础和方法论，但却是殊途同归的；对有些疾病，中医和西医的作用还是互补的、协同的。

这些笔墨，散发出"不同而和"的君子之风，我欣赏！

一番考察，当然"维持原判"：彭医生就是我要找的"中医全科医生"。

找彭医生，最快、最有效的途径是让我的朋友余明阳向他推荐我。

我终于与彭医生联系上了。

短信、e-mail，好多个来回后，我斗胆发出邀请："彭医生，您能否在春节长假中拨冗来一下上海？"

一个普通病人，居然调动医生，而且是千里之外，而且是过年时节，而且是未曾谋面，而且是一位大教授，而且是……太过分了吧！

说实在的，不是我不讲理，实乃是我坐着轮椅，无法前往长沙。

我股骨头坏死已近两个月了，除了针灸推拿，至今没有很好地加服辨病与辨证相结合的内服中药，急至燃眉啊！

因为我这种病的时效性特别强，前3个月的治疗效果，犹如红军长征的"遵义会议"，具有决定性、方向性的意义。

当然，人不能那么自私，不能只为自己着想。

我做好了彭医生拒绝我的充分心理准备。

那时的我极度矛盾：

我心里，盼着彭医生能答应我；

我祈祷，上苍让我有这一福分；

我等待，等待彭医生的任何一种回复。

当下，人们得了病，特别是一些慢性病，选择中医治疗的居多。但如果这个人身兼多种疾病，那他的就医就犯愁了。

比如我，现在是5种疾病缠一身。我上中医医院看病，就必须挂4个号：乳腺科（解决乳腺癌）、心血管科（解决心脏病、高血压）、消化科（解决脾胃）、伤骨科（解决股骨头坏死）。即便挂中医内科，也解决不了"乳腺癌"和"股骨头坏死"，这眼下最要紧的两大疾病。

然后，各个科的医生分别配给我几大包药。这几大包药将一统进入我的肠胃中。于是，我的肠胃就成了一个化工厂：它们互相倾轧，互相挤对，互相反应，互相争着为我"治病"。我终于发现让"药"替代了饭，我成了一个"化学人"。

这就是我等病人的无奈！

这是被西医化了的中医医院！

我无奈得呐喊：今天，真正的中医在哪里呢?!

这年头，病人要找一位信得过的中医全科医生，真是"蜀道难，难于上青天"。

我决定让特快专递赶紧送去我写的《女人可以不得病——我的康复之路》一书，希望彭医生再多了解一些我，让彭医生做抉择时，增加一点来上海的理由。

3天后的一天，我收到彭医生的短信，他决定年初四晚上来上海，年初七早上返回。要我办好他的往返机票，以免误了他年初八的门诊。

我终于心想事成了！

我兴奋得失眠！

事后，我才知道，彭医生执意要我办理好往返机票的真正原因。

在彭医生决定来上海时，家人一派反对。

"一个读者让你去，你就去了，万一是骗子，你回都回不来。"彭夫人的这个警惕，不能说是空穴来风。

"你难得春节休息几天，却要辛苦出远门，太累了，回绝她吧。"彭医生儿子心疼老爸，人之常情。

也可能是彭夫人看了我的书，觉得这个女人有点可怜；也可能同样身为医生的彭医生的儿子动了恻隐之心，后来他们终于还是让彭医生成行了。只是为了保险起见，让我办理好彭医生的往返机票，以防万一。

我在心里，默默地谢谢彭夫人，谢谢彭医生的儿子——小彭医生！

彭医生用纯中医的方法，给我做了一次体检。他说，总体情况比他想象的要好一些。于是，他给我开了第一张方子：

熟地10克	鹿角胶10克	干姜8克	桂枝10克	白芥子10克
鸡血藤15克	红景天10克	炙甘草10克	土鳖虫10克	穿山甲1克
（研末冲服）	蜂房10克	骨碎补15克	淫羊藿10克	神曲10克

然后，他详细向我解释用方的理念：

此方是"阳和汤"加减，阳和汤是治疗属于阴性寒证一类肿瘤的有效方剂。

清代用于治疗乳腺癌、淋巴癌等，近代还用于治疗骨病，如骨结核、附骨疽（类似于股骨头坏死）、骨质增生、骨质疏松等。对于你的两种主要疾病，都有控制和治疗作用。此方在补益肝肾的基础上，立足于温补、温通。这与你雌激素偏低及胃寒喜温的体质，与治疗股骨头坏死需要温通，以利于坏死部位的供血、供氧，都能够吻合。

中医说"血得寒则凝，得温则通"。

我去掉了原方中的麻黄，改肉桂为桂枝，因为你容易血压高，又有心肌缺血。

加红景天，不用高丽参。因为红景天出自西藏，既有人参的补益作用，又有活血功效，可以加强心肌耐氧能力，也有利于股骨头的供氧。

桂枝代替肉桂，是因为其行走经络、温通的作用比肉桂强，再加鸡血藤、骨碎补配合桂枝通经络、利筋骨。

加土鳖、穿山甲、蜂房，意即通过虫类药以搜剔血络中的顽痰死血，既着眼于股骨头坏死的治疗，又为防止癌细胞骨转移而设。

先吃煎剂5~10服，看看是否适合。

我最喜欢医生开完药，然后对着药方给我上一课，让我明明白白地喝药。

当然，就我国目前的医患关系，我这种愿望近乎一种奢望。

可今天，远道而来的彭医生，却让我享用了。

一名中医医生，如果光是学问到了，而境界没有上来，那你的学问是不会融会贯通的。

我眼中的彭医生，能将我身上各种病之间的联系，哪里是根结，哪里是枝末，梳理得一清二楚；而后精到用药，异病同治。四两拨千斤者，实乃真正的中医！——铁杆中医！

从此，我吃上了彭医生的方子，情况一直很好。

互联网让上海与长沙两座大城市成了"村子"。

我的一位朋友看了我写彭坚医生的这篇短文后，给我发了邮件：

还有下文吗？如无下文，于理不通。亦有头重脚轻之感。彭医生勤勉行医的一生就是做"铁杆中医"的一生，他教书育人、看病疗伤、著书立说，还要为民请命。他的可贵就在他的身体力行！

他一直在呼吁中医改革，呕心沥血致力于中医的发展，他用自己的实际行动捍卫了他"铁杆中医"的形象。有谁千里迢迢去给一位从未谋面且病情极为复杂的患者看病，而且是在春节？！简直不可思议！这难道只是"彭夫人、彭儿子"的"觉得这个女人有点可怜而动了恻隐之心"吗？非也！显然，文章忽略了主角的存在。

我看了这段文字，觉得很有道理，故我立即联系上了彭坚教授，请他谈谈当初千里迢迢来上海为我治病的动因。彭教授立马给了回复：

潘老师：我没有什么好写的，医生给病人看病，是天经地义的事情，不在乎钱的多少，不在乎对方是什么人，只要我的精力和时间应付得来。当时即使不是你，而是别人，我也可能会去的。

这就是彭医生的精神境界！

能成为彭坚教授的病人是幸福的。彭医生，大医也！

不显山不露水，却"针行天下"：韩建中医生

中华中医药学会有一位医学专家，叫关大庆，曾语出惊人：

做"名医"易，在当代中国做"名医"尤易。出版社能将庸医乃至不晓医理者包装成"名医"，而电视能将庸医和完全不懂医理、病理者忽悠成"中国名医"，甚至是"世界名医"。

我以为，当今医者中的"名医"有两类：

一类是"名副其实"者，知名度与美誉度都甚佳。

他们"立德"——不衿名、不计利、不企权豪；"立功"——面对患者，能挽回造化，立起沉疴，免人夭折；"立言"——精就经典，结合时代探察病之奥蕴，晓以病之所以然，并著书立说，传播医道。

此类"名医"，实乃"名良医"也！

而时下的社会，色彩斑斓，诱惑多多，环境使得医者成"名良医"难。

所以，独具"三立"的"名良医"少矣！少矣！

另一类是"盛名之下，其实难副"者，知名度与美誉度不对称。

周遭这类的"名医"不少，成就者尤易。

此类"名医"的形成，除了高速发展的媒体效应外，恐怕还有许多说不清、道不明的原因。

速成的"名医"，名不符其实，可患者却枉然无知，纷纷慕名求医，趋之若鹜。

于是，"名医"们的挂号费一路推高，患者候诊的时间越来越长，而就诊的时

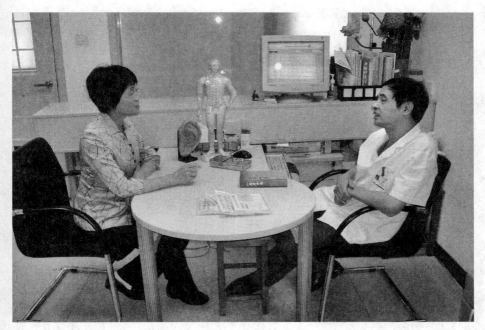

我向韩建中医生请教人体经络知识

间却越来越短。他们的诊室门口坐满了一拨又一拨的病人，一派"繁荣"景色。

然而，时间是检验这类"名医"的最好方法。孰优孰劣，患者心里有一杆秤。

有名不一定是良医，

良医也未必有名。

找良医治病是患者的期盼，哪怕他并不那么有名。

我的针灸治疗医生——韩建中就是一位不很有名的良医。

刚开始，我真的很怕韩医生，不是怕他给我扎针，而是怕他……终于，有一天我鼓足勇气对韩医生说：

"待会儿我留针时，请您也留一下，我想与您聊聊，好吗？"

"可以。"韩医生拉了一把椅子，坐在我治疗床前。

"韩医生，您不要放弃我……"我说着，竟然会哽咽？

"不会的。"韩医生回答得很快、很坚定、很简单。

我哭了。没有人知道，因为我是趴着扎针的。

"那好，我心里踏实了。韩医生您去忙吧，还有那么多病人呢。"

我估计，韩医生至今都没搞明白，我那天怎么会突然向他提出这个请求的。

事情源于我开始针灸治疗的第二天晚上，我被梦中韩医生的一句话击醒：

"你的病不在肌肉，不在神经，而在骨髓。针灸治不了。"其实这句话是早先那位老针灸医生回绝我的话，太刺激我了，心头一直挥之不去。以至于现在我已经转为韩医生治疗了，还心有余悸，变成了梦中韩医生的话。

有一种说法，梦里的事，要辨真假的话，就看它是梦在前半夜，还是后半夜。如果是后半夜的梦，那是反梦。就是说，梦中所呈现的事情在现实中正好相反。反之，前半夜的梦就是正梦，梦中事与现实事是相符的。

而我这个梦是前半夜的梦，所以，我特害怕，害怕韩医生不定哪天又要回绝我了，那我这个股骨头坏死的病就没法治了，我完了。

那几天，我"郁"得很。

3年半前，我曾患了最严重的乳腺癌。术后我权衡再三，最后拒绝了主流医学主张的放、化疗，不用对抗性的治疗，而决定另辟蹊径，走一条自我设计的自然疗法之路。最终我居然成功了！

可眼下这个病与乳腺癌不一样，它的治疗必须依靠医学技术的介入，所以，非得仰仗医生不可。然而，由于我身兼多种"极品"疾病，治疗风险确实很大，好多医生对我选择了"回避"。

眼下如果韩医生也想中途调转"船头"了，那我将怎么办？我害怕得不敢往下想。与其独自瞎猜想，不如干脆马上问问韩医生。

刚才，韩医生亲口对我说，"不会放弃我"，我自然会哭了。

喜极而泣嘛！

医院的针灸治疗诊室，是用布帘子隔成多个大约2平方米的私密空间，内放一张治疗床。我每次要扎30~40针，在治疗床上要待上1个多小时。所以，耳闻了韩医生是怎么工作的。

"医生伯伯，你轻点好勿啦（沪语，意为'好不好'），我怕。"一个娇小的女童声，特别引起我耳朵的注意。诊室内平时很少有这么稚嫩的声音。

"好的,我轻一点,不疼的,把头侧过去,不要动喔。"我突然发现平时大嗓门的韩医生也会变柔声细语。

随后,听到女童发出几下"嗯、嗯"声。

"真乖,好听话,再扎一针就好了。"小女孩听了韩医生表扬她的话,就再也不发"嗯、嗯"声。

"再扎几天,脸好了,你就更漂亮了。"然后又问:"疼吗?"

"不疼。"

"后天再来,好吗?"

"好!"

我听到女童的妈妈在一旁一个劲地说谢,韩医生就这么三句话的功夫,不仅完成了一次治疗,还顺利地做通了其女儿的思想工作。

事后,我才知道,那个小女孩才5岁,还没到如花似玉的年龄,居然也会面瘫。好可怜啊!心急如焚的家长慕名来找韩医生针灸治疗。

两个星期后,我再也听不到嗲声嗲气的小童声了,小女孩痊愈得真快。

韩医生手中的针,神!

韩医生的助手小梁告诉我,更神的还有呢!

那是一位60多岁的男性面瘫病人,来治疗时,他的脸只要一说话,嘴角马上就与眼角斜成一块,整个面孔就成了平行四边形,超恐怖。

病人几经周折,找到韩医生针灸治疗。2个多月后,面目变形的病人竟然又被韩医生手中的那根针,奇迹般地恢复到了正常状态。

小梁说,被韩医生"针"好的病人,太多太多,可韩医生却从不张扬。

类风湿关节炎,是属于免疫系统的疾病,目前西医和中医都认为,此病很棘手,痊愈几乎无可能。可韩医生手下的一位诸姓类风湿关节炎患者,却神话般地痊愈,每年只要在夏季及季节转换时来针几次,即可保持胜利成果。

肥厚性心肌病,又是一种难治之疾。一位60多岁的陆姓患者,患此病多年并伴高血压,血压始终无法控制。经过韩医生妙手神针,血压基本控制,并逐步撤药,而且心脏亦无明显不适。

至于带状疱疹、慢性结肠炎、慢性胃炎、慢性肾炎、腰椎间盘突出症、肩周炎、颈椎病、突发性耳聋、失眠、中风等等疾病，在韩医生的"针"下，成功的病例真是多了去！

我清楚地记得韩医生说，古代中医对待疾病有一句名言，"一针二灸三服药"，能"针"好、"灸"好的，就不要再吃药了。我非常赞同这种观点，是药三分毒啊！

这种治病理念，与当今世界提倡做"低碳人"是不谋而合的。看来，我们古老的文化，又遇到了焕发"青春"的机会。

有一天，我在电话中与韩夫人聊天，得知韩医生还是个孝子。韩母2002年遇车祸，截肢手术后1个月又遭中风。从此，韩医生下班后风雨无阻，每周3次去为母亲针灸推拿。如今，母亲早已痊愈，可韩医生仍坚持双休日去帮母亲疏通经络，陪母亲"唠嗑"。

韩医生对母亲的拳拳之心，感染了儿子。在华东政法大学就读的儿子，每次都陪着父亲步行半个多小时去奶奶家，父子同演着一场"中华敬孝"美德的接力赛。

我终于明白：为什么韩医生的诊所，老年人特别多；为什么老年病人喜欢与韩医生交流。我们古训中的"老吾老以及人之老"就是最好的注脚。

2009年9月底，我例行PET\CT检查，结果让我大为惊奇的是，我右肺上的一个小结节，从原来的0.6厘米缩小到0.4厘米。而这期间，我没有服用过任何治疗这个小结节的药。于是，我问了韩医生，才真相大白。原来，韩医生一直在远端取穴，为我治疗这个病，只是他并未告诉我。为此，他还咨询过肿瘤科的专家。

这就是韩建中医生，不显山，不露水，相当低调。一旦病人经他治疗痊愈，他却默默地在"丛中笑"。他的座右铭是"当好一名医生，足矣！"

"潘老师，你应该写写韩医生，好好宣传一下韩医生呀！"我在诊所遇到一位熟人，他也是韩医生的病人，知道我会写作。这就是病人对心目中"良医"的一种真挚情感。

今天，当我提笔写下这些文字时，不妨又想走出感性的层面，从理性角度思考韩医生为什么这么受患者喜欢。

我又找到小梁，让他帮我从医术角度解答。

小梁是针灸专业的硕士研究生，在韩医生身边跟师数年。他告诉我，韩医生的针法很独特。首先，韩医生是双手进针的，而一般医生多为单手进针。

"《难经》上说，'知为针者，信其左；不知为针者，信其右'。"小梁搬出老祖宗来向我解释，可我在这方面是幼儿园水平，听不懂。

"还是让经典来解释，《标幽赋》中说，'左手重而多按，欲令气散；右手轻而徐入，不痛之因。'"到底是研究生，说话文绉绉的。

现在人们越来越相信针灸治病了，特别是夏天的"伏针"。诊室外候诊的病人之多，多得像拥挤的大卖场。一般医生为求速度，不仅是单手进针，而且也不用手法了。我把这类针灸称之为"插秧式"针灸，虽快，但疗效不敢恭维！

小梁告诉我，韩医生进针后，多用"捻""转"等手法，这些手法将补或泻的治病理念灌输其中。因此，韩医生手下的针感是徐徐而来的，渗透性的，并不是瞬间放电样的。

小梁说，更重要的是韩医生的取穴，韩医生常用背腧穴及督脉穴，因为这些穴位对疾病的远期疗效甚佳。我理解，这样的取穴可能对疾病更治本。

小梁的可爱之一是说话古色古香："古代针灸医生在给病人针灸时'目无外视，手如握虎；心无内幕，如待贵人'，潘老师，你觉着韩医生治病时，像不像？"

经他一提醒，我回忆1年多来在与韩医生接触中，发现韩医生工作内外判若两人。治疗床前的韩医生少语、柔声；只有离开诊室，韩医生才妙语连珠，笑声朗朗。

韩医生还是一位中医文化的热心传播者。

1998年至2000年，韩医生被医院派往新加坡，向海外传授中医针灸。他的初诊病人，要预约6个星期，可见韩医生受欢迎的程度。期间，被邀新加坡国家图书馆开讲座、电台当嘉宾、报纸做采访，韩医生在新加坡倒是"有名"了一回。

2006年，韩医生又去法国中医学院，向蓝眼睛高鼻子的欧洲人传授他的针法。如今，韩医生每年还要向来中国学习中医的各国留学生教授针灸。

在我的治疗期间，就遇到过各种肤色的外国医学生。韩医生借助翻译，向他们细说人体经络、穴位针法，听得洋学生们欷歔不已，叽里呱啦地感叹中医之神奇。

韩医生就是这样扎扎实实地在临床第一线，践行着自己"针行天下"的诺言。

韩建中医生，50后出生。1984年毕业于上海中医学院针灸推拿系。曾师从两位针灸名家：奚永江和浦蕴星。

有人说，韩医生特别执着；又有人说，韩医生爱"唱反调"，他似乎与当下医疗界的热点与潮流"格格不入"。周遭很多医生更倾向于把时间精力放在科研领域，马不停蹄写论文、做项目、拿基金。韩医生却坚持自己的选择。整整27年行医，不是用来治病救人，就是用来教学生怎么治病救人。

我亲耳听到，医院名医特诊部的赵主任亲临诊室邀请韩医生出山，开"专家门诊"。这种好事，碰到其他医生真是求之不得，名利双收啊！

可韩医生却偏偏是不为所动，婉言谢绝，心无旁骛地坚守"普通门诊"这块阵地。我曾不解地问过韩医生，为何？韩医生淡淡一笑，说："就这样，蛮好。"

韩医生没有高学历的炫耀，没有科研项目作支撑，没有什么SCI论文当指标，没有令人羡慕的行政头衔，医院"专家信息"墙上也没有他的名字和照片……他几乎是"裸"入患者的口碑中——"韩建中医生，良医也。"

我把写韩医生的这篇初稿发给医院的几位医生看，他们都说我写得实在，韩医生就是这样的。其中，韩医生诊室的小曹，还向我补充了一件事。

2009年10月中旬一天早上8点多，韩医生正忙着给病人治疗，突然接到妻子从家里打来的电话，独自在家的她感到心脏持续性的极度不适。为防不测，韩医生让妻子呼叫120，由救护车直送医院急诊。即便如此，韩医生仍未离开诊室，只是派小曹去急诊室照料妻子。一直到中午12点，韩医生完成最后一位病人的治疗，才饿着肚子去看望爱妻。

"病人比天大！"这就是韩医生的职业理念。

我的电脑邮件，收到了湖南中医药大学彭坚教授阅读了我写韩医生的初稿后的回复：

写得好！韩医生的故事应当延续下去，这只是一个"蒙太奇"，以后还应当有细节慢慢渗透进去，人物就丰满了。还可以同他聊一聊，这个人应该重点写，这是一个值得"大写"的人物，在目前人欲横流的社会，他的平凡、淡定、敬业，是很感人的。

其实，我早就想与韩医生好好聊聊，只怕韩医生又是笑而不多说。终于让我逮住了一个机会，我以自己好学中医为切入，与韩医生神聊，聊中医，聊针灸。

"韩医生，我认为，西医和中医治病的思路是迥然不同，西医是'头痛医头'，而中医却是'头痛医脚'。"

"'头痛医头'的这种治疗思路叫'扬汤止沸'，好比水壶里的水开了，舀一碗冷水止沸，然而水烧到一定温度，又沸了，再舀冷水就溢出来，所以用这种办法，原本的问题没有得到根本解决。而'头痛医脚'的这种治疗思路叫'釜底抽薪'，是疏导疗法，也叫平衡疗法，这就是中医提倡的整体观思路。"韩医生用类比的方法解释，让我听得葱是葱，蒜是蒜，明明白白。

"韩医生，您用针刺手法治疗我的股骨头坏死，在选穴上也遵循了中医整体观的思路吗？"

"是的，局部选穴以居髎、环跳为主，远道选用阳陵泉、悬钟。阳陵泉是八会穴中的筋会，可治所有的筋病；而悬钟则是八会穴中的髓会，可治一些深入骨髓的慢性病症，像你的股骨头坏死症。"

"我在一本书上看到，好像八会穴是一种特定穴，'特定穴'顾名思义就是具有特殊的治疗作用，是吗？"我在卖弄刚学到的一点点针灸知识。

"对的，我在临床上比较注重特定穴的运用。去年黄梅天，你心脏不舒服时，我用的也是特定穴的变异——郄上穴，而不是教科书上的郄门穴……"

"对，对，您在郄上穴一针，我心脏立马感到舒服。"我迫不及待地打断韩医生的话。

"韩医生，我患的是腿病，但您除了给我腿部扎针外，每每还在我背部扎针，这是出于什么考虑？"我又想显示自己的好学优点。

"其实就是一句话'正气内存，邪不可干'，扶正祛邪嘛！选穴以背部的督脉经穴，因为督脉为阳脉之海，如大椎、筋缩、腰阳关，对全身的正气有鼓舞推动作用。另外，还选膀胱经的背俞穴，如脾俞、肾俞、小肠俞等。刺激这些穴位来提升你的正气，驱赶你股骨头内的邪气。"

听着韩医生的一番话，我明白：学中医，不仅要有良师的言传身教，还必须有极好的辩证思维。

"您以前有针灸治疗股骨头坏死的病例吗？"

"零星有一些，一般症状都会有改善。"

"那像我这样治愈的，有吗？"我问得直截了当，问得迫不及待。

"没有，只有你，而且你的病情最复杂。"

"啊，我好幸运！我好有福气！"

"这是因为你自己有信心，能坚持，并相信针灸，'信则灵'嘛！"韩医生竟把功劳归于我。

而我的结论是：因为我遇到了良医。

柔刚相济，游刃骨髓：刘玉超医生

上海岳阳医院推拿科是全国中医推拿重点科室，这里合署办公的推拿研究所也是全国仅有的一家官方推拿研究机构，具有超强的实力，其中好几位医生如孙武权、龚利、吕强、刘玉超等在我的股骨头坏死治疗上都倾注了很大的精力，从一开始方案的制订到后来的实施。

其中刘玉超与我的一段医缘，更是让我体会多多。

刘玉超与我，并不是原配的医患关系。我最初的推拿治疗医生是孙武权，孙医生还是医院推拿科的副主任，主持着科内繁重的行政事务，是"双肩挑"人才。而我当时的病情需要每周3次上门推拿治疗，日理万机的孙主任实在无法满足。于是委托科内的实力派吕强医生担纲，毕业半年的推拿医学博士刘玉超医生配合。

1个月后，在病房挑大梁的吕强医生也分身乏术了，于是，"革命"重担就落

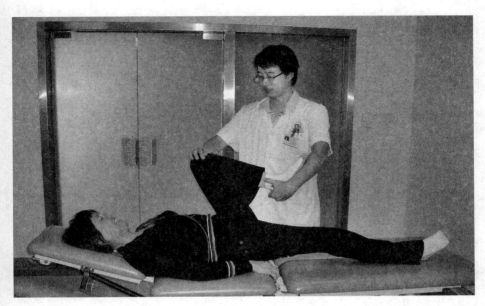

刘玉超医生在为我治疗

在了"70后"小将刘玉超医生的肩上。

我对刘玉超不陌生,这位来自河北石家庄的小伙子,看上去温文尔雅,但却是岳阳医院医生中的"武林高手":6岁学武术,16岁学太极拳,20多年坚持"拳不离手"。这几年,在上海多个社区举办"易筋经"培训班,是推广"全民健身"运动的一位热情教父。他的博士论文《易筋经源流考及其防治老年骨骼肌减少症推广研究》,获得上海市优秀博士论文的荣誉,真可谓是"上得了厅堂,下得了厨房"的双栖人物!

我曾跟刘博士学过"易筋经",但我没有全面领教过他的推拿手法,特别是我今天患的股骨头坏死,此病不小,咱小刘医生行吗?我心里确实踏实不了。

2009年元旦前的一天,晚上7点是我和刘博士约定的第一次治疗时间。

刘博士一进我家门,还没坐定,就向我家保姆要了一杯热开水。喝完了热水的刘博士,稳稳地坐在我卧室的藤椅上,看这架势,他还不会马上进入治疗。果不其然,刘博士说,治疗前必须与我好好沟通一下。

"第一,我推拿手法的治疗理念是'无为而治'。先调整我自己,而后调整你。

所以,我是'烤'你,而不是'燃'你。"

这第一句话,就让我听得云里雾里。"无为而治"这是道家鼻祖老子名言,意义深奥。今天刘博士却用来作为治疗股骨头坏死的医学理念,看来有点"伸"手不凡;

"先调整我自己,而后调整你",这句话我实在不甚理解,医生给病人治病却先要调整自己,为啥?搞不懂。

"烤"我,新鲜!从来没有听说过。

尽管对刘博士第一点中的3个关键词,我都不太明白,但对有这样思路的医生,我很期待!

"第二,整个治疗过程必须是被动治疗与主动治疗相结合。也就是说,你自己要练功,治疗时和我形成一种良性互动,这样会大大提高疗效。"

"练功,提高疗效",我当然听得进!

"第三,股骨头这个'球'是圆的,周围有韧带、肌肉、神经、血管,而髋关节的神经支配90%以上是闭孔神经,再加支持带动脉,这些神经血管都要全面处理,如大腿根靠近私密处,我认为必须处理,请你有个心理准备。"

医生是治病救人,我哪会介意呢!

干干脆脆的约法三章,这不是沟通,而是在给我上课。不过,听完刘博士的课,我的心倒还真的定了不少——他是有备而来的,思路缜密,认真而不乏创新。

·"好的,我听你的,一定配合。"我对眼前这位比我儿子大两岁的小医生肃然起敬。

末了,一句总结性的话:"没关系,你的病情虽然复杂而难治,应该还是有办法的!"刘博士说得很坚定。

我躺在床上,刘博士神情专注,用右手腾空约5厘米的距离在我的头顶往胸前慢慢地慢慢地下移,移到腹部、大腿、小腿直至脚底。

"你的心气不足,脾胃还有很重的寒气和湿气,而双腿的气血很虚,左腿更甚。"他这样的触诊,我可真是第一次碰到。

接下来,刘博士帮我切脉、看舌苔。

我心想,这孩子居然能内外科通吃? 太厉害了!

"你的舌苔发白,脉象偏弱而细。"刘博士用传统中医的望闻问切,进一步证实他刚才触诊的结论。

"你的股骨头坏死,是全身情况的局部反应。所以,我的手法必须是局部处理与全身调理相结合。"他停顿了一下,说:"肾主骨生髓,你肾气不足是一个要害,此外,你的脾胃问题加重了你股骨头的病情,这就叫'脾有邪,其气留于两髀'。"

"这话出自哪里?"我对这一知识很感兴趣。

"《黄帝内经》的《灵枢·邪客篇》"。

我自以为学过《黄帝内经》,但却浑然不知有这么针对性强的话,我汗颜自己学习的"认真"程度。

然后,他叫保姆冲两只热水袋,一只放在我右脚底下,另一只放在右腿的髋关节处。治疗完左腿,热水袋再交换。

"放热水袋",就这么一个小小的细节,治疗时腿的感觉就是不一样,血得温则通。此时,刘博士用柔刚相济的手法,游刃于温通的筋络、穴位、血管,双腿的肌肉犹如久旱的禾苗逢甘露,从脚底往上滋润。全身的经络,经他的一推一揉一压,顿感交通顺达,而没有任何不适。

大约半小时后,刘博士开始用手法治疗我的脾胃。他双手握空拳,在我的胃部和腹部分别慢慢地弹开10个手指,弹出的手指很有力道,会发出声响,但却没有痛感。期间,他还插入一些"揉"的手法,可谓"软硬兼施",我顿觉上消化道与下消化道排堵保畅了。

"刘博士,这个手法是您独创的吗?"

"这个手法叫'芳香醒脾法',是我跟一位河北老中医学的。我在临床上用下来,效果很好。不过,我稍稍做了些改良。"

"您这可真是传承与创新并举啊!"我抓住一切表扬的机会。人是需要激励的,医生也不例外。

刘博士"呵呵"一笑。

临走前,刘博士向我布置"作业":

"首先,你每天睡觉前必须泡脚,泡好脚,趁热'涌泉给药'——将原本贴在髋关节的膏药,同时也贴在脚底涌泉穴处。"

"那是为什么?"

说实在,碰到我这种刨根问底的病人,医生会觉得有点讨厌的。

可没想到,我的这一反问,倒让刘博士再次提起了给我上课的兴趣。

"涌泉为肾经第一穴,非常重要,也是全身气血的第一涌动处。此外,《扁鹊》记载:两脚之气血壅滞不行,则周身之气血亦不宜通。我还记得药王孙思邈也说,病从脚上来,双脚如树根,治脚治全身。所以,中医推崇'上病取下,百病治足,内病外治,头病医脚'。你的股骨头坏死、你的肾脾虚寒、你的失眠、你的心脏等疾病,我认为都可以从脚上配合治疗"。刘博士引经据典地阐述他"涌泉给药"的主张。

"您不愧为医学博士,出口成医!"我说这话是由衷的,对眼前这位70后的小中医,我真的是刮目相看。

"另外,从明天开始,你每天要练功。先练'洗髓经'。洗髓经相传为少林禅宗初祖达摩所创,与易筋经是姊妹篇,是中国非常高深的功法。一般先练易筋经,后练洗髓经,功法易练难成。但您现在行动不便,不能练易筋经,可直接进入洗髓经阶段。具体怎么练,你先从网上下载,有什么问题,随时打我手机吧。"随后,刘博士又对我讲了当年他悟出洗髓经的过程。

2005年9月,他练太极拳时,气总是收敛不到骨髓。正当苦恼时,刘博士的功法老师程杰峰先生送他一本书叫做《静坐要诀》。刘博士读到"一切毛道及九孔,身内空处,皆悉虚疏犹如罗縠,内外相通,亦如芭蕉,重重无实……",顿悟洗髓经,骨缝松开,意气一下子进入骨髓。

我一一记下了刘博士的医嘱。

第二天早上9点左右,刘博士打来电话,询问昨天治疗后的反应。他说"我这是查房,我要根据你每次的反馈情况,不断地完善治疗方案。"

刘博士的第一次治疗,就让我很兴奋!

我总觉得刘博士的这杯"水",不浅,他是一位不一般的医生,尽管他才

35岁。

我带着好奇，开始慢慢走近刘博士，好好读了一读他的这杯"水"。

今天，距离刘博士当初发表的那个"约法三章"，已过了1年又3个月。

时过境迁，今非昔比，我终于能行走自如了。

此时的我，很想做一件事：进一步解读刘博士的这杯"水"。

首先解读刘博士"无为而治"的治疗理念。

"无为而治"这个词，我并不陌生。我是曾经被人吹捧为企业咨询策划专家的，在当"专家"的那年头，也经常玩"无为而治"这个挺有学问的概念。

记得自己经常对企业家说：乱世靠有为，治世靠无为；创业靠有为，守业靠无为；管理靠有为，领导靠无为。

说了一通排比句后，我会往深里阐述，说看似的"无为"，实际却是"无所不为"，要无所不为，就必须"以德化民"。

然后，我还会顺势向听者指向一个高度，说"无为而治"就是没有管理的管理，是一种最高的管理境界，抑或哲学境界。进入这个境界，那么你就"一览众山小"！

当我得意地发表完这番"高论"，看看那些老板们的眼睛，每每都是发光的。

如今我与刘博士对话他的"无为而治"，却另有一番滋味。

"刘博士，如何理解您的'无为而治'？"

"其实就是持功推拿，把功法融合在手法当中，十指推拿过程中自己练功，意气松沉，劲起于脚，主宰于腰，形于手指。但这不是发功治疗。持功推拿属于无为法，发功推拿属于有为法，境界不同。比方你是虚寒体质，我就要用持功推拿来'烤'你，而不是发功推拿去'燃'你。"

我恍然大悟。

记得2009年2月14日那天的治疗，是我体会刘博士手法与功法并举治疗最深刻的一次。

那天，刘博士做完放松手法后，要求我在接受治疗的同时练"洗髓经"。

遵嘱，当我将意识深入骨髓时，我发现刘博士已用双手压在我左腿的腹股沟处，他的表情很安静，手法的意气和温热慢慢渗入骨髓，缓缓地、缓缓地体内觉得越来越温暖，似乎骨髓中瘀滞的垃圾在往下排、往下排……突然，我感觉一股热流"唰"地一下涌到脚底！然后，我一身大汗。

此时，刘博士放开压着的双手。当他再次触诊后，说"太好了，关节周围肌肉韧带已经松了下来，里面透出来的气也比较温热。"

这次治疗的感觉太奇妙了！我似乎在骨髓间游了一次，并深深体会到那种医患良性互动的"场效应"。

那天，刘博士也很兴奋，在返家的路上，他给我发了短信：

"潘老师，今天的治疗结果，证明用手法配合洗髓经功法应该会治好你的病。股骨头坏死，病在骨髓，所以要用洗髓经，手法意气也要达到骨髓。"

"是的，我们继续努力。谢谢刘博士，您辛苦了！"我的回复。

以后，我们用同样的方法，治疗我的右腿，好像效果没有第一次明显。原来，治疗的环境不行，那是在人声鼎沸的门诊诊疗室。当我们重新选择安静的环境后，效果就如初了。

台湾一位推拿医生叫许美陆，曾在他的医学治疗手记中写道：

每次在病人预约时间到来10分钟，我会先选一支慢节奏的轻音乐，弥漫我的整个治疗空间。病人进门之后，我让他平躺在床上，先闭上眼睛，抛开琐事沉浸在悠扬的旋律中间。我所选的音乐通常是与人的呼吸节奏一致的，因为只有这种音乐才能够为头部按摩制造出最适宜的背景。不但如此，因为按摩者的心境会影响病人的神经系统，所以我必须在他到来之前先打开音乐放松自己。音乐让我与病人的呼吸及神经状态尽可能地一致，这种基础上的按摩力量才能够更有效地到达他的体内。

看完许医生的这段文字，我突然想起刘夫人曾对我说，"潘老师，玉超每次上你家治疗前都必须沐浴。"我当时还不理解，这是为什么？现在从许医生的手记中才悟出了一些道道。

刘博士的不一般，还表现在和病人的沟通上。

有的中医医生对病人的诊断表述，往往是：你阴虚。你阳亏。你阴虚加阳亏……

于是，病人却不知医生所云，自己究竟怎么了，脑子里糊糊的。

而刘博士对病人的诊断表述，却让我们听得不含糊，而且可操作：

"你身体有寒，用生姜粉泡脚，直至身体出汗。"

"你体内湿气太重，用艾条灸穴位，再吃点薏米仁祛湿利尿。"

我曾经好奇地问刘博士，我们身体里的寒气和湿气，在你手下的感觉有什么不同？

他说，如果是寒气，他的手下感觉是"冷"，并伴有卷缩感；如果是湿气，他的手感却是"潮"，并伴有弥漫感。

我想，要达到这样的触诊水平，医生可是要具备一定功力的。而刘博士这么年轻，就能徒手诊断，打心眼里觉得他真了不起，中医后继有人啊！

刘博士在我身上的治疗效果，绝对不是天下无双。

2009年7月我在诊室，碰到刘博士的一位胡姓女病人。看上去才30多岁，患严重的骶髂关节炎伴妇科疾病，还患有白癜风，正值妙龄少妇的她，为了治病，辗转大半个中国找名中医、找专家。治疗了1年多，效果不满意。

于是，她又折返上海，在几所三甲医院轮回转，专家门诊看了不少，几经周折，可病情始终没有好转的迹象。

现在她经人介绍，请刘博士治疗，1个多月下来，人居然舒服了许多。所以，她现在决定，什么地方也不去了，安心让刘博士治疗。

"刘博士除了给你推拿，还有别的手段吗？"我有点疑惑地问。

"我还吃他的内服药。别的医生开的中药方，我一吃就胃疼或拉肚子。可刘博士的方子，我吃了没有任何不适。"说完，她弯下腰给我示意，现在她已经能够自己系鞋带了。我心想，原先她真病得不轻。

半年后的一天，我又在诊室碰到胡小姐，那天她是携丈夫前来感谢刘博士的。因为现在她的片子已显示骶髂关节基本正常；B超检查妇科疾病也大大改善；皮肤上的白癜风已经消退，周围的黑斑也没了去向。

此时，胡小姐那情不自禁的笑声，荡漾在诊室内。

我看见刘博士正在读片灯下仔细看胡小姐新拍的片子。完了，淡淡一笑，说"不错！"

这就是刘玉超医生，他正朝着自己设定的目标前进。

我记得他常对我说，如果病人有多个问题，我就应该全面思考病人的病根，这就是中医的"一元论"，即抓住根本来治疗，执一而万全！

我很欣赏刘博士的这种治疗理念，因为病人是不会按照你医院的分科来生病的。

医生如果能独具知见，并综合运用传统的中医手段，一门式治疗，这样的中医是美丽的，低碳的，让人欢呼的！

如今，我到刘博士的诊室去治疗，候诊的时间越来越长，真可谓"桃李不言，下自成蹊"。

如果我们身边有更多的小刘医生，难道还会担心：中医被边缘化吗？

他让我仰视：孙武权医生

2010年4月底，因刘玉超医生将赴北京读博士后，不能继续为我治疗，所以，我回归"组织"，重新回到孙武权医生的"手下"。

孙医生仔细看了我近期的X线片，检查了髋关节的各向活动度，说，"股骨头坏死的趋势已经被抑制，理论上侧支循环已经建立，供血改善了。你已经开始负重步行了吗？"

"是的，半年前我就开始摆脱轮椅了。孙医生，这有问题吗？"我有点担心地趴在治疗床上。孙医生开始边治疗边和我交流。

"由于你长期缺乏锻炼，造成了下肢肌肉废用性萎缩、肌力减退，所以，行走时稳定性肯定差。"孙医生一上手，就知道我目前根本性的症结所在。

"那怎么办呢？"

"这样吧，我们本阶段康复的目标是增加下肢肌力，并通过肌肉附着点的牵拉，刺激髋关节周围的骨骼以符合生理功能的形式成长。办法是下肢内收外展训练及股四头肌抗阻力训练。"

后两句是医学术语，我听不太明白。但通过"增加下肢肌力"来促使骨骼更快生长，这层逻辑关系，我是理解的。

孙医生又说，"严格地讲髋关节的康复训练应该从术后第1天就开始了，其目的是减少并发症，防止关节挛缩，增加肌力，促进恢复，为下肢负重行走做准备。当然，其训练方法如下肢内收外展训练及股四头肌抗阻力训练等则有较严格的时间节点，一般在术后3个月才开始进行这些训练的。"

"据我了解，现在绝大多数股骨颈骨折的术后患者，都没有得到如此规范的康复训练。'三分治七分养'，康复训练就是养，占七分的比重啊。但一般患者这些知识都为'零'。"当然，我觉得这似乎不应该是我们患者的错。

"现在这些康复训练都纳入了如火如荼的'康复医学'领域了，很多医院都成立了康复科。"孙医生让我看到，前景是光明的。

"我听到一种说法，'临床医学'是第一医学；'预防医学'是第二医学；'康复医学'是第三医学。"我开始在孙医生面前"舞大刀"了。

"前段时间，又有学者提出，第四医学将是'保健医学'。"孙医生补充说。

"那自然医学、能量医学、营养医学将依次排序吗？"我问孙医生。

"它们都可以渗透于上述的这些医学中，如果是'依次排序'，这不符合逻辑划分。"我觉得孙医生说得在理，比如自然疗法、能量疗法和营养疗法，都可以在临床医学中让临床医生根据病情统筹运用的。

这时，孙医生示意我翻过身来。

他说，"目前你的肌力大于4级，可以采用抗阻训练了。因为没有合适的器械，所以我只能采用徒手抗阻训练。问题是徒手训练无法精确控制力量，而且力量也有一定的限度。"

"没关系，总比不做强。"我很满足地说。

孙医生给我的徒手抗阻训练是：

（1）抗阻力屈小腿（股二头肌等）5次；

（2）抗阻力伸小腿（股四头肌等）5次；

（3）抗阻力屈大腿（髂腰肌等）5次；

（4）抗阻力外展下肢（阔筋膜张肌等）5次；

（5）抗阻力内收下肢（长收肌等）5次。

根据情况，有时次数增加到6次或以上。

就这样，我在孙医生的门诊治疗，每周两次。两个月下来，我自己感到行走时双腿有力多了。但孙医生却一再对我表示："经验不多，经验不多。"

我记得当初，自己刚被确诊为股骨头坏死时，一位中医伤骨科的专家告诫我：股骨头坏死保守治疗针灸可以，推拿万万使不得。但他并没有告诉我为什么"使不得"的理由。因为没有充分的理由说服我，所以，我就不予采纳了。

可今天我的事实证明：推拿治疗股骨头坏死是有效的。

但究竟为什么有效？我带着这个问号专门请教了孙医生。

孙医生说，"首先推拿治疗不会给股骨头坏死带来更坏的后果，至少不会加重坏死，因为推拿对促进坏死的因素并没有正向作用。不论什么方法，改善血供应该是关键，而推拿手法可以有这个作用。"

看来，孙医生第一是思考疾病发生的机理。

"再次，推拿手法治疗在第一阶段应该是用滚法、揉法为主的舒筋通络类手法为主，治疗髋部的各个方位，时间一般要稍长一些，如果推拿后关节发热最好（也可借助理疗）；由于没有软组织挛缩，关节被动活动功能正常，因此不需要做弹拨理筋和被动关节手法；稍后，可以增加纵向力量刺激；再后，可以增加肌力训练。"

孙医生制定的战术思路清晰。

"从我接诊的几例病人来看，推拿治疗对股骨头坏死是有效的，这点是无疑的。但是有效到什么程度，确实没有具体的数据。退一万步而言，即使推拿无效，还有手术关节置换一招，并非破釜沉舟之举。现在回想这些，思路似乎比较清晰，但当时可能并没有想得如此全面。"

孙医生实话实说。

孙医生，很低调！

市场上铺天盖地的推拿按摩保健,让人忧心忡忡。《劳动报》记者曾就此不规范的行为,会给消费者健康带来哪些问题,采访过孙医生。

孙武权认为,过饥过饱、大运动量过后、过度疲劳后都不宜马上进行按摩,否则容易发生手法不良反应症状,如手脚冰凉、出冷汗,甚至意识不清,而几乎所有按摩经营场所都不会就此提醒顾客。

同样的症状,不同的病因,手法也应该有区别。例如腰痛,就可能有腰椎间盘突出和腰椎滑脱这两种不同情况,采用用力方向完全相反的手法,如果手法错误往往使腰椎滑脱的病人病情加重。

还有一些服务人员为了取悦顾客,常一味加重手法,有的顾客往往因此受伤。我就遇到过一个接受精油按摩的病人,由于按摩力度过大,其后背出现大面积皮下淤血。如今新的休闲按摩方式不断出现,例如泰式按摩中的某些反关节手法、踩跻(俗称踩背)、跪式按摩等,在上海市没有专业培训,仅仅接受内部培训,而这些按摩手段一旦有偏差失误,可能会让顾客肋骨受伤、小便出血,重度骨质疏松的病人甚至会骨折。

我摘录孙医生的这段话,就是不想让更多的读者受伤害!

孙医生,超忙!

岳阳医院推拿科副主任,主持着28人科室的日常行政工作;

国家中医药管理局"十一五"推拿重点专科协作组牵头单位办公室秘书;

主持并参与10多项各个级别的重大科研课题;

上海市中医药研究院推拿研究所临床研究室副主任;

既是硕士生的导师,又是973科学家房敏教授的在读博士生;

还有诸多的社会兼职。

孙医生,太累!

请看,这是他的刚性时间表:

每周3个半天门诊;

两个半天的病房查房;

一个半天院行政例会;

一个半天科行政例会；

还有许多临时通知的会；

不时有人要找他谈心或他找人谈心……

很多人对我说，孙武权医生是一位"三放心"的人：

病人对孙武权医生的治疗，放心；

院领导对这位科主任办事，放心；

科室医生们选孙武权这样的人当自己的"头"，放心。

他们还告诉我：孙武权医生是当今社会中为数不多的大好人！

于是，我开始踏上探究这位"大好人"的采访之路。

那天是周三上午，孙医生的门诊时间。

我一进诊室，就看见一位高鼻子、大眼睛、金头发的年轻女"白大褂"，站在治疗床的右边，认真地看着治疗床左边孙医生的推拿手法。

她是谁？

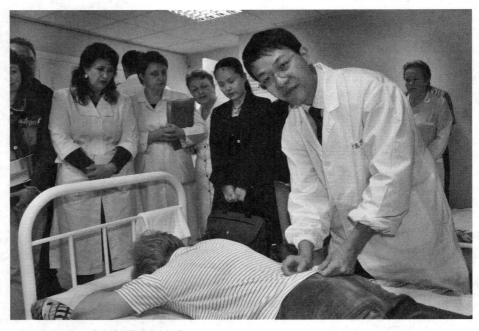

孙武权医生2007年在俄罗斯为病人治疗

"这是西班牙来实习的中医学生。"孙医生在回答我的疑问。

"你好！"西班牙女郎微笑着用生硬的中国话抢先与我打招呼。

"你好！我是孙医生的病人。我想写一篇有关孙医生的文章。请问，我能采访您吗？"女郎一脸茫然，显然这一段长话，她听不明白了。

"糟糕，今天没有翻译，将无法采访了。"我的心理活动几乎与她的表情同步。

此时，孙医生马上用英语翻译我的话，她立刻"OK，OK"应允。

60后的中医医生，还具备担当英语翻译的能力，孙医生，厉害！

在孙医生的帮助下，我们完成了以下的对话：

"西班牙的中医班，有中国老师吗？"

"有。"

"为什么你要选推拿专业？"

"喜欢。"

"推拿医生是需要体力的，你能行吗？"我望着她那纤弱的身材发问。

她没有直接回答我，却示意孙医生让她推拿给我看。

她开始在病人的左腿上滚、揉、按，旁边孙医生不断地用英语示范手法。我的直觉告诉我，她手下的力量是弱的，她的推拿力度最多只适合小儿推拿吧。

看着孙医生那手把手教她的场景，我打消了进一步问她"你眼中的孙医生"之类的话。况且，又是让孙医生自己当翻译，一向低调的孙医生，肯定翻译得"短斤缺两"了。

我开始转向不需孙医生当翻译的病人采访。

病人一：一位满头白发的老太，看上去已是耄耋之年，她的颈椎腰椎都有病。曾在其他医院住院治疗过，可总不见好转。她经儿媳妇介绍，特意赶来请孙医生治疗了一阵，现感觉好多了。

减轻了病痛，老太脸上堆满了"开心"，她笑着对我说：

"尽管家住在宝山，可我还是每周两次来孙医生门诊，而且是一大早就赶来了。"

"您儿媳也是孙医生的病人吗？"我问。

"是啊，她是腰椎间盘突出，也是被孙医生治好的。我儿媳妇是经孙医生的病人介绍而来的。好医生,病人都会口耳相传,不用做广告的。"

这老太说的是一条真理!

"阿婆,您认为孙医生好在哪里?"我用记者式的诱导。

"孙医生人好,态度好,技术好,认真!"

老太说得言简意赅。

病人二:又一位穿花衣服的老太,年龄83岁,患双腿膝关节病,不能走路。家住普陀区的西康路,每次来医院就诊,来回要花80多元的打的费。我问她,为什么舍得?她说:"孙医生好,推得很舒服,又认真,又耐心。治好了,腿不再痛,就好走路了。这点车费,值!"

说完,花衣服老太爽朗地笑了。

这是一位开明达观的老太,她懂得,也舍得。

而我又一次听到病人对孙医生的相同评价:认真!

病人三:一位朱姓中年男士,患致残性极高的强直性脊柱炎。35岁得病,今年48岁,在13年中,每周两次坚持到孙医生门诊推拿治疗,发病厉害时再配合吃点中药。

孙医生告诉我,此病在《黄帝内经·素问·痹论篇》被描述为"尻以代踵,脊以代头",意思是强直性脊柱炎患者(肾痹者)身体畸形屈曲,臀部与脚跟相贴近,代替了脚跟的位置;背脊凸起,代替头部成了身体的最高点。

"跟我生同样病的一位老板,腰已经弯得基本上不能走路了。你看我,腰背挺挺的,还能上班。"他说得很自豪,看上去他好似一个健康人。

他突然对着我很感慨地说:"孙医生的手法治疗,我担心,将会失传。"

他语出惊人!

"为什么?!孙医生才43岁,你就担心失传?"我好不理解地问他。

"孙医生认真,而且手法有深透性。"他说的这两条理由,前者属于医学态度,后者属于医学水平。

"现在的年轻医生,不行啊!所以,我担心要失传。"朱先生看着我不解的眼光,又说,"我患病10多年了,比较过许多医生的推拿手法,而孙医生的手法独有一功。别人要推1个小时，他只要20分钟就可达到效果。你知道为什么吧？"我又茫然了。

他在我面前摆老资格。原来，患病的历史长也是一种资格呀。

他下一个动作是我没想到的。

他趁自己是上午门诊的最后一位病人的优势，请孙医生坐下，他居然像模像样地在孙医生的肩上使用不同的推拿"滚"法给我看。

"你看，一般医生是这样的，（然后，又换一种方式）孙医生是这样的。从力学的角度上说，孙医生的手法具有深透性，时间短，效果好。但现在年轻医生不太钻研啊！"

我笑了，笑得服服帖帖。

朱先生确实有资格在我面前摆老资格。

蓦然间，我好像读懂了一些他话中的话，真的不能简单地认为他是"杞人忧天"啊！

采访后回到家，我最想认真思考的问题是做人的"认真"。

3个不同的病人，都异口同声评定：孙医生，好人。理由之一：他"认真"。

什么是认真？

认真就是不马虎；

认真就是不也许；

认真就是踏踏实实；

认真就是一丝不苟。

医院人事处徐佳处长，告诉我一件孙武权医生的"认真"事儿。

推拿科的门诊诊室要改建了，基建科征求科主任对诊室的改建意见。一般的科主任也许表述一番看法后，就完事了。可孙主任却认认真真地挨个用尺子量好尺寸，完善最佳的改建方案。事后，孙主任说，改建之事容不得半点马虎，一锤定型啊！

2010年的端午节，休假日期为周一至周三，正好挤掉了我每周两次的治疗时间。我原本觉得那就休息1周吧，反正我现在腿的情况也很稳定。碰到一般的医生，也就顺势放假了。没想到，孙医生却硬是在节前和节后挤出两次时间来弥补，并认真地对我说，"你腿的康复训练不能间隔这么长时间的。"

姜淑云医生告诉我，他们到科里借用具，哪怕一把尺，孙武权都要写借条，按制度办事，无论亲疏，铁面无私。他就是这样认认真真地当好推拿科这个"家"。

今天，我们周遭有多少人是如此"认真"的干事的？

有人说，你太落伍了吧！今儿是快餐时代，变化大着呢，认什么真，凑合着过呗！

眼下，浮躁、粗糙、急功近利……正渗透着我们的机体。

那我，认真吗？

我惭愧。

我有时浮躁；有时也粗心；

有时大大咧咧；有时还马马虎虎。

反思后，我们才会知道，孙医生的"认真"是多么的令人敬重！

因为认真，孙医生就会有许多做不完的事。

望着他那并不强壮的身躯，大伙儿都担心，孙主任会累坏。

我曾认真地分别询问过孙医生的几位同事，"你为什么那么服帖孙武权？"

A曰：孙武权，做人不假。

我以为，此乃是"好人"的第一块基石。

什么叫做人"不假"？

"不假"就是不虚伪，不假义，而是真实做人，真诚待人。

但是，当下是"假作真时真亦假"。真真假假，真假难辨。咱咋办呢？我记得季羡林大师说过，"我就真话不全说，假话绝不说。"

孙武权就是一个"假话绝不说"的人。有一事，足以证明。

在医院里，孙武权医生早就是个公认的先进分子，却迟迟不是中国共产党党员。党组织当然要发展这样的优秀分子来补充新鲜血液。

此时，孙武权很真实地暴露自己的想法："我是一个传统的文化人，遵循'君子群而不党'的理念。如果要入党,那我要好好学习一下中国共产党的党史。另外,要看看我周围的党员们,是否具有先进性。"

孙武权说到做到,一番"功课"做完后,他认真地打了入党申请报告。后来,他加入了中国共产党。

就此事,我与孙医生有过一段对话:

"孙医生,我是1973年入党的,近40年的党龄。我也是组织找我谈话后,再打入党申请报告的。与您相比,我'小人'多了。我没有您那么认真,入党动机也没有您那么纯洁。坦白说,我当时是有'入党做官',并能'出人头地'的动机的。"我在孙医生面前说真话,并告诉孙医生,直到我读了大学,才改变了初衷:这辈子不做官,走专业发展的路,因为我觉得自己对学术研究很有感觉。

"我没有您说的那么好,这次科里要评我'优秀党员',我正在竭力推脱。"

这就是孙武权医生,一个分分秒秒都可以在"高音区"的人,他却如此低调,不张扬,不显赫。

B曰:孙武权,做人不贪。

我以为,此乃"好人"的第二块基石。

什么叫做人"不贪"?

"不贪"就是淡泊名利,远离铜臭,宁静致远。

但这个社会,自从进入"股票时代",人们似乎发现:人的"性本善"古训,将要被修订为"性本贪"。因为"贪",使自己的股票市值永远有"上上下下的享受",永远无法让赚的钱"入袋为安"。

说实在,"钱"这东西,虽然是身外之物,但没有"钱"却又是万万不能的。所以,做人要彻底戒掉"贪",有点难。

同事们说孙主任的"不贪",更多的是体现在他办事公道,无私心,名利之类不"近水楼台"先得,替他人着想胜过替自己着想。若要举例,那是一大筐啊!

大伙儿赞赏他们的"头",做人不假、不贪,以此也能折射出:当今民众对当官的(不论级别高低)应有道德底线的确认,同时也是对高度自律人格的一种价值认可,更是对真善美人品的一种渴望。

我把这篇文章的草稿,转发给孙主任,请他指正。而后,收到的回复:

"关于我的写法,认真可以担当。不假不贪就不要写了。认真是做事的风格,再强无妨;不假、不贪是人品,恐怕近于圣人,不是我等凡人可以承受。作为管理者,有时真真假假,怕是不可避免;不贪图别人的东西可以做到,不贪自己认为应得的东西,恐怕没人做得到。"

你看,孙武权医生就是这么实实在在,真真实实。

他让我仰视!

感恩陆德铭医生

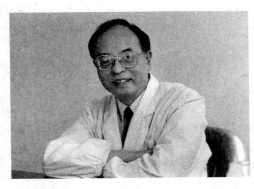

陆德铭医生

陆德铭教授,中医乳腺癌泰斗级专家。

2005年7月中旬,我乳腺癌术后两周,因我同时患有股骨颈骨折,无法下床。耄耋之年的陆德铭教授冒着酷暑,横跨上海,多次来到我病床边,为一位他素不相识的病人望闻问切,送医开方。大医精诚! 那令人动容的一幕,永远定格在我的生命中!

感恩胡建纲医生和楼行斐医生

这是一对夫妇,他们的职业都是医生。我不是他们的病人,我们之间素不相识。经朋友的朋友介绍,楼医生也曾是股骨颈骨折患者,于是,我和楼医生在电波中相识。当我又同时患了乳腺癌时,身为肿瘤专家的胡医生,不厌其烦地通过电话,为一个他并不认识的病人,解疑答问。

我半年多的住院生活,这一对好医生,是我的精神支柱和医学老师。在我最昏暗的日子里,这一对好医生,给我光亮,给我力量。

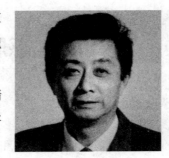

胡建钢医生

感恩我的父亲、母亲

感恩我的父亲潘克强和我的母亲张剑英，

是他们让我有机会来到这个世界。

更感恩他们，

让我的DNA中始终充满着

对事物探究"所以然"的习性。

有人夸我，说我很"聪敏"。

我以为：

我的"聪敏"是从娘胎里带出来的。

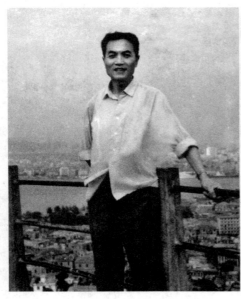
父亲60岁时

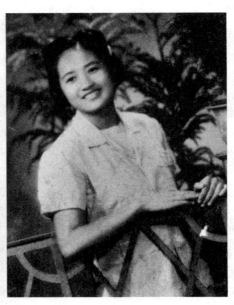
母亲年轻时

我父亲：

中国毛纺织研究专家；

懂英语、俄语、日语；

深谙文、史、地；

还能国画、书法……

我母亲：

一生就认真做好一件事——

5个子女的培育。

我感恩父母大人，

感恩造物主。

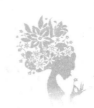

本章话题: 懂得感恩, 生命之树常青

点评嘉宾: 余明阳 (上海交通大学教授, 品牌策划专家)
记者提问: 秦　畅 (上海人民广播电台首席主持人, "金话筒" 奖获得者)

余明阳: 我从 1989 年深圳公关会议上认识潘肖珏教授至今已有 20 多个年头了。她在中国公关界中一直被称为 "才女", 思维镇密、口才出众、创意无限、亲和力强。没想到 2005 年我调到上海交大工作后, 第一次联系她时, 却得知她不幸患上了癌症。这对凡事要强的她来说是多么巨大的打击, 真是天妒英才。

在医院的病房里, 我见到了患病以后的潘老师, 她依然自信、活泼、充满活力。以后的几次深谈, 不但打消了我的疑虑, 更被她的从容、淡定和成功所感染, 而这种情绪直到看到她的又一新书的 "感恩篇" 后, 才转化成一种理性的思考, 思考生命的哲学, 思考生命的感恩。

感恩, 是做人的一种基本能力。感恩是一种美好的品德, 潘老师时时刻刻心怀感恩, 也就因此获得更多的幸福。

公关专家的背景更使她能从容地与医学大师沟通交流, 而她的感恩态度每每总能使日理万机的医学大师们带着惊讶和赞许的眼光来面对她。

潘老师人生的态度来自她的大智慧。她用她的智慧创造出令公关界赞叹的成就; 她也用她的智慧在探究医疗领域的全新课题, 她更用她的智慧去写新书, 启迪人生。

秦　畅： 在你的感恩篇中，我几乎是一口气读完了那一个个鲜活的令人兴奋的被温暖裹挟的医生故事，并开始在脑海里描摹他们的样子。有意义的是：他们在中医领域，却并不是白发苍苍的悬壶济世之人。中医，作为一门经验科学，年龄阅历是必修的功课，可在治疗您的"股骨头坏死"这一难症时，似乎让我们对这一定论有些游离，这只是巧合？还是我们需对中医有更全面的认识？抑或其他？

潘肖珏： 一般来说，中医医生的阅历和经验是非常重要的，人们常说的"姜是老的辣"就是这个理。我也一样，得病伊始就满上海寻找能治我这病的老中医。

遗憾的是，我一开始寻找到的三位老资历的老中医（针灸、推拿、伤科），无一例外地因我的病情复杂——集癌症和"不死的癌症"——股骨头坏死为一身而婉拒了我。

时间紧迫，我不得不转换思路，试着找中青年的中医医生。我的想法是：首先他们没有太多的顾虑（即考虑个人名声类的顾虑），会以平常心来接诊；第二他们没有专家架子，容易沟通；第三他们未必就没有专家的水平；第四他们或许会把接诊像我这样的疑难病例，看成是一次很好的业务探索机会。

事实证明，我这么做也是对的。我找的针灸、推拿医生都是50后、60后、70后的医生，包括我从千里之外寻觅的中医全科的彭坚医生，他也属于中医界的中年医生。

读者可以看出，我笔下的那四位中医界的中青年医生的仁心和仁术，以及我和他们之间那种和谐的朋友式的医患关系，最后，我们共同创造了医学奇迹。

在这里我要补充的很重要的一点是，我始终是很敬仰老中医的，他们中很多人医德高尚、经验丰富、甚至身怀绝技。他们是中医的栋梁，是祖国传统医学的瑰宝。能有机会请到经验丰富的老中医为自己治病也是难得的福分啊！

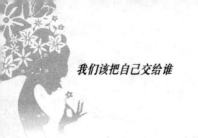

附录1：读者评论

心态决定状态

鲍日新

    不论是通过媒体报道，还是在周围亲朋邻里中，不乏得了绝症还能"死里逃生"的成功案例，人们充其量用"幸运"一词便是做了总结。市面上更有从死亡线上爬回来的人们急于向"同病者"分享自己成功秘诀的各类书籍，顶多也就是吸引一阵子同病患者的眼球。而潘老师的《**女人可以不得病**》却让有病没病的男男女女、认识不认识的三老四少都捧之难以割舍，合上难以释怀，遇事以其为鉴，逢机便讲其道……潘老师的文笔、智慧、毅力、勇气、胆识、眼光等都成为人们一路热赞的亮点，而我读到的却是潘老师的心……

    当大难再次临头，潘老师迎战股骨头坏死成功后，遂寄新作《**我们该把自己交给谁**》文稿于我，一口气读完，眼睛仍然盯着文稿的最后一页，嘴里却以斩钉截铁般的语气冒出一句话："心态决定状态！"虽是脱口而出，但这六个字的确概括了潘老师所有的传奇。

    从社会学角度理解，心态是后天而具，因境而成。一个人所处的环境，扮演的角色，不同的生理、心理特征，都会对人的心态产生直接的影响，即状态影响心态。从人的主观能动性方面理解心态的反作用力，就是心态决定状态。经历了"苦其心智、劳其筋骨、饿其体肤、空乏其身"直至大灾大难的潘老师，通过自己的故事，分明地在告诫人们：心态不仅决定人生的状态，甚至决定人的生死——生命在自己的手中。

    作为社会人，潘老师壮心不已。过不惑之年还在读研路上奔驰；她以公关策划界"女领衔"一枝独秀而闻名大江南北。多少策划界的男士精英望其项背，诸多企业因为她的智慧投入得以旧貌换新颜。这些辉煌背后则是她身体的透支，而这不能不说是后来大病入侵的一个"条件"。

作为女人，潘老师柔心似水。从心底里想要做一个合格的妻子、女儿、母亲和婆婆。水是柔的，但缺少了点定力，于是这颗"似水的柔心"残酷地经历了"婚变"，布满了创痕。心灵的损伤，无疑是她患第一场大病的导火索。

作为大病患者，潘老师开心似"神仙"。对于这个描述，相信很多人会提出质疑，如同不知情的人认为这本书的书名是一对矛盾一样。而所有了解潘老师的人，一定能够领会其中的奥秘。同样，我们这些潘老师的老朋友，也见证了她如何在一路惊心动魄的"疾病事件"频发中，自我内心的揉搓、折磨和挣扎，继而经过一次又一次的否定之否定，最终让自己的心灵攀爬到"我生病，但我很健康"的高度。让我们从潘老师的文字中寻觅这个令人震撼的过程吧。

记得潘老师送给我《女人可以不得病》的时候跟我说过：别人看这本书会流泪，你不会的，因为这些事情你都知道。我当时也表示了认同。但，当我看到面对绝症带来死亡的威胁，潘老师对自己心底里的恐慌与惊悚的形象描述时，我的心顿时抽紧：啊！原来坚强的潘老师曾经如此脆弱！她那一刻的无助又有谁能体会?! 当她患上不死的癌症——股骨头坏死后，同类的描述也出现在了《我们该把自己交给谁》的文稿里，此刻我顿生悲悯：呼苍天不公！但潘老师硬是用一根粗粗的心灵吊绳把自己从脆弱的心境中拖了上来："人可以承受灾难，但人不能承受没有希望的日子"；"好心情就是免疫力！而好心情是需要做减法的"；"埋葬旧事，烦恼归零，调整心情，赶紧踏上我的中医治疗之路吧！"

潘老师的治疗之路又是何等地跌宕起伏！连续手术、不能化疗、医生误诊、专家拒诊、一病多断、公式化的冷漠……这些足以让一个健康人目眩、发疯的过程，潘老师经历了无奈和无助之后，毅然选择了"平静对待"和"理性解决"这两条智慧法则。"平静地接受现实，因为我们无法扭转乾坤"；"要找好医生，先当好病人"；"好病人要学会不抱怨"。全书无处不在显示着一个事实：潘老师不仅没抱怨，而且还在一路地解决问题。"病了，把身体交给医生，但又不全交给医生。求医前，我必须先做好功课。让自己具备与医生对话的知识与选择治疗方案的能力"。有如此高端的认识,她几乎得什么病就把自己磨炼成该病的半个专家。这里固然有她作为公关专家"解决问题"的惯性推动,但更是她的理性对待的心态使然。如今的她,已经把解决"病的问题"当作了一种日常工作,工作没有完成,她有追求感;工作完成了,她有成就感。拥有如此的心态,她怎能不"痛并快乐着"!今天的潘老师已经在"以病探道"了!更为甚之的是她竟然问苍天:"能不能让我以不再生大病的代价来学习医学知识呢?"当一个人把自己的病当作研究对象的时候,她已经超越了疾病,在一个更高端俯视疾病,她的心就主宰了时空,走向了真正的健康。

潘老师生病了,她用健康的心态救了自己的命!

潘老师生病了,她以健康的心态告诉病人如何救自己的命!

潘老师生病了,她把自己当作标本,彻底解剖,全部公开,警示目前还健康的人们珍惜当下,防患未然。

潘老师真的生病了,但潘老师的确很健康!

因为健康不仅仅指人的躯体,更包括人的心性!

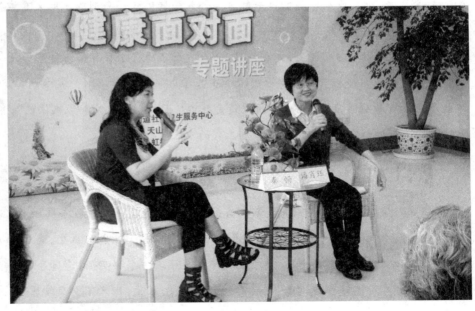

潘肖珏与著名主持人秦畅在社区举办讲座

身为医生的我，读后感触多多

吕 强

读了潘老师的《我们该把自己交给谁》，感触多多。从潘老师出现股骨头坏死起接触，至今已数个年头，一直关注着潘老师的各种变化，尤其是医疗中各种手段的选择，深为潘老师感到庆幸。

医生可以为患者提供种种建议，但是，最终的决定是要患者自己做出的，而潘老师在这期间总是选择了正确的路径。潘老师总是说她自己活着是为别人的健康提供了一个警示符号，虽是戏言，但却振聋发聩。作为一个医务工作者，既感到惭愧，亦觉无奈。

试想，当患者需要医疗的时候，得到的是完全相反或错误的信息，且都出自专业人士，让患者如何选择，要总是能选出正确的答案，就如考试必须每次都是满分一样。因此，惭愧在于，我们只能以自己专业的知识给患者以建议，但不一定都是正确的。无奈在于，这就是现状。为什么？既有知识的局限，也有利益的驱使。

潘老师书中第二章"原来股骨头可以不坏死"中写的高医生，是其中的经典表现。

我一直不认为，当今骨科界，还有高医生这样的人存在。就像恐龙，冰河时代根本就没有其生存的环境。就以高医生治疗股骨颈骨折的手术为例，用三根可以医保支付的钢钉，而且基本不出现股骨头坏死，真是难以想象。

通常情况下，我们如果出现股骨颈骨折后会遇到什么情况呢？首先，医生会告诉你需要手术打钢钉。然后，告诉你钢钉有进口和国产两种，进口的优点如何如何，国产的没有优点可宣传。

如果你通过各种方法了解到有医保可支付的，问医生有没有，要么告诉你没有，要么附加一堆缺点。手术成功后，回家修养。如果一直没事儿，那是你运气好；如果出现股骨头坏死，那就继续准备十几万等着做髋关节置换，接着重复以上步骤。或许会提醒你人工髋关节毕竟是会磨损的，过多少多少年，需要再换一次。患者如果询问医生，为什么我手术后会出现股骨头坏死，医生会给你一个百分比，告诉你，你就属于这个范围里。

于是科室的指标完成了，医生的收入提高了，医药公司满足了，医药代表高兴了，GDP提高了。但如高医生这般医疗，医生需要付出很多心血，密切关注术后一个月患者的细微变化并加以分析。但是60元的钢钉，以上诸公没几个会高兴，至少高兴的程度会大大降低。如果再和其他医院的同科医生横向比较一下，心中的不平之气简直直冲斗牛。就如某医院原来椎间盘手术不放人工填充物，现在也放了那般。

高医生的医疗使术后患者基本未出现股骨头坏死，已经非常了不起，更何况还使患者的医疗支出极大降低，这种方法为什么不能成为医疗标准呢？当然不能！

一则，高医生在患者身上所花费的时间和精力，可能已经使其无法在科研上取得更大成功，从而成为权威；二则，权威从来就不会去激怒整个行业。单靠国家制定的工资，临床医生谁能在沿海发达城市生活？高医生即使不是最后的恐龙，也一定是当下的恐龙，如何生存将是他的痛苦抉择。

在了解高医生的事迹后，我也曾扪心自问，如果，我也是骨科医生，我能做到高医生所做的吗？

刚开始有可能，那是为了提高医疗技术和对疾病的认识，但以后肯定做不到。若有患者问起是否有医保支付的钢钉，我一定不会说没有。不说谎，是我必须坚守的底线，随后按照诊疗常规操作，不犯错而已。至于诊疗常规，我曾私底下请教过一位神经科权威医生，他快退休了，问他对于神经营养剂如何看？他说，临床上未观察到，单纯因为神经营养剂的作用而使者神经功能出现改善的。追问为什么还要使用呢？回答说，患者出现神经损伤，诊疗常规要求使用啊，不用就违反诊疗常规了。那为什么诊疗常规要求使用呢？因为患者出现神经损伤表现总要有应对措施啊，如此而已。

有意思的是，为什么我会问这个问题呢？因为，我在临床上也从未观察到一例患者单纯因为神经营养剂的原因，出现神经功能修复的。而一些病种，不使用神经营养剂，神经功能也能完全恢复。

药品、器械、试剂已经使围绕其周围的人们疯狂了。常有媒体报道，药品出厂价和零售价，相差多少多少倍，问题是，这中间巨大的利润都留存在了流转环节。而以经销商为代表的这些利益体，并没有研制新药的动力，而有动力的厂家或科研单位并不是环节里的最大受益者。要想因为高药价而促进医药产业发展，简直缘木求鱼。我想，如果严格核定医药产品的成本和出厂价，再规定零售价只能控制在出厂价的多少幅度内，很多医药代表都会后悔当初离开医院而去跑药了。

医疗界的各种现象只是全社会的一角，中国社会的容忍度确实够"大肚"。各位要想了解在已经做了椎间盘手术的患者中，不需要立刻手术的患者所占比例是多少，手术和非手术四年以后的情况有何不同，可以自己去专业网站查询（要付费的）。

其实，绝大多数医生都想安安心心提高技术和科研能力，但生活也是必须操心的。

"所以医人不得恃己所长，专心经略财物，但作救苦之心，于冥运道中，自感多福者耳。"

所以，祝福高医生，不管今后做何选择，坚持至今，难能可贵！

也祝福潘老师，磨难过后行坦途。

电波飘扬好味道

林 枫

2009年的"三八"国际妇女节前，我第一次在电话里和潘肖珏老师"接上头"。那时候，我的美食节目《食尚地图》打算做一套"吃出美丽"系列专题，作为"三八"国际妇女节的"礼物"送给听众。美食作家孔明珠老师一听这个计划，马上就说："我给你推荐个人，她的故事可多了，是大学教授，公关专家，现在对吃很有研究，你可以先读读她的书《女人可以不得病》，然后肯定会给她打电话的！"就这样，我成了潘老师的读者，一口气读完了整本书，对她有了深深的钦佩和好奇。

作为一个女人，她所经历的这一系列变故搁在任何人身上，都可能导致土崩瓦解。但一路艰难走来的潘肖珏却破蛹而出，迎来新生。她从一位公关界的女强人前进成了一位懂得用自己的天然系统——身体来和自然、食物打交道的美丽女人。

"三八"国际妇女节的"吃出美丽"系列专题在电台播出后，我收到很多听众的留言，说很想多听潘老师说说"该吃什么？怎么吃？"于是我和潘肖珏相约，在每个节气转换之际做期节目，说说如何使用当令当季的食物来使自己跟上自然界的气候变化，这种返璞归真的探索让我也成了一名"食物原味爱好者"。一个由南瓜、番茄、百合、胡萝卜、鸭肉、海带、薏仁等众多食物构成的"生物密码大交互"居然每天就发生在家家户户的厨房里，这是大自然的恩赐，也是千百年来中国传统养生文化留下的宝贵财富。

潘肖珏担任嘉宾的节目受听众欢迎的原因，除了和食疗有关外，还因为她选择的食材从来不是那种昂贵的、稀有的、买不到的，而是最普通不过的那些东西：当季、便宜、烹饪起来方便简单。说来也怪，只要这些食物到了她的手里，个个都能发挥强大的作用。比如潘肖珏会把番茄和酸奶搅拌在一起吃，起到补钙的作用；她还会把百合、山药、藕和银耳煮汤喝润秋燥；对于"降血黏度"，她开出的食疗小贴士是黑木耳+生姜+苹果。"……每一种搭配都是根据食物的特性，而且经过她亲身的体验和周围朋友的实践，不是信口开河胡乱搭配的。"正是这种极具亲民特质的美食主张和对吃出美丽、吃出健康的身体力行，让潘肖珏的每一期节目都很受欢迎。听众似乎也是跟着节目慢慢摸索、实践、成长、思考，进行着对自己的身体、对自然界、对食物的重新认识。

和潘老师认识的这一年多里，我们一起吃过两次饭，其中一次是在杨树浦路上的一处创意园区内。那时正值草长莺飞的人间四月天，我们坐在花园里吃午餐，四周都是茂盛的植物，阳光暖暖照在身上，盘中是清香的米饭、南瓜、西芹、虾仁，汤盅里是竹荪、排骨，还有一种我已经忘记名字的中草药。那一餐让我念到今天，因为去伪存真的食物原味和人与自然的和谐共处，在这个忙碌的城市中显得尤其珍贵。

有幸读到潘肖珏的新作《我们该把自己交给谁》，专门有一章谈到"饮食养生"的内容。书中潘肖珏又提出一个理念——医疗首选是饮食，因为药食同源。她将自己在饮食调理方面的种种体会，让大家分享。

我们都试试吧！

永远不倒的精气神

吕 霜

潘肖珏教授是我的恩师，我的大姐，我的知己。

我敬她，爱她，心疼她，一如自家亲人。

作为老师的学生，我不能算是最优秀的，但我自认为是最懂她的，我懂她遭遇身心两伤时的痛苦无奈，也懂她沟坎横在面前时的巨大压力。在与老师相知相交二十余年的岁月里，眼见她在布满荆棘的道路上艰难跋涉，伤痕累累，也硕果丰丰。

尽管老师再三感谢朋友们的关爱和帮助，但我深知这都十分有限，我们无法帮她抵制那阵阵袭来的巨大病痛，也无法为她排遣夜深人静时那份难熬的孤寂，一切的安慰和鼓励有时常常显得那么的苍白无力。每当我想到无助的她在闯一道道的关口，在争取无数个未知数的成功而无法帮她，我只能感叹上天因何对老师不悯，命运因何对老师不公。但是，老师身上的那股充盈着生命之底气的精气神，支撑着她走完了"一刀又一刀"的凶险路程，让她每每化险为夷，终于向死而生。我相信只有在这个时候，我们对老师的敬佩和对老师的祝贺才有了更深的意义。

多少年来，我习惯了在拿起电话时，听到从电话那端传过来的亲切温暖的声音，声音里透着一股令人神清气爽的精气神；也习惯了看到她盈盈的笑容和充满活力的靓丽风采，即使是她正处在最痛苦中，即使是在她母亲去世的日子里，老师身上的这股精气神也从未消失过。

当年我们班的同学最爱上她的课，她一走进教室有如一股清风扑面而来，让人精神为之一振，再枯燥的理论也让老师演讲得生动精彩，那抑扬顿挫的悦耳嗓音伴着轻盈灵动的肢体语言，使我们那么入迷。往往一堂课在活跃而充实的气氛中结束了，我们还没意识到时间已悄悄地流逝了过去。

下了课的潘老师被意犹未尽的同学们围着，不断回答各种提问，笑靥里仍不见有一丝的倦意，显得精力旺盛。自患病以来，老师经历了常人难以想象的病痛与情感的双重折磨，可电话里我仍听不到有一丝一毫的颓丧，除了只有在最亲近的人面前才流露出的淡淡忧伤，我感受到的还是那份活泼泼的精神头儿，于是，我会稍感欣慰。我知道老师不会倒下，不会失败。因为她与生俱来的精气神是她生命的底气。所以，不论她遇到什么样的病魔，我从未把死亡与老师联系在一起。

去年春节我去看望她，一进门看见老师坐在轮椅上，面容憔悴，我心里难受极了，忍不住泪水夺眶而出，想说的话一句也说不出来，可老师还是那么笑盈盈地轻轻拍拍我的脸，充满信心地安慰我说："你别难过，股骨头坏死是很麻烦，摊上了愁也无用。我正在积极想办法，我就不信，癌症没有打垮我，股骨头坏死能打垮我。"

听了这话，我心里涌动着难言的酸楚，说不清是得到了安慰还是放下了心。我知道，现在仅仅用"坚强"这两个字来形容老师是不够了，磨难已使她更坚毅，更无畏。她骨子里那股顽强的精气神不会使她屈服于任何的病魔，她将再一次向袭来的病魔挑战，再一次向新的领域攻关。

她要自己拯救自己。

自那以后，老师治疗中的每一点变化和进步都会和我分享，我们一同欣喜，一同充满希望。直至五月份时，有一场同学聚会想请她参加，我担心她来不了，不料她竟然容光焕发地出现在大家面前，而且可以拄拐行走几步，真让我们喜出望外。短短四个月变化竟如此之大，除了令人感佩，还惊叹着奇迹的出现。

现在老师已完全脱离了轮椅，除了必要的寻常理疗之外，已基本恢复健康，她还是像从前那样的气质优雅，轻盈靓丽，那活泼泼的精神头儿简直让人看不出是挨了数次大刀的病人。以至于我每次看见她都惊叹她的新变化，并由衷地赞叹:"老师,你是越来越年轻了,"她特别的高兴,也特别的自豪。

老师治病如治学,科学严谨,聪慧明智,她常说,与其坐以待毙,不如搏它一搏,或许能闯过这道关。就是凭着这股子精气神,勇于不断探索,勇于不断攻关,置绝地而逆转,直至积极配合医生寻求出了适合于她的治疗决策和治疗方案。

老师赢了,赢得了经验,赢得了成功。

生死博弈,让她博出了一个生命的新天地。

经历了向死而生的苦痛历练,对生命有了更高境界的领悟的她已超然于生死之外了。

病愈后,老师用感恩的心态写下了这本为"天下女人而写"的书。在这本书里,她孜孜不倦地,满怀热情地,将自己总结出的治疗经验和康复方法传授给天下的女性们,让女人"可以不得病,少生病,生了病不怕病,转病为康"。

所以女人们有幸,有幸从书中可以借鉴和参考这些宝贵的经验与方法,从中树立起健康的信念。这是一个"大病成医"患者的善良心愿,也是一个有着科学态度的学者的生命启示。

我感谢老师,感谢她不仅教了我科学知识,更教会了我如何去感悟生死,如何去领悟生命的真谛。

老师是不幸的,但又是幸运的,她得到了幸运女神的眷顾,用她的虔诚,用她的意志,抓住了幸运的绳子,转危为安。在坎坷的人生道路上,她以超乎寻常人的精气神让自己真正活出了生命的无限精彩。

老师,深深地祝福您!

附录2：媒体报道

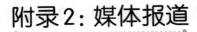

打破"预言"，生死线上折返跑

徐　敏

第一次见到潘肖珏，是在一次女性健康讲座上，60岁出头的她穿一件大红的羽绒服，健步走向讲台，神采奕奕。

第二次碰面，是在她家采访，她穿一件运动服，依旧是鲜亮的红色。环顾四周，她家的桌布、椅垫也缀满红色。

红色象征着生命的蓬勃。钟爱红色的潘肖珏是一位退休大学教授，过去5年里，面对股骨头坏死、乳腺癌这两大病痛和死亡威胁，面对医生"不放疗和化疗，只有十万分之一存活可能"的判语，她从容应对，用独特的方法与疾病抗争，打破了医生的预言。近年来，她根据自己的治疗经历和生命体验写下《女人可以不得病》《我们该把自己交给谁》两本书，后一本于今年初出版问世，8 000册在1个多月里脱销。

向死而生，这是怎样一位女性？

把重病当课题来研究

不幸有时会接踵而至，让人猝不及防，甚至被逼入绝境。

2005年4月，因股骨颈骨折，潘肖珏住进骨科病房。有位病友在卧床时偶然发现自己的乳房有小硬块，一查是乳腺癌。潘肖珏也下意识地关注自己的乳房，居然也发现小硬块，检查后也是乳腺癌，而且是相当凶险的Her-2强阳性乳腺癌，属中低分化级。医生预言，生存期为1年半。

伤心，无助，痛苦……潘肖珏用"阿Q精神"宽慰自己。"1996年坐飞机去外地讲课，飞机起落架总放不下来，差点出事故；我有冠心病，2003年万一染上SARS，必死无疑……这些'万一'幸好没碰上，所以我已经多活好多年了。"这样想，她心态好些了，渐渐度过心理挣扎期。

乳腺癌手术后，又一道难题横在面前。按常规她应该接受放疗和化疗，但股骨颈骨折已使她卧床数月，身体虚弱，而且她还患有冠心病。有一回，在放疗机上，因为心脏病发作，医生停止放疗。医生对她说："不放疗和化疗，你只有十万分之一的存活可能。"一般病人听到这样的话也许会绝望，潘肖珏却想："十万分之一，为什么不能是我？"

住院6个月后，2005年10月，潘肖珏出院。"有统计显示，癌症病人的死亡有三分之一是被吓死的，三分之一是过度治疗，还有三分之一是实在无法医治。我首先不能被吓倒。"

一方面她听从医生意见，选择适合自己的治疗方式；另一方面把疾病当作课题来研究。她查阅到最新科研成果，"月见草油"将成为治疗Her-2强阳性乳腺癌的利器，于是请国外的同学给她捎来月见草油胶囊。她关注到有抗癌功效的微量元素硒，慎重选择适合自己的安全剂量。同时，她还想办法改善体液酸化状况，因为大量的研究数据显示，酸性体质不一定患癌，但癌症病人却大多是酸性体质。

奇迹发生了。出院1年半后，她活着；3年后，她写书、出书；5年后的今天，她的复检结论是"未见不正常现象"。

自我拯救的还不只这一种疾病。

2008年底，潘肖珏感觉曾经股骨颈骨折的部位疼痛难忍，一查是股骨头坏死，需要开刀换人工关节。要不要开刀？她很纠结：自己患癌症仅3年，还没到安全期，又有心脏病，不适宜动大手术。怎么办？多方收集信息，研究资料，寻访名医，最终她选择了针灸、推拿中医治疗之路。6个月后，效果显现。如今，潘肖珏行走与常人无异。

把医生当朋友来交往

久病成医，不仅如此，潘肖珏还结交了许多医生朋友。以前在大学里，她教授的是公共关系学。一本《公关语言艺术》已经第四版，成为许多学校的专业教材。得益于在公共关系学科的功底，如今她对"医患关系学"也颇有心得。

"好病人要学会做'功课'。"医院里总是人满为患，潘肖珏习惯在看病前梳理思路、精练语言、打好腹稿。看病时，讲述病情直奔主题，尽量在一两分钟内让医生明白病情，方便他们对症下药。

她还喜欢"研究"医生。在她看来，病人最需要的是拥有丰富临床经验的医生，而不是以论文数量和头顶"光环"的多寡论英雄；病人还喜欢有人文情怀的医生，这样的医生会把病人当家人对待，而不仅仅当作工作对象。

治疗股骨头坏死的过程中，潘肖珏认识了这样一位医生：50多岁，针灸领域一把好手，病家口耳相传；因论文发表不够数量，所以只是"副主任医师"；他只看普通门诊，不看专家门诊，理由是"我看专家门诊，病人要多付费，我还是这样治疗，又不会给人多扎几针"。当初，她提出希望用针灸、推拿治疗股骨头坏死时，一些有"名气"的医生拒绝了她，因为风险太大；但这位医生接受了她，成为她康复路上的"贵人"。

在与医生特别是自己钦佩的医生结交过程中，潘肖珏掌握这样的原则：第一，别让人家嫌我烦，在医生情绪良好、不是特别忙的时候，试着和他多作交流；第二，让他接受我，愿意花更多时间与我探讨病情，尤其是在病情好转时，要及时反馈给医生，表达感激；第三，最好能让医生欣赏我，我经常会把自己查到的国际最新医疗进展和成果复印下来，看病时交给医生，供他们参考，他们都会笑着接受。

从"医缘"到"朋友缘"，一路走来，潘肖珏身边的医生朋友越来越多，大家聊的不仅是病例，还包括家庭生活、社会现象。在《我们该把自己交给谁》一书封底，记者看到中医专家陆德铭教授的评语："生癌并不可怕，怕的是精神崩溃。癌症不是绝症，用科学方法和自我心身调节，癌是可以治愈的。"

把生命看作"日日是好日"

写书、出书、签名售书；研究养生医学；学古筝，练书法；作为市妇联女性健康讲座主讲人之一，应邀四处作报告……潘肖珏生活得很充实。"我打破了医生

'活一年半'的预言,我赢了!"说这话时,她脸上泛起得意的神采。

回忆当初刚查出患乳腺癌时,潘肖珏假设生命进入倒计时,扳着指头合计:第一件事,转换自己学术研究的坐标,想办法搞清楚自己这种乳腺癌有无治疗方案;第二,去红十字会办理眼角膜捐献手续;第三,整理书房,把自己写的书、也就是"遗产"放在显眼位置,再把医学养生类书籍聚拢归类,便于研究;第四,为18个月大的小孙子圆圆制作一本"写真集",在小家伙每张照片后附上生动有趣的文字。希望孩子知道,这个世界上曾经有一个人这样爱他。一桩桩事情想好后,她开始着手去做,与病魔抗争,与时间赛跑。

人可以承受灾难,但不能承受没有希望的日子。可贵的是,每一次身陷绝境,潘肖珏都能从心底升起冉冉的希望之火。

她还想帮助更多的人。写书与大家分享,是一种方式。还有不少病人经人介绍认识了她,从她身上获得信心和治病经验。一位35岁的女士,患乳腺癌,病情复杂,潘肖珏帮她介绍医生,还研究适合她的食疗方法,"我特别想救她。她儿子才5岁,很懂事,每星期要给我打几次电话说'谢谢你救我妈妈',讲得我心酸"。

一场场健康讲座中,潘肖珏向听众讲述在生死线上"折返跑"的感悟:认认真真学习,明明白白治病,开开心心生活,好好体味"日日是好日"的真谛和深意,赢得热烈掌声。

或许,潘肖珏的治疗经历并非人人能够复制,但她对待疾病的从容,对待困难的韧性,却值得每个人汲取。

（《解放日报》2011年3月12日）

《我们该把自己交给谁》读后

朱全弟

生病了,我们该把自己交给谁? 这难道还用问吗? 唯一的选择就是赶快去找医生。但是,交给谁,西医、中医抑或是针灸师和推拿师,是有讲究的。

我的身体我做主,潘肖珏堪称有大智慧,面对乳腺癌、股骨头坏死、冠心病三大顽症,她不屈不挠地英勇抗争,以灵活达观的正确态度去遴选并甄别对路的医生,互动治疗,配以自己的情志,结果三大顽症被一一攻克。

春节前夕,出现在我们面前的"病人"潘肖珏精神抖擞、侃侃而谈。她身材挺拔,行走如常,与健康人无异。我是第二次与潘老师见面了。前一次是在出版她书的复旦大学出版社。她因乳腺癌手术切除后,"坚决不放疗、化疗,走免疫疗法的路,走中医治疗的路",其新颖大胆的观点,引发了我的极大兴趣。那就是:我们现在很多人的生活都是跟着程式走的,还有很多人的脑筋都是不用的,好像生活中已有设定的格式亦步亦趋就行了。殊不知,这种糊涂,那是要命的。

久病成良医,这也是一句套话。没有思想,不去研究,生再大的病也是白白的生病。潘肖珏对于人们的贡献,不仅仅是自己生了病,告诉别人要注意什么,这种度人之心凡者亦有之。这位以公共关系艺术为研究对象的大学教授,生病之后,转而研究最迫切的生存问题,从自己的病入手,请教医生、查阅资料,很快从一个病人的身份转向知晓一些疾病的治疗方向,甚至了解国内外最尖端的动态的行家。最后,她以自身的探索研究结果警醒人们:生病了,治疗要改变观念。环境、情绪,当然还包括更重要的"药食同源"中的食物,都是治病防病的要诀。潘肖珏写作的一大特点,读来一点不晦涩、不枯燥,文字疾进时而如临深渊,时而天马行空,这主要得益于她有良好的文学功底和沟通艺术。当罹患癌症时,她为发现"月见草油"而兴奋莫名,她甚至还下载复印送给认识的医生,因为他们是拯救病人的医生。知道了抗癌的"硒",但是用硒不能过量,潘老师查出了它的正确比例。她还发现了对人体危害更甚的自由基,即"过氧化物",从而寻找出抗过氧化物质除了硒之外,加上维生素C、维生素E、类胡萝卜素等,还有含硒丰富的豆类、芝麻、虾、大蒜、蘑菇、小米、板栗和动物内脏等。

当然,我们不能过于相信自己的经验,同样,我们也不能失去自己的独立判断。5年前,潘肖珏发现了"Her-2阳性的乳腺癌患者的DFS(无瘤生存率)在化疗组与非化疗组之间无显著差别",从而走上了中医和免疫疗法之路。作为病人,无效治疗和过度治疗,应该有知情权。

荀子《劝学》中有曰:"物类之起,必有所始。"癌症患者的症结在哪里? 旁征博引的潘肖珏找到了国外科学家的断言:百病皆从体液趋酸化开始。而中国中医研究院的专家认为:癌症病人有3个共同特征,即体质呈酸性、严重缺乏微量元素和严重缺乏维生素C。一场场大病,最后浴火重生,潘肖珏写就一部大书。

《诗经》(郑风)亦云:"风雨潇潇,鸡鸣胶胶。即见君子,云胡不瘳(病愈)?"但愿读者从这一本颇有实用价值和操作性很强的参考书中获得教益。

（《新民晚报》2011 年 2 月 13 日）

与 癌 共 舞
——养生传奇潘肖珏

胡展奋（主笔）

扼住谁的咽喉? 扼住癌的咽喉。

这位传奇女性叫潘肖珏。大学教授。5 年里,面对接踵而至的股骨头坏死、乳腺癌、冠心病三大死亡威胁,她"信医而不盲从",关键时刻"我的生命我做主",放弃化疗和放疗,跨过了 5 年生存期;著书演讲,轰动"上图"和电台,被无数患者尊为"养生教母"。

春节前夕,我们见到了这位曾被判"必死"而不死的勇敢女性。

"杀敌八百,自伤一千"的生意,不做

开朗的性格,睿智的谈吐,眉宇间明显地"自说自话"(沪语,独立主张很强的意思)的神情都有助于我们迅速进入话题。

"可以直接称呼'癌'吗? 有的病人很忌讳。"我询问的时候顺便观察她的心

态。一般而言,癌症病人对这个字都非常过敏,不料她却非常坦然——

"为什么不可直呼其名呢,我不忌讳,"她很轻松地笑笑。"癌字原来读如'炎',医界为区别'炎',就把它读为ai。21世纪的人类,可以自由穿梭太空,但仍然无奈癌症。也许过于凶悍暴虐横行,无论拉丁文cancer,还是希腊文karkinos,癌,均为'螃蟹'的意思。癌就是蟹,张牙舞爪的恐怖。汉语凡病症,均以'疒'为部首,所以在'疒'之下,放上3个骷髅头,以示癌字,足见其可怕。外界盛传我不怕癌,这就不对了,没有人不怕癌。我怕它,但没有吓趴了。这才是事实。"

新民周刊: 您的两本著作《女人可以不得病》和《我们该把自己交给谁》影响甚大,据说您的病还是自己发觉的?

潘肖珏: 是个偶然。2005年4月我因骨折住进骨科病房,认识了一个病人叫永美,她卧床时偶然发现自己的乳房有小硬块,一查居然是乳腺癌。我当时也下意识地关注自己的乳房,也发现小硬块,后来一查居然也是癌,而且是相当凶险的一种,Her-2强阳性乳腺癌,并腋下淋巴转移,中晚期。医院预言的生存期为1年半左右。

新民周刊: 关于你众多的传说中,最令人瞠目的是手术后放弃化疗、放疗。你真这么做的? 这不是弃生么? 你是否想过,这样做的后果应该全部自己承担?

潘肖珏: 我的确放弃化疗和放疗,但没有放弃治疗。其背景是这样,我患上癌症的同时,还患上了股骨颈骨折和冠心病,三者都是重症,而且治疗用药都是相互冲突的。事实上我试过化疗和放疗,但一试就不行,心脏病当场发作,接着肝、肾等主要脏器纷纷亮出红灯。这就告诉我们,再蛮干就是"杀敌一万,自毙八千"了,难道真要我们"生命不息,化疗不止"? 过度的化疗是否使自己走向反面? 很多人就这样,以惊人的意志死于观念——"冒死杀癌"。结果是癌细胞杀光了,自己也走向末路。我不干这样的傻事……

新民周刊: 慢。你说没有放弃治疗,以你当时情况,放弃了化疗、放疗等现代化医疗手段,不等于放弃治疗? 您总不能以辅助治疗替代主流治疗吧?

潘肖珏: 不,我走的第一步首先是好好研判我的病。我这Her-2强阳性乳腺癌,复发概率大,死亡率高。我在互联网上狂搜,发现Her-2强阳性乳腺癌有个特点,那就是对化疗并不敏感,"不感冒"。也就是说,这种癌细胞不怕化疗(不过,现在已经有了治疗这一乳腺癌的靶向性化疗药物),而且我体内的正常细胞倒要因为化疗而"赔命",到头来很多Her-2强阳性乳腺癌的患者,很可能不是死于癌症,而是死于化疗。换句话说,"杀敌一万,自伤翻倍"这样赔本的买卖还要做吗?!

我找到了放弃化疗的理论依据。

接着又在网上发现,最新科研成果表明,"月见草油"将成为治疗Her-2强阳性乳腺癌的利器。月见草以北美产地最良,我请温哥华的同学给我捎来最优质的月见草油胶囊。这是我治癌3种兵器的第一种。

其次,我注意到了硒。网上无数的科学数据证明:硒抗癌。它是一种微量元素。其根本的抗癌原理就是"抗氧化"。硒的功效就是清除过剩的氧。但应该服用多少剂量的硒呢? 我反复查阅资料,根据我的病况,安全剂量应该是每天400微克。具体地说,除了制剂硒,我的食谱还需频频加入豆类、芝麻、虾类、大蒜、蘑菇、小米、板栗,它们都是富硒食物。

我的第三种"兵器"是彻底改善体液酸化状况。当下有个科学数据不容怀疑:酸性体质不一定患癌,但是癌症病人却百分之百是酸性体质!

国内外科学家目前的共识是,百病皆从"酸化"始,像癌症、痛风、消化道溃疡、顽固性便秘、高血压、糖尿病……都和体质酸化关系密切,酸性体质甚至会损伤孩子的智力。英国牛津大学曾经对42位儿童做过跟踪调查,结果发现孩子大脑皮质的碱性越强,智商越高。反之则智商越低。

但酸性体质是可以改变的,我同样从网上查到,美国、日本肿瘤专家大声疾呼,改变酸性体质,最有效最直接的方法是补充甲壳素(化学名几丁聚糖)。

要学会和癌和平共处

潘肖珏在大学任教的是公共关系学,其著作《公关语言艺术》在学术界声誉卓著,已再版4次,因此其语言交流相当酣畅流利。我说,你的自我康复之路,与其说是方法的胜利，不如说首先是思维的胜利。比如，社会上众多的Her-2强阳性乳腺癌患者都乖乖地服从化疗，即使无效，也服从；你居然会找到 Her-2强阳性乳腺癌对化疗并不敏感的科学依据，从而回避了作茧自缚的化疗；又如"月见草油"，互联网首次发表科学成果的时间是2005年11月3日，你居然在11月10日就发现这条信息。与其说是互联网的胜利，不如说是你思维的胜利——你相信科学平台，相信人类智库的力量。

但是，对于改变人类体质，我觉得应该是多种学科共同合作的大课题，潘肖珏的"先行先试"能有积极结果吗？

我向潘肖珏提出疑问，潘肖珏的回答令我吃惊——"人类的体质已经在改变中"。她说，比较一下肠子就知道。肉食动物如老虎，肠子又短又直。我们知道，肉是浓缩性食物，无需很多肠子去慢慢消化，而且肉易腐败酸化产生毒素，所以造物主给老虎短肠，使肉的残毒在肠子里不会停留太久。人类的肠子则要长得多，大约10米多长，仅大肠就有1.5米长。因此，适合人类的食物显然不是肉类，而是素为主、荤为辅的杂类。但是，现在的风气却是嗜荤如命，营养（蛋白质、脂肪）普遍过度，体质普遍酸化，弱碱性的正常体质只有10%。所以，"人类的体质已经在改变"，是劣质化的改变，是退化，不是进化。

新民周刊：这，有点玄。事实上，你怎么知道自己的体质酸化还是碱化呢？人又不是做大饼的面粉，想着了放点食碱，想不着就放点醋。再说，出了李一，出了张悟本，大众对"非医院疗法"都有点……

潘肖珏（笑）：中国的事，总是容易"一种倾向掩盖另一种倾向"，我们要搞清楚的是——李一和张悟本自身出了问题，而不是中国传统医学或包括自然疗法在内的"非医院疗法"出了问题。比如，食疗本身是不容置疑的科学。但是你滥用食疗，超过了科学边界，喝水过度都会"水中毒"，你怎么可以因此而指责食疗是"巫术"呢？

至于如何知道自己体质的酸碱度，简便的，试纸可以测唾沫。标准的方法，可以去医院验血测试。正常人血液的pH值在7.35～7.45，为弱碱性体质，但这部分人只占总人群的10%左右。更多人的体液pH值在7.35以下，医学上称为弱酸性或酸性体质。一般来说，大量食肉是体质酸化的主因。

"酸性致癌"的过程是：当细胞的生长环境持续酸化时，一部分细胞固然会死亡，但另一部分细胞为了适应酸性环境，却变成了异常细胞而生存下来，这部分异常细胞称为肿瘤或癌细胞，它们不受大脑功能控制，也不与体内DNA记忆密码相一致。

我因此明白了，迅速改变自身的酸性体质已刻不容缓。于是，继月见草油胶囊和硒剂后，甲壳素立马成了我的"第三种兵器"。初服1个月后，我突然感到很不舒服，乏力。咨询了专家知道是"好转反应"，再坚持了半个月后，我身体突然感到出奇的轻松和精神饱满，直至现在。

新民周刊：也许，您是对的，我们宁可死于疾病，不可死于盲从。但是患了癌症，患者往往没有专业知识，我们该把自己交给谁呢……

潘肖珏：尽信书不如无书，尽从医不如无医，隔行如隔山。但是，"隔行不隔理"。比如对待肿瘤的态度，西医一向主张"斩尽杀绝"，我认为是不妥的。因为如果体质是强酸性的，癌细胞杀光了还可以再生。因此，有部分专家主张和癌"和平共处"，国医大师裘沛然就是这一学说的代表。他们不主张"严打"、"暴打"，而是营造弱碱性的环境，有限地使用化疗，让异化癌细胞渐渐从良。我是接受这个主张的，也是这个主张的受益者。原定只有1年半的寿命，我现在已经跨进第六个年头。所以我要说，病了，把身体交给医生，但不完全交给医生。

新民周刊：谢谢接受采访，谢谢给了我们新思维！

（《新民周刊》2011年第7期）

潘肖珏——生命之花背阴盛开

淑媛

她曾经是大学里的一名公共关系学女教授，事业有成，意气风发；在罹患乳腺癌之后，她自学成医，摸索出一套适合自己的治疗养生法，与癌细胞、股骨头坏死、冠心病三大疾病展开顽强抗争。

疾病,让潘肖珏在失去健康的同时也失去了爱情,但她绝境中涅槃,不仅拯救了自己,而且还给无数病友带来了精神的力量。在与癌共存的第六个年头,她说,女人,应该把自己交给自己!

人生要打正反牌

潘肖珏指着自己名片上那个光秃秃的名字说,我现在不需要任何职务光环,我就是潘肖珏。

如果换成是6年前,潘肖珏的名片完全不是这样——紧跟姓名之后,是密密麻麻的一堆头衔:大学教授、中国首批公共关系学专家、知名企业品牌顾问等等,太多太多社会赋予她的"头衔"。她参与编写的公共关系著作共有二十几本。光是一部《公关语言艺术》专著就再版4次,让她在学术界声誉卓著。

这样的改变,缘于2005年开始的那场乳腺癌。它彻底改变了潘肖珏的生活。

2005年,潘肖珏因为股骨颈骨折而卧病在床,在偶然的乳房自检中发现了右侧乳房有一个硬块,后来被确诊为乳腺癌——Her-2强阳性乳腺癌,并腋下淋巴转移,细胞分化为中低分化。

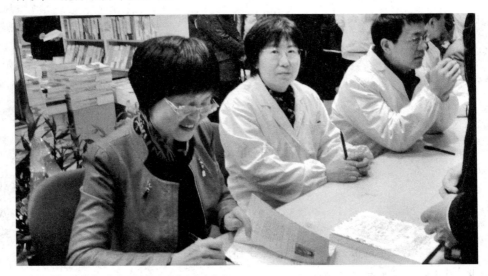

在上海书城,潘肖珏与好医生代表为读者签名售书

很少有人不惧怕死亡，潘肖珏也不例外。拿到确诊报告后，潘肖珏一时间不愿意相信这就是事实，她满脑子都是质疑的声音：我怎么会？我怎么会呢？

也许是知识分子的清高和尊严，也许是潘肖珏骨子里就有股自强的劲儿，她没有痛哭流泪，表面上，是出奇的冷静。但事实上，潘肖珏的内心一直在翻腾，在不得不接受患病事实后，她想："我还能活多久？"尤其到了夜深人静的时候，她想得更多。她为自己惋惜！在她的计划里，本来还打算再写几本专业著作，再带几批研究生。现在得了癌症，完了，没可能了；原本等到退休以后，正好赶上小孙子学龄时，可以做一个知识型的奶奶，把小孙子教育好，现在有了这个病，还不知道能不能等到那个时候……

好在，她并没有让这样的负面情绪控制自己很久，她知道，想这些对康复不利。最终把她拉出来的，是阿Q的精神胜利法：在过往的50几年里，她也数次遇到过危及生命的险情，但跌跌撞撞地就这样走过来了，何尝不是"赚到了"呢？而且，她这一辈子，事业有成，获得过无数的鲜花和掌声；孙子已经出生，生命得以延续；结婚，离婚，再婚，爱过，恨过，折腾过……也算是值得了。

人生好比是打牌，顺着打不行，那就逆着打吧。更何况，她还有机会！哪怕只有一线希望，她都会选择好好地活，有生活质量地活。

不化疗，我要探索如何救自己

她失去了她的乳房，但已经顾不得这么多了。她可以死于疾病，但不能死于无知。身体刚刚允许坐起身来以后，她就翻阅乳腺癌的相关资料。

医生催她接受化疗，并将不化疗的最坏结果告诉了她：癌细胞会加速扩散，别说只能存活1年半，半年、几个月都完全是有可能的。但是，潘肖珏却委婉地说了"不"！她给出的理由是，我有多年的心脏病病史，担心自己孱弱的心脏承受不住化疗产生的副作用。事实上，从国外多篇医学文章上看到，她所患的Her-2强阳性乳腺癌，对化疗并不敏感。在中医理论里也不主张盲目化疗，因为化疗在杀死癌细胞的同时还会破坏身体的土壤。她不愿意做这样"杀敌一万，自伤八千"

的赔本生意。

生病了，要信任医生，但也不能把自己完全交给医生。她要自救，要研究自己患乳腺癌的原因，然后根据这个"因"来对症治疗。

在潘肖珏的坚持下，她出院了。回到家后，她放下了手边所有的事情，将满满一书架的专业书都送给了自己的学生，然后用各种抗癌、养生、修性的书装点自己的书架。她在海量的抗癌资料中进行筛选、比照、判断，去伪存真，然后制订适合自己的治疗方案。

这个过程充满了风险，尤其，潘肖珏不仅仅是一个癌症患者，而且还患有冠心病，此后一段时间还面临着股骨头坏死的威胁。有时候，她服下了一种公认有效的抗癌药剂之后，结果到了晚上心脏开始"抗议"；或者，她吃了自己研制的养生保健餐后，虽觉着不错，但结果脾胃"闹矛盾"，只得赶紧再修正……她把这段时间的自己，比喻成了尝百草的"神农"。

很多朋友也善意地提醒她，你这样做风险太大，说不定还没等研究出来，自己就已经扛不住了。事实证明，她成功地扛了下来。经过不断的摸索以及向众多医生的请教验证，潘肖珏找到了适合自己的3道对付癌细胞的良方：服用月见草油胶囊、补充微量元素硒和彻底改善体质酸性状况。没有经过放化疗，她稳稳当当地打破了医生"只能活1年半"的断言，然后度过了"存活5年"这个关口，一直到现在……

孱弱的心脏，脆弱的股骨头，也都被她制得服服帖帖的。对于这些，潘肖珏说，对于疾病，我有一种莫名的自信，觉得自己一定能战胜它们！如果哪天，连我自己也觉着没"招"可"支"了，那这个就不是"病"，而是"命"，我坦然了。

放下恩怨，心存感激

在疾病面前，潘肖珏坚强而果敢。但是，与癌共存的这些年间，她所遭遇的情感交锋，她面临的种种实际困难，那便是冷暖自知了。

当她被确诊为乳腺癌之后，她的再婚伴侣与她分手了。当时的她对此难免感伤,她将自己的内心感受写进了书里。5年后,在第二本抗癌心得《我们该把自己交给谁》中,她将这段感受删除了,"现在回想,这些文字也有许多不妥。更何况,我们曾经相爱过"。追问她到底谁是谁非时,她笑着说,这一页对于我来说已经翻过去了。再辩,说明我还是没有放下。这几年走下来,我还有什么放不下的呢?

曾经一度无法行走的潘肖珏当然没有办法单独生活,她必须请保姆,而且是一个能够给她提供切实帮助的保姆。所有面试保姆、与难处保姆交锋的工作都必须她一个人去面对,说起来,那就是一部辛酸史。光请保姆一项,就已经花费了她退休金的一大半!就更别提各种各样需要自费的医疗费用、各种昂贵的抗癌食品和营养品的购买费用了。

潘肖珏的经济状况并不乐观。在她的抗癌事迹为众人熟知之后,一些企业也曾发出邀请,让她帮助代言医疗产品、保健产品,但潘肖珏又一次拒绝了。她不愿意自己为一些利益集团所利用,让吆喝什么就卖什么,她也不愿意因此而影响了自己这些年研究成果的价值分量。

但是,潘肖珏拒绝不了好朋友的资助。有一个多年的女性好朋友,每次去美国出差都给潘肖珏买回昂贵的抗癌保健品,快吃完了,新的又送了过来。潘肖珏要给她钱,她执意不肯收。类似这样的朋友,潘肖珏说,不止一人。友情,源源不断地滋润着她,潘肖珏唯有心存感恩。

这些酸甜苦辣的经历,构成了潘肖珏全新的人生感悟。身患绝症是不幸的,但患病能让一个人思考更多,体悟更多,感知更多。她把这些感悟都记载了下来,加上自己的抗癌心得,汇编成《女人可以不得病——我的康复之路》和《我们该把自己交给谁》两本书。书面世后,引起了诸多的关注,她成了电台的常客,甚至很多单位邀请她去给员工作讲座,谈养生,谈婚姻和爱情,谈职业和公共关系。

更多的人,则通过电话和电子邮件找到了潘肖珏,向她求医问药,潘肖珏欣然一一答复。她说,我的研究能够帮助更多的人,是目前最能令我快乐的事。

对话潘肖珏

与医生交流要讲究方法

记　者：您认为自己的治疗方案能在乳腺癌患者中推广开来吗？

潘肖珏：我对此很有信心。当然，这并不意味着我鼓励别人完全照搬我的方法，每个人的个体差异很大，不同的个体，其生活体验、经历、思维、悟性也都不尽相同。但是，我的思路可以帮助大家多一条思考的方向，我的方法、我的心态，则可以为大家所借鉴。思路决定出路，方法决定成败，心态决定状态。

记　者：很多病人都会觉得，跟医生交流是一件比较难的事。但您却和许多医生成为朋友，在您自学成医的过程中获得了他们无偿无私的帮助，您是怎么做到这些的？

潘肖珏：在这件事情上，我的公共关系知识起到了作用。我住院期间会尽量要到医生的手机号码，给他发短消息沟通。这样做会不会遭医生厌烦？其实未必，关键要掌握好沟通的时机和方法。比如医生一般都很忙，病人要体谅医生的这种"忙"，有问题尽量选准他不怎么忙的时候沟通；和医生探讨病情的时候，尽量用"请教、不好意思、可能是我多想了"等作为开始；如果他耐心回答了你，不仅仅用言语表示感谢，事后还应发个短消息再次表示感谢；当医生的治疗方案在你的身上起到良好效果时，要对医生表达出来，并在言语上放大你的感恩之情。医生也是人，他也需要激励。如此一来，医生自然也就愿意跟你交流了。

女人可以不生病

记　者：您的新书叫《我们该把自己交给谁》，那您觉得我们生病了可以依靠谁？

潘肖珏：伴侣也好，子女也好，朋友也好，医生也好，所有的支持我们都需要，它们是很好的资源，很多时候能转化为推动我们前进的力量，我们不应该拒绝。但是，这些毕竟是外援，无法强求，不能预先期望太高。女人总盼望有个依靠，但最靠得住的，往往还是自己。

记　者： 对于职场中的女性，您有什么建议和忠告？

潘肖珏： 很多职业女性常常"干起活来把自己当男人"，我以前也是这样的。曾经，我把自己的行程安排得满满的：从哈尔滨飞回上海，在飞机上换衣服，脱下厚厚的冬装，换上轻便的夏装，到了机场和家人交换了行李箱，然后直接登上飞往深圳的飞机——当时的我很享受这样的奔波，觉得这才算成功女性。但现在回过头来想想，那时候其实已经在不知不觉地透支自己的生命。透支生命的结果，那就是疾病来找你。没有时间休息，那就一定有时间生病！

还有在对待下属或者合作伙伴上面，以前我的性子很急，别人跟不上我的节奏，我会非常纠结，恨不得取而代之。但现在我做任何事情都会给自己给别人留一个相对宽裕的时间，完成不了，那就换一件事去做好了，没有必要让自己那么闹心。

趴下了还能站起来

记　者： 您现在一般如何安排自己的作息时间？

潘肖珏： 我现在的生活非常有规律。每周一、三、五下午，去医院做针灸、推拿以及全身护理；二、四、六，待在家看书、写书。如果有演讲或者其他必须出席的活动，一般也安排在这3天。不过我尽量不让自己累着，哪怕邀请再多，我原则上一周只安排一次演讲；到了周日，我会给保姆放一天假，自己给自己做一些简单的素食，待在家看看电影碟片，或者听听音乐什么的。每天晚上吃过晚饭以后，我一般是看电视，也没有特别要看的节目，就是几个台换来换去，遇到感兴趣的看看。晚上9点一过，我就不接任何电话了，静坐40分钟，让自己进入全身放松的状态，让思绪漂移，脑子里要怎么想就让它怎么想去。然后是准时入睡。

记　者： 走过这样一段人生历程之后，您是怎么看待生命的？

潘肖珏： 生命的价值不仅仅在于永不坠落，更是在即将坠落时还能再度升起。

（《现代家庭》（生活版）2011年5月号）

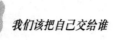

"坚持这副药，很苦"

记者　陈冰　　实习生　刘晓蓝　王祎

　　潘肖珏教授治癌共有3种兵器：月见草油，硒（硒抗癌的原理就是"抗氧化"，它能够清除过剩的氧）和改善酸性体质。

　　当下有个科学数据不容怀疑：酸性体质不一定患癌；但是癌症病人却百分之百是酸性体质！由此可见，彻底改善体液酸化的状况已经到了刻不容缓的地步。

　　健康人体，血液的PH值恒定在7.35~7.45的弱碱性范围中。很多酸性体质的人，身体处于健康和疾病之间的亚健康状态。PH值每下降0.1，胰岛素的功能就下降30%。PH值低于7时会产生重大疾病。

　　国内外科学家目前的共识是，百病皆从"酸化"始，像癌症、痛风、消化道溃疡、顽固性便秘、高血压、糖尿病……都和体质酸化关系密切，酸性体质甚至会损伤孩子的智力。英国牛津大学曾经对42位儿童做过跟踪调查，结果发现孩子大脑皮层的碱性越强，智商越高，反之则智商越低。但酸性体质是可以改变的，最有效最直接的方法是多食果蔬类的碱性食品，必要时可以补充一些甲壳素（医学名几丁聚糖）或小苏打。

　　另外一个不容忽视或者说更为重要的致癌原因是：人经常处于负面情绪中。相关临床研究证实，忧郁、失望和难以解脱的悲哀，似乎是恶性肿瘤的前兆，而且多发生在恶性肿瘤起病前一年左右。国内的研究进一步证实，恶性肿瘤病人65%在发病前一年间多次有过焦虑、失望、悲伤或抑郁情绪。

　　心理因素为何能引起癌症的发生呢？根据目前的研究，原因主要是不良情绪能对机体免疫机能产生抑制作用，从而影响免疫系统对癌细胞的识别和消灭功能。在健康人的体内，虽然正常细胞也存在着发生突变而成为癌细胞的可能，但人体的免疫系统能在这些细胞增殖之前，及时地将它们破坏和消灭。但是，如果人的情绪或其他心理因素长期不好，则会降低体内的免疫功能，从而丧失对癌细胞的"监管"功能。

　　为此，潘肖珏提出了一个最新的观点：空腹力提升免疫力，适度的饥饿很重要。

人的身体只有在饥饿的情况下,吞噬细胞才会出来活动,吸附人体的毒素。"就像家里养的猫,你若喂饱了,它就不逮老鼠了"。她提出了三种途径来实践自己的空腹力,一是半日断食法,即三餐中有一餐不吃主食。古人曾经推崇的"过午(下午三点)不食"如今已不适合现代人,但可以早餐的时候只吃果蔬,不吃主食;第二种方法是,三餐都吃六七分饱;第三种是,晚饭少吃。

潘肖珏说:"对于上班族来说,只吃果蔬的早饭还可以吃点馒头加个水煮蛋,中午就应该补充足量的蛋白质和维生素,晚上则可以以碳水化合物为主。"

潘肖珏推崇的养生抗癌还有一招是"一针二灸三推拿"的经络疗法。自称对能量医学越来越有兴趣的她认为,这恰恰能极大地提升人体的自愈力。而针灸推拿,从人体的经络穴位入手,这种物理疗法,绿色、低碳。尤其是温针灸,具有很好的养生效果。

"在我看来,全世界治疗癌症的医学有两派:鹰派和鸽派。鹰派,注重的是疾病,是那个局部的病变;而鸽派,注重的是生这个疾病的人,评估的是病人的整体状态。所以,二者的治疗风格也大相径庭:前者霸道,以赶尽杀绝癌细胞为目的;而后者王道,以扶正来驱邪。现在,我们普遍看到的癌症治疗,是在杀死癌细胞的同时自身的免疫系统也被摧毁了。结果这些人不是死于癌症,而是死于过度治疗后的并发症。"

潘肖珏表示她更倾向于鸽派,"对待癌症细胞,不要那么敌视,而是让它休眠,赢得时间,加速提升自身的免疫力;也可以与它和平对话,让它改邪归正,变成好孩子,这是完全能做到的",她说,"在美国,这叫做'免疫编辑',也是科学家最近新研究出来的"。

潘肖珏特别指出,养生也好,抗癌也罢,最重要的是要坚持。

"坚持这副药,其实是很苦的",但是"你要知道,没有时间坚持,就会有时间生病"。

（《新民周刊》2011年第33期）

图书在版编目（CIP）数据

我们该把自己交给谁？/潘肖珏著. —第二版. —上海：复旦大学出版社,2011.10(2021.11 重印)
ISBN 978-7-309-08376-7

Ⅰ.我… Ⅱ.潘… Ⅲ.女性-保健-基本知识 Ⅳ.R173

中国版本图书馆 CIP 数据核字(2011)第 167843 号

我们该把自己交给谁？（第二版）
潘肖珏 著
责任编辑/李又顺 宫建平
复旦大学出版社有限公司出版发行
上海市国权路 579 号 邮编：200433
网址：fupnet@ fudanpress.com http://www.fudanpress.com
门市零售：86-21-65102580 团体订购：86-21-65104505
出版部电话：86-21-65642845
常熟市华顺印刷有限公司

开本 787 × 1092 1/16 印张 19 字数 265 千
2021 年 11 月第 2 版第 6 次印刷

ISBN 978-7-309-08376-7/R·1225
定价：36.00 元